悪いがん治療

誤った政策とエビデンスが
どのようにがん患者を痛めつけるか

ヴィナイヤク・プラサード　大脇幸志郎 訳

晶文社

【凡例】

・原注は［　］で示し、出典・参考文献は巻末に、それ以外のものは本文中に記した。

・訳中は＊で示し、傍注とした。

MALIGNANT:
How Bad Policy and Bad Evidence Harm People with Cancer
Vinayak K. Prasad

ブックデザイン：ASYL (佐藤直樹＋菊地昌隆)

悪いがん治療　目次

第3部　がん治療のエビデンスと臨床試験を解釈する方法

第4部　解決

MとAに

謝辞

シャム・マイランコディの友情と協力、そして私にこの本を書くよう後押ししてくれたことに感謝したい。ティト・フォジョにも感謝する。私に腫瘍内科医になることの意味を教えてくれた人だ。オレゴン健康科学大学での私の仕事を伝え広めてくれたブライアン・ドラッカー、トマス・ビアー、レイモンド・バーガン、チャールズ・トマス、ジェレミー・セトナー、レイチェル・クック、ジョン・マコネル、シマ・デサイ、スーザン・トル、シャロン・アンダーソン、トム・ドログリーほか多くの人たちに感謝する。ジェニファー・ジル、アリソン・ハスラム、デイヴィッド・ストラウス、ティモシー・ハウズ、アンドレイ・ヴァンドロス、サリー・ショット、ダイアナ・ロメロ、ケイシー・スムジンスキー、ダイアナ・ヘレラ・ペレズ、クリストファー・ブース、オードリー・トラン、クウィアナ・クロスナーと匿名の3人のレビュアーがこの本の草稿に寄せてくれた思慮あるコメントに感謝する。

ローラ・アーノルドとジョン・アーノルド、サム・マー、メレディス・マクフェイル、スチュアート・バックの支援に感謝する。リタ・レッドバーグの指導と助言に感謝する。ジョー・ラスコがこの本を売り込んでくれたことに感謝する。この本で業績を取り上げた、大勢の才能ある協力者たちに感謝する：アダム・シフ、アンドレイ・ヴァンドロス、ヴィクトリア・ケストナー、デリク・タオ、マシュー・アボラ、エマソン・チェン、ビシャル・ギャヴァリ、チョル・キム、ルービン・ワン、アーロン・ブースビー、マウリツィオ・ブロット、ケヴィン・ディ・ジーザス、ジョナサン・エドミストン、ロバート・ケンプ、サルマ・アフィフィ、スーザン・ベイツ、ジェフ・ビン、ウサーマ・ビラル、オードリー・ブラウン、ユアンビン・チェン、ジェシカ・ドライサー、ファルハド・ファークレジャハニ、インマクラダ・ヘルナンデス、ワリド・ジェラド、ジョン・ヨアニディス、ヘムナス・クマル、オースティン・ラマーズ、エリック・ルー、ジア・ルオ、ポール・マッシー、タラル・ヒラール、モハマド・ソンボル、クリストファー・マケイブ、ジョエル・マクラウス、ゴウ・ニシカワ、アンドルー・オセラン、ジョゼフ・シャツェル、フローレンス・シン、クリスティ・ダガン、ムトゥ・ヴァドゥガナタン。

私の父であり、誰よりも熱心に読んでくれたT・V・ラム・プラサードに愛をこめて。

はじめに

どんな奇嬌で無茶苦茶な説でも、それを真理だと主張した哲学者が何人かはかつていたはずだ[*1]

――ジョナサン・スウィフト

2020年にあってさえ、がんはいまだに主要な死因であり、がんに対する進歩はしばしば数日とか数週の単位で測られる。がんが手に負えない理由は、多くがその複雑で不透明な生態による。その病気はどのように始まり、増殖し、そしてあまりに多くの場合に、身体を支配するのだろうか？ ある種のがんが非常に凶暴な一方で、成長が遅いがんもあるのはなぜか？ 身体のある部分でほかの部分よりもがんができやすいのはなぜか？ がんはどの程度まで遺

＊1 ジョナサン・スウィフト『ガリヴァー旅行記』平井正穂訳（岩波文庫、電子版）。

伝、すなわち生まれつきの特性が原因で、何％が環境によるのか？　がんに活力を与えるものは何で、どうすればそれを防げるのか？　将来に向けて最も有望な戦略は何か？　こうした問いに対して、２０２０年時点で精一杯の生物学的理解に基づいた、不完全で暫定的な答えもある。その気になればいくつかの話を語り、いくつかの参照文献を引用することもできるが、そうはしないつもりだ。こうした問いに答えることも思索をめぐらせることも、この本ではしない。理由は単純だ。この本はがんの生物学の本ではないからだ。

この本は、どのようにして人間の活動が――政策とか、エビデンスについての規範とか、薬剤規制が――人を誘導し、法外で持続不可能なほどの価格に対してわずかな付加価値しかない、あるいは効果が証明されていない治療を追い求めさせるかについての本だ。この本は、まともな意味でがんに対する進歩と言えるものを持続させるために、私たちがそれぞれの立場でできることについての本だ。この本は、過去のまちがいを繰り返さない方法についての本だ。この本はがん治療薬に関わる政策と医学的エビデンスと政府による規制についての本だ。この本は、完全に人間の手だけでなされていることについての本だ。

がんの歴史には、この本のテーマの多くが凝縮された悲しい一幕がある。その時代を見れば、誇張とか金とかエビデンスの水準の低さとかバイアスが一緒になってがん患者をまちがった方向に導くありさまがよくわかる。その時代には、この本を通じて議論する問題が詰まっている。その時代の教訓を理解することが、がん政策を意味あるものにするための出発点になる。それは乳がんに対する自家幹細胞移植の盛衰の物語だ。

乳がんに対する幹細胞移植

1980年代はリチャード・ニクソン大統領の対がん戦争以後10年目から始まる。1980年までにいくつものがん治療薬が発見されていた。それらの薬の多くは細胞障害性、すなわち細胞を殺す物質だった。がん治療薬は大まかに言って、細胞が分裂する速さに比例してその細胞を殺すものだった。がんは偶然にも、正常細胞よりも分裂する細胞を多く含んでいる（ことが多い）ので、がん治療薬はがん細胞を優先的に殺すのだった。がん以外の細胞で分裂が速いものに対する毒性はよくあった。たとえば骨髄（血液の細胞を作るところ）、口や腸の表面、そしてもちろん、毛包。

多剤併用による細胞障害性の化学療法[*2]は、現れた当初にいくらかの成功を収めた。ホジキンリンパ腫や精巣がんのような病気には長く続く寛解[*3]がもたらされ、完治さえありえた。ほかのがん、たとえば乳がん、大腸がん、肺がんは、特定の細胞障害性薬剤を与えると小さくなるも

＊2 がん治療における化学療法とは、本文にあるような細胞障害性の薬剤を主とした治療のこと。後述される分子標的薬は化学療法と呼ばないことが多い。

＊3 完治に見えるが将来の再発の可能性は否定できない状態。厳密にはがん治療で完治を確認できることはなく、望める最善が寛解の長期維持である。

のだった。とはいえ、実際に達成できたことを公正に経験的に評価すれば、夢は吹き飛んでしまうものだった。1986年にジョン・ベイラーとエレーン・スミスが『ニューイングランド医学ジャーナル』に書いた論文の結論では、1950年から1982年までにがんに対してなされた進歩は、良く言っても些細なものだとされた[1]。

ある考えが人気を集めはじめた。がん治療薬がもっといろいろな種類のがんを治せていないのは、量が足りないからかもしれない。仮にもっと大量に使うことができたなら、体から最後のがんこながん細胞を駆逐することができるかもしれない。1988年の『ニューヨーク・タイムズ』の記事で、2人の腫瘍内科専門医がこの考えをこだまのように言い合った[2]。乳がんを専門とするマーク・リップマンは、「医師に化学療法の用量を増やしてもらうことは難しい(…)誰でもたじろぐものだ。しかし私の感覚では、用量を多くすることが生存率と相関しているという証拠は絶対に信じるに足るものだ」と言った。当時国立がん研究所のがん治療部長だったブルース・チャブナーは「医師は化学療法の用量を『患者が耐えられる限り高く』上げるべきだ」と言った。

もちろん、化学療法の用量を増やせなかった主な理由のひとつが毒性だった。非常に高い用量では、骨髄にある正常な造血細胞(新しい血液細胞の前身)が根絶やしにされてしまう。そこであるアイディアが生まれた。用量をさらに増やすために、骨髄の幹細胞を少し取り分けておき、致死的な量の治療をやって、次に幹細胞を再注入して患者を守ればいいかもしれない。これは自家幹細胞移植と呼ばれた。

　1980年代のうちにいくつもの研究グループがこの治療法の実験を始めた。特に乳がんを持つ女性が対象とされた。以後に影響を残した1988年の報告が彼らの調査結果をまとめている。その調査は自家幹細胞移植を行ったという報告172件を見つけた。対象となった患者の58％で、がんは50％以上小さくなった[3]。1992年の報告によれば、乳がんに対して幹細胞移植を受けた女性の70％でがんは小さくなったが、従来の治療を受けた人では39％だけだった[4]。

　がんが小さくなった人の割合は奏効率とも言われ、レントゲンやCTスキャンに写ったがんを測定したものであって、患者が長く生きたか、具合が良くなったかを測ったものではない。奏効率は腫瘍学で言う古典的な代理エンドポイントだ。つまり、実際に患者にとって意味があることの代わりになる、測定可能な数値だ。さらに、幹細胞移植の報告は対照群[*4]のない実験だった。だから、この実験的治療を受けた患者と直接比較できるものはなかった。幹細胞移植の戦略が現行の低用量の化学療法戦略よりも優れているかどうかを試すためのランダム化試験[*5]が行われていれば理想的だった。

＊4 多くの場合、新しい治療の効果を試す臨床試験では、参加者を2群（またはそれ以上）に分け、ある群には新しい治療、別の群には比較されるべき治療（たとえば有効成分を含まないプラセボ）を行う。新しい治療の群と比較される群を対照群と呼ぶ。
＊5 ランダム化とは、試験参加者をどの群に割り当てるかをランダムに（くじ引きのような方法で）決めること。

にもかかわらず、そうした移植が通常のケアよりも優れているという考えを新聞が広めた。新聞はそこかしこにいる、たまたまうまくいった患者の逸話を語った。[*6] 専門家たちはそのごたまぜの中に、誰かが根拠なく言った強い言葉を付け加えようと熱心だった。ドクター・ジェイムズ・アーミテージは『ワシントン・ポスト』で言った。「一部の患者にはこれが使える中で最高の治療だという合意ができつつある」[5]。国立がん研究所のドクター・ウィンダム・ウィルソンは1989年に「我々はいま手順を微調整しているところだ」[6]と言った。もちろん、そもそも確立されてすらいないものを微調整するのは難しいことだ。ハーバード大学のドクター・カレン・アントマンは言った。「自家骨髄移植は非常に効果的な治療形態になりうる」[6]。この移植によって通常のケアに加えてかかる費用はなかなかのもので、当時6万ドルから20万ドルにもなった[7]。

保険者にはこの治療のために支払いをするよう強い圧力がかけられた。その圧力を正当化するために、真価は疑わしい研究報告が使われた。たとえば、『アメリカ医師会ジャーナル』のある論文は、その治療が「かなりの利益」をもたらし、費用は命を1年延ばすために11万5800ドルかかると計算した[8]。1年の命あたり何ドルという数字はどうやって計算したのか？　そもそも治療は有効だと仮定することによってだ。

その問いに答えるために、結局はランダム化試験が行われた。しかし研究者たちは上り坂の戦いに直面した。その治療を、死にものぐるいになった、治療を受けたい女性に提供するビジネスはすでに登場していた。そうした会社のひとつのレスポンス・オンコロジー（寛解腫瘍学）社は、1998年だけで1億2800万ドルの収入を誇った[9]。民営の病院は広告を出して患者を取り合った。アメリカがん治療センターが所有するある病院は、患者が治療を受けるための旅費を支払うことまでも提示した[9]。

1995年に、最初のランダム化試験が、その治療は本当に結果を改善し、生存期間を倍増させたという結果を出した[10]。1999年まで、その結果はほかの4件のランダム化試験で再現されずにいた。そして結局、成功した唯一の試験については不正行為を疑わせる証拠が露見し、その結果の論文は撤回された。2000年までに、乳がん治療の鍵はただ用量の問題だとあんなに確信していた同じ医師が、その治療法に永遠の別れを告げる論説記事を書いた[11]。

乳がんに対する自家幹細胞移植の失敗は、ただ我々がそのやりかたをやってみたとか試験したということではない。我々は質の良いランダム化試験の結果が出るより前に広く採用してしまったのだ。我々はそれが効くとわかる前に使用範囲を広げた。誇張と金と願望と生物学的なもっともらしい話に動かされて、やってしまった。結局、1989年から1995年のあいだにアメリカで3万人を超える女性が自家幹細胞移植を受けた[12]。1990年代末までには4

＊6 逸話（anecdote）とは、全体の中で占める位置づけを統計的に把握されていない、散発的な情報を指す。1人または数人の例の報告で対照群を設定しないものはこれに該当する。

万人を超えた[13]。このことに何十億ドルかが費やされた[13]。治療中に3％から15％の女性が死んだ。生き残った人たちは強烈な毒性に見舞われた。患者の助けにはならなかったのだ。

この本のはじめに自家幹細胞移植の（要約した）話をするのは、この話の中に、この本で扱うテーマが圧縮されているからだ。がんの生物学は違うのかもしれないが、対がん政策が何度も患者の期待を裏切ってきた様子が、この話に表れている。乳がんに対する自家幹細胞移植が残した教訓のほんのいくつかを挙げておこう。それがこの本の議論の出発点にもなる。

多くのがん治療が、驚くほど高価で、長くは続けられない。それどころか、我々のがん治療は、のどかだった1980年代や1990年代から高くなる一方だ。新しいがん治療薬は当たり前のように1年間の治療あたり10万ドルもかかり、1回分だけで40万ドルを超すものもある。[*7]第1章、第4章、第13章では、がん治療の破壊的な費用について、またそれが患者と社会にとって何を意味するかについて議論する。

代理エンドポイントを改善する治療が、実際に生存期間を延ばせる治療とは限らない。乳がんに対する自家幹細胞移植が人気を博し熱心に行われた理由は、自家幹細胞移植によって高い奏効率を出せたからだ。奏効率とは治療後にがんの大きさが30％以上小さくなった患者の割合だ。30％というのは恣意的な数字だ。第2章と第3章で、代理エンドポイントは有効に使われることも無駄に使われることもあるという実態を明らかにする。第9章と第11章では奏効率がどんな誤解を招くかを説明する。

がんの医学ではランダム化試験が必要であり、歴史を対照とする研究[*8]はしばしば利益を過大に見せる。対照群のない第2相[*9]の試験では、丁寧に選んだ患者であっても、過去の患者の報告や経験と比較することは、不可能とは言わないまでも、難しいことだ。そして、それこそが乳がんに対する幹細胞移植の効果についての誤った推論の要所だったのだ。この方法で治療された患者100人は、従来法で治療された100人の患者より経過が良かった。けれども、移植を受けた患者たちは非常に状態の良い人たちであって、その比較はまちがっていたのだ。第9章では、治療が実際に効くのであって効いてほしいと思われているだけではないことを確かめるために、生存期間を調べるランダム化試験が欠かせないのはなぜかを議論する。

何か論理的な、あるいは説得力のあることが成功につながるとは限らない。乳がんを完治させられるかどうかは用量の問題だという説明は、大いに説得力がある。少なくとも、あった。基礎科学の論文が豊富にあったためにこの説得力が生まれた。がん増大と死亡についてのいく

＊7 日本では2019年に薬価収載されたキムリア（一般名チサゲンレクルユーセル）が1回分で3349万3407円とされた。諸外国での価格に比べるとやや安い。

＊8 対照群のない試験から得られた結果を、以前に一般的と考えられた水準と比較すること。たとえば新薬を試験参加者全員に使い、結果として得られた生存期間に対して、「この新薬ができる前ならば生存期間はしかじかであったはずだ（だからこの新薬は従来治療よりも生存期間を延ばしている）」と解釈すること。

＊9 新薬開発の過程では3段階（相）の試験が行われることが多い。第1相・第2相の試験は準備的なもので、第3相の試験が有効性と安全性の評価において最も重視される。発売後に第4相と呼ばれる試験が行われることもある。

つものモデルが考え出され、移植を正当化することができた。それでもなお、何かに説得力があったとしても、説得力がとても強いとしても、そのとおりにできるという保証はないのだ。この教えはこの本で、特に第11章で繰り返し復習することになる。

新しい治療に熱中した人たちはしばしば、信用できるデータが取れるよりもずっと前から、その治療を大げさにほめる。この本は全体にわたって、新しい治療を提唱する人たちがしばしば誇張に手を染めること、その人たちはエビデンスとか証拠とかデータに邪魔されることを許さない傾向にあることを示している。腫瘍学における創薬パイプライン[10]は「ハイプライン（誇張ライン）」と呼ばれてきた。言葉を飾って現実を追い越していくやり口を指した命名だ。第5章と第8章で、がんの医学における誇張を観察し、なぜ誇張がこれほど現実をむしばんでいるのかを説明する。

費用効果分析は深刻な問題を抱えている。乳がんに対する自家幹細胞移植の例で言えば、研究者はその治療が有効だと仮定し、そのうえで延命1年あたりの費用を計算した。しかし、その治療は有効ではなかった。証明しようとするべきだったことそのものを仮定してしまったのだ。腫瘍学における費用効果分析には多くの問題があり、そのひとつが有効性を仮定することであって、この問題は繰り返し起こっている。第1章と第4章はこの問題を掘り下げる。

ほかにも、幹細胞移植はこの本で取り上げる無数の問題を引き起こした。逸話に基づく医学は誤解を招く。一部の患者は、必ずしも薬や治療がきわめて良く効くわけではないが、単にがんの成長が遅いため、どんな治療をしても調子良く過ごせる運命にある(第8章)。第2相試験から第3相試験への移行は複雑で、多くの治療がふるい落とされていく(第9章、第11章)。経済的および職業的利益相反は有害に働きうる(第6章、第7章)。

この本は、乳がんに対する幹細胞移植とちょうど同じように、がん患者に立ちはだかる困難のいかに多くが、がんの性質ではなくむしろ、がん政策の不具合によるものかを問題にする。1999年に、乳がんに対する幹細胞移植のランダム化試験に参加する患者を募集することが難しいと知って、ラリー・ノートンはこう言った。「いまから50年後にこの時代を振り返る人は、恐怖とともに『なぜこんなことが起こりえたのか』と言うだろう」。現在、まだ20年しか経っていないが、当時を振り返ることで、我々のシステムのいかに多くが変わらないままかを思い出すことができる。悪い政策と悪いエビデンスはいまだに、がんを持つ人たち[*11]を苦しめている。

想定読者

私はこの本を書くときに数種類の読み手を想定している。第1の読み手は、がん治療がどの

＊10 開発中の新薬候補プロジェクトのこと。

＊11 なんらかの病気「を持つ」人(people with the disease)という表現は、その病気「の患者」を言い換えるものとして近年定着している。人よりも病気を関心の中心とすることが政治的に正しくないという考えによる。

ように開発され、試され、評価され、値段をつけられ、販売され、議論されるかに好奇心を持っている一般読者だ。第2の読み手は、腫瘍学の訓練を受けている人たちだ。学生、研修医、研究員、臨床医もそうだ（我々の一部はずっと学習を続ける）。私はがん治療の訓練にある隠れたカリキュラムの一部を明瞭に表現したいと願っている。たとえば、最新の臨床試験の結果をどう解釈し、自分の診療にどう活かすか。第3の読み手は、医療政策の専門家だ。がんを持つ人たちのケアをより良いものにし、より革新的な薬剤の開発を促すために、どんな体系的な回答がありえるのか？

大きな読者集団に向けられたすべての本がそうであるとおり、私もすべての読者をいつも喜ばせることはできないだろう。腫瘍内科医はところどころで、なぜ同じ話が繰り返し出てくるのか不審に感じるかもしれないし、いくつかの話題は非専門の読者には技術的で難解に思えるかもしれない。私はできるだけ、読者にそういった瞬間があるかもしれないと断ったうえ、飛ばして読み進めるようすすめている。全体としては、この本のテーマがすべての読者の心に結晶するだろうと私は楽観している。それに至る経路は多様に違いないとしても。

意見が分かれている点

この本で議論することの多くについて、専門家の意見は分かれている。この本の議論を正当化し引用を添えることには相当な時間を費やした。それでもすべての話題、すべての論点について読者を説得しようとは考えていない。私自身はここに書いた特定の主張に対して意見をより正確にするとか訂正することにやぶさかでない。私の狙いは説得ではなく、私の議論の大枠について理解してもらうことだ。

- がんを持つ人にとって実際に意味があるアウトカム[*12]を計測する臨床試験がもっと多く行われるべきだ。
- そうした臨床試験に参加する患者が、世界に住む人々の実態をもっと正確に反映しているべきだ。
- 薬剤規制当局は承認のための条件を下げ続けるのではなく上げ続けるべきだ。
- 利益相反のない(がんを持つ患者に製品を売りつける会社から金を受け取っていない)患者代表と専門家がもっと必要だ。
- すべての人が言葉を徹底的に正直にし、誇張には加担しないよう努力しなければならない。

がんの性質は毎年明らかになりつつあるが、2020年時点では、いまだに霧に包まれて人

*12 臨床研究用語としては、生存期間、がんの進行など、治療の結果として変わりうると想定された評価項目を指す。

を誘うものでしかない。私は多くの疑問について考察することに興味を持っているが、答えはないこともまた知っている。がん治療薬についての政策もそれに劣らず興味を引くものだ。論理的原則は実践を通して発見されてきた。がん治療には科学と人の技との両方が関わっている。何よりも、対がん政策は人間が作ったものだ。人間が作ったから、もし政策の効果が本来の目的や私たちの望みから逸れるとか、人を迷わせるものになってしまったなら、人間が変えることもできる。対がん政策は方向転換させ、破棄し、立て直すことができる。がんを持つ人たちの利益になるように。政策が業界に尽くすのではなく患者に尽くすようにすることができる。

この本は、そうしたことをどのように実現すればいいかを説明する試みである。

第1部

がんの薬の効果はどれくらいで、値段はどれくらいか

第1章　がん治療薬の基礎：費用、利益、バリュー

価格とは支払うもののこと、バリューとは受け取れるもののことだ。

――ウォーレン・バフェット

がんの薬はそんなにいいものなのか？

毎週のように、新しいエキサイティングながんの薬が創薬パイプラインを前進しつつあるとか、アメリカでの使用を食品医薬品局（FDA）が認めたとか、ヨーロッパでは欧州医薬品庁（EMA）が認めたといったニュースが目に入ってくる。そんな薬の中には、革新的で、患者の余命を長くするとか、自覚症状や身体機能を良くするといった大きな前進をもたらすものもある。しかし、人気のお話からしばしば抜け落ちているのが、そうした新しい薬の多くが、ごくわずかな効果とか、平凡な効果しかないという事実だ。中にはそれより悪いものさえある。

ひとつの例から始めよう。イマチニブ（販売名グリベック、ノバルティス社）は、慢性骨髄性白血病（CML）の治療に使われる。CMLというのは白血球のがんだ。私の事情を白状しておくと、イマチニブを開発したのは私の上司のドクター・ブライアン・ドラッカーで、私が働いていたオレゴン健康科学大学での仕事だった。とはいえ、イマチニブが劇的によく効く薬だということは誰に聞いても同じのはずだ。

イマチニブがCMLを持つ人に使用された初期の研究で、イマチニブは参加者のほとんど全員に劇的な効果を表した。イマチニブを飲んだ54人の患者のうち53人（98％）が血液学的完全寛解に到達した［1］。これは実質的には血液の検査値が正常になったということだ。このエンドポイントは代理エンドポイントだ。代理エンドポイントについて詳しくはこの章で後述する。ともかく、血液学的完全寛解に到達した患者の割合は驚くほど高かった。以後の数年に加わった多くの研究も、イマチニブの使用を支持した。代理エンドポイントを超えるものが示された。最近の解析はイマチニブがCMLに及ぼした影響を示した。1980年に55歳の男性がCMLと診断されたとすると、平均で余命は3・5年だった。同じ人が2010年に診断されたなら、平均の余命は27年で、正常な平均寿命に近いものだった［2］。余命が延びた理由の一部は、人口全体で寿命が延びたことだ。時代とともに、すべての人について平均寿命は延びた（社会があまりにめちゃくちゃになった場合を除いては）。しかし、CMLを持つ人の余命が延びたことの大部分は、イマチニブによるようだ。

対して、ほとんどのがん治療薬はイマチニブの足元にも及ばない。ティト・フォジョらが2002年から2014年に大腸がんや乳がんのような固形がんに対して承認された薬のデータを承認順に71剤ぶん解析した研究によると、生存期間の延び幅は中央値[*13]でたったの2・1か月だった[3]。この71の薬は承認順に選んだもので[*14]、新発売された平均的ながんの薬をおおむね適切に代表している。そして2・1か月というのはあるかなきかの前進だ。イマチニブは革新的だったかもしれない。しかし、たいていのがんの薬は違うのだ。フォジョの解析のほかにも平均的ながんの薬についての研究はある。イギリスの研究者による推定では、がんの薬は平均で3・4か月だけ余命を延ばしているとされた[4]が、この解析は利益を**過大評価している**可能性が大きい。

なぜ過大評価と言えるのか? まず、いくつかの薬について、臨床試験は1件より多く行われているが、研究者らは最も成績の良い推定値を選んだ。たとえば、ベバシズマブ[*15]は大腸がんを持つ人にしばしば化学療法と組み合わせて使われる。ベバシズマブをIFL（イリノテカン、フルオロウラシル、ロイコボリン）と呼ばれる化学療法のセットに追加した試験では余命が延びたが[5]、ベバシズマブをFOLFOX（ホリナート、フルオロウラシル、オキサリプラチン）に加えた試験では延びなかった[5]。IFLは臨床の実践ではあまり使われない。FOLFOXが主流の治療だ。効果を調べた研究者が選んだ試験はどちらか、わかるだろうか?

第2の問題として、いくつかの試験で生存期間は直接測定されていないか、クロスオーバーと呼ばれる操作によって影響を受けている可能性がある（クロスオーバーについては第9章でも述べる）。こうした場合に、研究者らはモデリング研究を根拠とした。モデリング研究は、薬剤の効果を切り分けることができたと仮定するとか、十分に長い期間にわたって患者を追跡できたと仮定したうえで、その場合の生存期間がどの程度かを再構築つまり推定しようとするものだ。問題は、そうしたモデルがまちがっているかもしれないということだ。ちょうどハリケーンの進路を予報しても外れるかもしれないのと同じように。実際には、この論文でモデルに基づいて得られた生存期間の推定値は一貫して、実測値よりも大きかった[6]。

こうした懸念を指摘するのは、それが非常に重要だからではない。ぶっちゃけて言えば、3・4か月と2・1か月の違いは大したことではない。それよりも、この本に出てくる話の雰囲気を伝えたかったからだ。つまり、こういうことが、科学論文を批判的に吟味できるようになるためのコツなのだ。この場合で言えば、2・1か月だろうと3・4か月だろうと、論点は同じだ。がんの薬のほとんどはわずかな効果しかなく、がん治療の専門家の実績が良くなるかどうかは、がんを持つ人たちのほうに懸かっているのだ。

＊13 数値を大きさの順に並べたとき中央の順位にあたる値。がん治療の結果は個人差が大きく、その分布も予測しにくいため、極端な例に動かされやすい平均値ではなく中央値を使って表すことが多い。
＊14 ある期間に承認された薬剤をすべて対象としているため、恣意的に成績の悪い薬を選んだわけではないということ。
＊15 日本での販売名はアバスチン。

もうひとつの懸念もある。3・4か月というのも2・1か月というのも、臨床試験でがん治療薬がどれくらい効くかについての推定値だ。臨床試験は新しい薬を評価するために行われるもので、典型的な場合、試験の対象とされる人は理想的な患者だ。つまり、医学的問題はわずかしか持っていない、体の状態がとても良い、試験に参加するだけの時間と決意がある、まれな人たちだ。現実の世界では、がんの薬はそのへんのアメリカ人に広く使われる。年齢はもっと上で、ほかにも健康問題を持っているかもしれない。たとえば心臓病とか高血圧とか、脳卒中の既往があるとか、身体機能を失わせ、活動を制限する問題をいくつも抱えているかもしれない。仮にがんの薬が安いとして、承認され一般に使えるようになった場合にも効果は小さいながら安定して得られたとしても、そのせこい薬の試験がうまくいくことが世界の目的ではない。問題は、現実の世界で見たときに、薬の効果はさらに小さくなり、無効と見分けられなくなることすらあるという証拠が増えつつあることだ。

ソラフェニブ[*16]を例に取ってみよう。2007年にFDAが、転移のあるまたは手術不能な肝臓がんを持つ患者の治療としてソラフェニブを承認した[7]。承認の根拠となった臨床試験で、ソラフェニブは生存期間の中央値を7・9か月から10・7か月に、つまり2・8か月だけ延ばした。この試験に参加した患者の年齢の中央値は65歳で、参加者のほとんどはパフォーマンスステータスが良好だった。つまり、元気があって日常生活を行うことができていた[8]。2016年に、ある研究チームが、SEER(監視疫学最終結果プログラム)－メディケアというデータベースを参照し、現実の世界でソラフェニブがどの程度役に立ったかを調べた[9]。第1の特記すべき発見は、患者の年齢の中央値が、ソラフェニブを使った人でも使わなかった人でも、70歳だったということだ。また、SEER－メディケアのデータによれば、ソラフェニブを使った人たちはいくつかの点において臨床試験の参加者よりも病状が悪いようだった。ソラフェニブを使った人たちと使わなかった人たちが比較された。ソラフェニブを使っても使わなくても、余命は平均で2か月から3か月だった。

現実世界の環境ではソラフェニブのわずかな効果がかき消される。そればかりか、この研究からは、臨床試験の患者がどれほど模範的でありえるかも読み取れる。臨床試験ではプラセボ(実際は砂糖玉)を飲んだ患者も以後7・9か月生きた。現実世界の患者は、ソラフェニブを飲んでもその半分も生きない(3か月だ)。試験で砂糖玉を飲んだ患者が、有効ながん治療薬を飲んだ患者の2倍も長く生きるとすれば、試験の対象とした集団が本来の患者の特徴を反映していないということだ。

臨床試験の患者と現実世界の患者は、どれほど食い違っているのだろう? アメリカのがん患者の59％は65歳以上だ。にもかかわらず、2007年から2010年に薬の承認のための試験に参加した人のうち、65歳以上だったのは33％だけだ[10]。70歳以上の患者について見れば、

＊16 日本での販売名はネクサバール。

もっとまじめな顔にさせられる。がんを持つアメリカ人の30%が70歳以上だが、薬剤承認の根拠となった試験では、対象患者の10%しか、70歳以上はいなかった。言い換えれば、試験はアメリカのがん患者の大部分よりも若い患者を多く採用している。試験は肝障害や腎障害のある患者を除外しているとも指摘されている。試される薬が肝臓や腎臓を傷めるものでなかったとしてもだ[11]。カイザー・パーマネンテ医療グループの研究者たちが、こうした問題すべてをまとめている。その研究者らは、カイザーで肺がんを治療された患者――大まかには肺がんを持つアメリカ人の全体像を反映している集団――のうち何%が、治療選択に関わる2件の臨床試験の参加条件を満たしているかを調べた。結果はわずか21%だった。試験に採用された患者集団は典型的な集団ではないことが示唆される[12]。

これはいったいどういうことだろう? いまあるがんの薬のほとんどは、アウトカムをわずかばかり改善したことを根拠として売り出される。承認される前には、薬はアメリカの平均的な患者よりも健康な人たちに試される。同じ薬が現実世界で使われるとき、患者はもっと年齢が上で、ほかの病気も一緒に持っているかもしれないのだから、薬の効果は試験のときよりも小さいかもしれないし、無効に近くなることさえあるかもしれない[13、14]。こうした問題は時代とともに悪化しつつあるという証拠がある[15－17]。現状には問題があると言うだけでは足りない。アメリカの薬剤規制のゴールが、もしアメリカ人の健康を増進するためならば、そして私はそうに違いないと思っているのだが、いまのシステムは破綻している。

がんの薬にはいくらかかっているのか？

ほとんどのがん治療薬が、理想的な条件でも限られた効果しかなく、現実世界での利益はよくわからないということは、大いに嘆かわしいことだ。さらに困ったことに、そうした薬はバカ高い。2015年にはがんの新薬は決まって治療1年分で10万ドルを超す値段をつけられていた[18]。この値段は薬がどれくらい効くかとは関係ないし、新しい薬（つまり、新しいメカニズムによって作用する）かどうかとも、同じ分類の2番手以下にあたる「me-too」ドラッグ（つまり、すでに市販されている何かと似ている薬。コカ・コーラとペプシみたいなもの）ではないかとも関係ない[18]。世界的にがん治療薬の値段は大きな負担になっている。がん治療薬にかかっている費用は現時点で1000億ドルを超えている[19]。そのうち半分近くがアメリカで使われている[20]。

薬剤費はもともとこんなに高くなかった。1960年代にはがんの薬を1か月使うと100ドルかかった[21]。いまでは新薬を1か月使うと1万ドル以上かかる[21]。1か月分のがん治療薬の値段が上がっていることを、月間の世帯収入の中央値と比べてみると面白いことがわかる。アメリカの実質賃金が上げ止まっているうちに、がんの薬の値段は急伸した（図1-1）。

がん治療薬市場にはもうひとつの悪いしくみがある。価格が競争によって下がるのではなく、上がるのだ。イマチニブを例に取ろう。イマチニブはBcr-ablタンパクの阻害薬の1番手

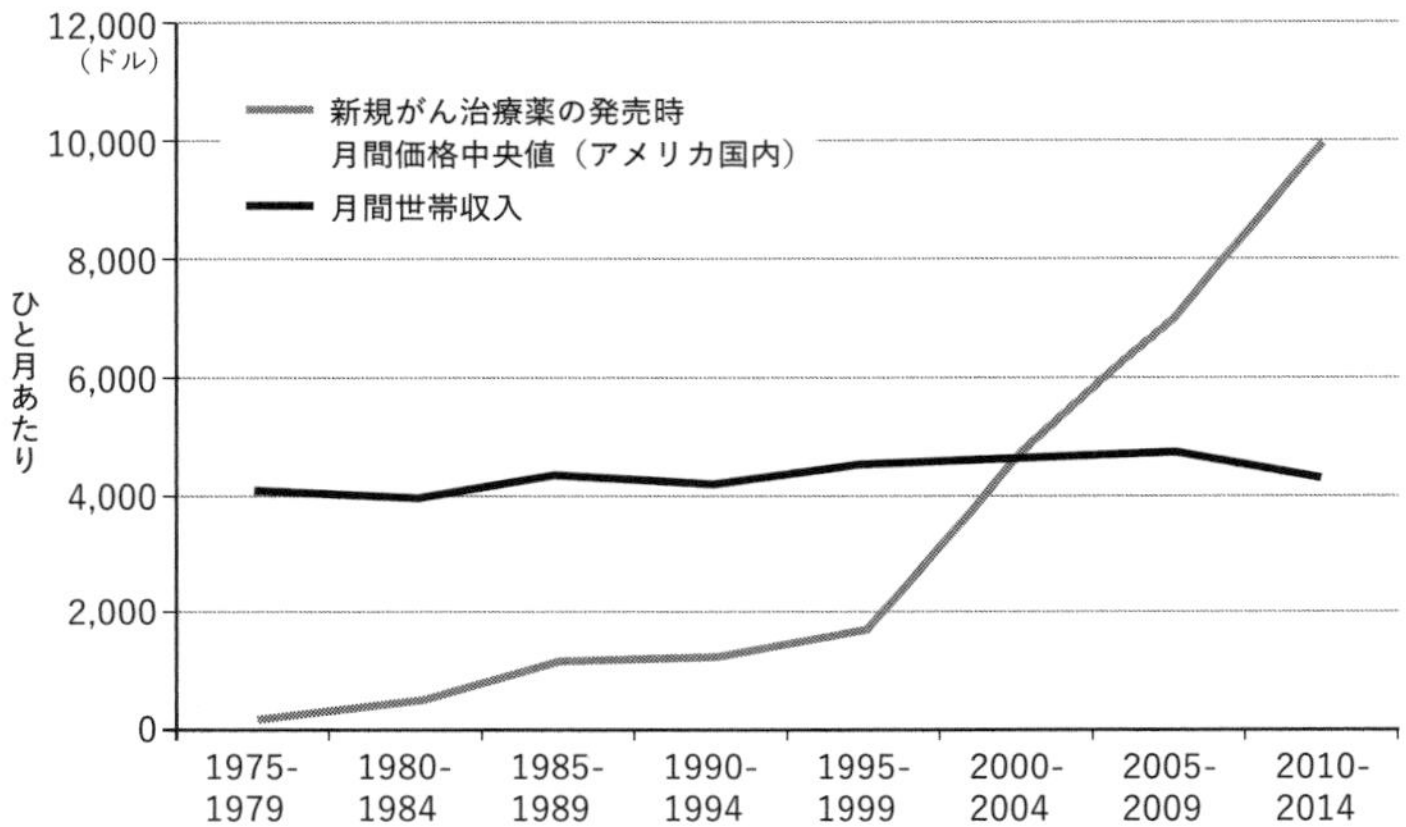

図 1-1　1975 年から 2014 年における、アメリカの世帯月間収入中央値および新規がん治療薬の発売時月間価格中央値の比較。『ネイチャー臨床腫瘍学レビュー』から許諾を得て転載

だ。そしてＣＭＬを持つ患者に魔法のような効果をもたらした。その後、直接の競争関係にある薬がいくつも登場した。ニロチニブ[*17]とかダサチニブ[*18]がそうだ。市場が機能していれば、３種類の薬すべての価格が下がるはずだ。実際には価格は上がった。イマチニブにかかる月間の支出の中央値は、直接の競争にさらされた２０００年から２０１４年のうちに、３３４６ドルから８４７９ドルに上がった[22]。

がんの薬の費用対効果はどれほどか?

ここまでで、ほとんどのがん治療薬がわずかな利益しかないことを説明した。そうした利益がしばしば理想的な環境で算出されるけれども現実世界では違うかもしれないということにも触れた。値段が安ければそれも仕方なかったのかもしれないが、これほど高いとあっては話が違う。ここまでの議論は費用と利益を別に扱ってきた。しかし、その両方を含意する言葉がある。費用対効果(バリュー)というのがそれだ。

医療介入の費用対効果を測るために人気の指標が、「1人が1年長く健康に生きるために何ドルかかるのか」というものだ。医療経済学ではこのことを「QALY(quality-adjusted life-year)あたりの費用」と呼ぶ。基本的には病気がない1年を良い年と数え、がんのような慢性病を持って生きる時間は少なめに数える。言い換えれば、良好な健康状態で1年生きることと、がんを持って1年3か月生きることが等価とみなされるといったことだ。何と言っても、がんは体力を奪うし、吐き気を催すし、痛みもあるものだから。がんを持って生きる1年は良い年とは言いがたいが、生きていないよりははるかに良いとも言える。

もうひとつ押さえておきたいのが、適切な費用対効果はいくらかという点だ。歴史的に医療経済学者はQALYあたり5万ドルの追加費用が妥当だと考えてきた。最近の論文は20万ドルであってさえ良いと唱えている[23]。明らかに正解はどこにもないが、良識ある人なら、社会全体に担保するべき義務と個人が選べる範囲は違っていても良いと考えるかもしれない。たと

＊17 日本での販売名はタシグナ。
＊18 日本での販売名はスプリセル。

えば、億万長者がＱＡＬＹあたり50万ドルを払うのは自由だ。いくら払ってもいいのかもしれない。しかし、そう考える人でも、社会全体がいつもそんな大金を払わなければならないとは言えないだろう。

直感的にショックを受ける人はいるかもしれない。「どんな数字があっても、制限などできるものだろうか？」と反射的に考えてしまう人もいるだろう。効く薬があるなら使うべきなのだ。値段は関係ない。そういう議論はできる。ところが残念なことに、金がかかるばかりで費用対効果の低い医療は、何かを犠牲にするものなのだ。たとえば医療に金をかけるということは、その金を教育にも高速道路にも、費用に対してはるかに効率的に価値を出すほかの医療にも使わないということだ。費用対効果の低い医療に1ドルかけるごとに、どこかで別のことが1ドル失われる。バランスの問題なのだ。そして社会は、少なくとも合理的な社会ならば、費用対効果が最も高いところに優先して金をかけるべきなのだ。

がんの薬のために適切な費用対効果の基準はいくらかをいつまでも議論する必要はない。基準をどんなに甘くしたとしても、がんの薬の値段はそれを上回っている。たとえば、ネシツムマブ[*19]という肺がんの薬はＱＡＬＹあたり80万ドルかかる[24]。レゴラフェニブ[*20]という大腸がんの薬はＱＡＬＹあたり90万ドル[25]。ペルツズマブ[*21]という乳がんの薬はＱＡＬＹあたり47万ドル[26]。大腸がんに対するベバシズマブはＱＡＬＹあたり57万ドルで、これだけでも相当なものだが、ベバシズマブにはほかにもまだ言うことがある[27]。

こういう数字は天文学的なもので、世界中どの国でも、最も豊かな国であっても払い続けることはできない。新しいがんの薬の多くが費用対効果は至って低い。レゴラフェニブに1ドルを使うごとに、高血圧をもっとうまく治療するための1ドルが失われる。もちろん、がん治療に比べれば高血圧の治療は大事ではないように見えるかもしれない。高血圧はたいてい痛くもかゆくもないものだ。しかし実際には、高血圧を治療したほうが成果は(かけた費用あたりの社会に対する利益は)大きいかもしれないのだ。比較的安い血圧の薬によって、多くの人が何年も長生きできるかもしれないのだ。

そして、がんの薬の費用対効果を良くする簡単な方法がある。望みさえすれば明日からでもできる。値段を下げればいいだけだ。製薬企業が、値段に見合った価値を出していると言えるほどに、伝統的な費用対効果の基準にかなうように、そうした薬の値段を下げればいいのだ。問題は、製薬企業が利益を出しつつがん治療薬の値段をどこまで下げられるかだ。

がんの薬を作るのにいくらかかるのか？

製薬企業ががんの薬を作るのにいくらかかるかを知りたければ、考えるべきことは2点ある。

＊19 日本での販売名はポートラーザ。
＊20 日本での販売名はスチバーガ。
＊21 日本での販売名はパージェタ。

第1は薬剤の製造コストだ。イマチニブ1錠を製造し、包装し、輸送するためにいくらかかるか？　第2は研究開発だ。がんの薬をひとつ開発するのにいくらかかるのか？　がんの薬の発売まで漕ぎ着けるために、どんな種類の研究費が必要なのか？

第1の論点から始めよう。がんの薬を作るのに実際はいくらかかるのか？　それは薬の種類による。がんの薬は根本的な構造によって2種類に分類できる。第1の分類が低分子化合物だ。これは実験室のビーカーの中で化学合成によって作られる化学物質で、イマチニブなどがこれにあたる。最近の研究が、がん治療に使われる低分子化合物のいくつかについて、製造のためのコストを計算している。1年分で数百ドルから数千ドルという結果だった[28]。

第2の分類がモノクローナル抗体というものだ（用語集参照）。モノクローナル抗体は分子量が大きい。モノクローナル抗体を作るには生物学を使う。モノクローナル抗体は我々の体が作る抗体と同じようなもので、培養皿とかバットの中に入れた細胞が作る。モノクローナル抗体の製造プロセスは低分子化合物よりもかなり複雑で、そのために製造コストは昔から高くつくものだった。しかし、2009年の論文がここに注目した。ブライアン・ケリーは、量産効果によってモノクローナル抗体を作るコストは下げられると指摘した。実際には、いくつかのモノクローナル抗体については、1年分を製造するのに販売価格の1％から5％しかかからないのかもしれない[29]。

がんの薬には莫大な費用がかかるが、その金額からすればほんの少しの費用で製造される。

もちろんこの落差は研究開発(R&D)のコストによる。言い換えれば、iPhoneを1台多く作るのは安くできるかもしれないが、史上初のiPhoneを設計するに至った研究には相当な費用がかかっていたかもしれない。長年にわたって、新しい薬をひとつ作るためにかかる研究開発コストは26億ドルだと言われてきた[30]。この推定値はタフツ創薬研究センターの試算に基づいている。

この推定値にはいくつかの難点がある。まず、この試算を行った研究センターは、製薬企業から資金を受け取っていた。明らかに、そうした企業はあらゆる意味で、自社製品の研究開発コストを大きく見せる動機を持っている(経済的利益相反については第6章と第7章でも触れる)。第2に、試算の過程が透明ではない。どの会社のどの薬が試算の根拠とされたのかは公開されていない。だからそのデータを客観的に監査することは誰にもできない。第3に、26億ドルという数字の半分が、実際に支出された金額ではなく、理論上の元金に対する利子の逸失として計算されたものらしい。これはどういう意味か? ある薬を開発するために10ドルかけたとする。その10ドルは利子がつく預金口座に入らなかったことになる。1年後には10ドルのコストは10ドルに失われた利子を加えたものになっている。その差は数%になるかもしれない。またインフレーションのコストも加わる。タフツの試算では、研究者たちは逸失された利子を10・5%とした。この数字は大きい。投資をして実際に10・5%の利益を達成できる人は少ない。この解析では26億ドルのうち12億ドルが逸失された利子として計算されている。

この話題についてもうひとつ好んで引用される試算が、急進的団体のパブリック・シティズンによるものだ。この試算はある期間の研究開発支出を足し合わせ、同じ期間に承認された新薬の数で割ったものだ。この方法には弱点がある。まず、研究開発支出の一部は、新製品を送り出すよりはむしろ、すでに承認されている製品を後押しするために使われている。この試算においてそうした費用は新薬開発の費用として扱われている。第2に、時代とともに会社は大きくなり、肥大し、非効率になっていくもので、研究開発もまた同様である可能性が大きい。こうした試算は実のところ、未来の薬のための研究開発費を、過去の研究開発費によって作られた薬の数で割っている。過去の研究開発費はより小さく、その果実は少ないと考えられるので、この試算は新薬を発売するまでの研究開発費を大きく見積もる可能性がある。こうした懸念もある中で、パブリック・シティズンは新薬を発売するための費用を3億2000万ドルと計算した[31]。

メモリアル・スローン・ケタリングがんセンターの腫瘍内科医で研究者のシャム・マイランコディと私は、これらの試算をアップデートすることにした。がん治療薬を発売するまでの研究開発費について透明性のある推定値を提供するために、我々は最近10年間に1製品だけ新薬を発売したすべての企業を対象とした。公開されている証券取引の記録を使って、企業が標的物質についての研究を始めた瞬間までさかのぼって研究開発費を合計することができた。

1製品だけを発売した10企業が見つかった。43成分がヒトの試験にかけられ、そのうち10成分だけが成功だった。この失敗率（77％）は、薬剤開発の失敗率として知られているものとおおむね一致する。加えて、対象とした企業は臨床以前の試験ではるかに多くの物質を試していたと考えられる。ほかの面からも、対象企業は製薬業界の全体を反映していると考えられた。対象企業は薬剤を発売するまでに平均して7・3年かけていた。これは以前に報告されている、6年から15年という期間とも一致する。薬剤の60％は代理エンドポイントに基づいて承認された。生存期間または生活の質[*22]に基づいて承認されたのは40％だけだった。これもまた承認されたすべてのがん治療薬の傾向と一致する。薬剤の半分が新規機序（つまり、新しい作用のメカニズムを持つとか、新しい標的分子に対するもの）であって、半分が同じ分類の2番手以下、つまりme-tooドラッグだった。これもまた、すべてのがん治療薬の傾向と一致する。我々は一貫して、自分たちのデータセットが全体をうまく反映していると感じていた。

試算の結果、新薬を発売するまでには中央値で6億4800万ドルかかっていた。元金に対する逸失利子は7％と仮定した。これは10・5％より現実的だ。ウォーレン・バフェットの説で投資家が期待していいとされる範囲にも合う。7％の仮定に基づいて計算すると、我々の推定値は7億5700万ドルに上がった。これはタフツの推定値のおおむね30％にあたる。

＊22 臨床研究用語としては通常、どの程度の動作ができるか、痛みはあるか、気分はどうか、生活に影響があるかといった質問項目に対する答えを得点化したもの。

我々はさらに試算を進めた。がん治療薬には平均して承認から14年の専売期間がある。この期間には相当な売上を稼ぐことができる。我々の試算が対象とした薬剤は発売後4年ほど経っていた。これらの薬がいくら稼ぐのか。それは累積で、直接売上または事業譲渡によって、670億ドルだった。10製品すべてに対する研究開発費の総計、91億ドルと比べてみてほしい。承認後、10社のうち9社は研究開発の経費よりも多くの売上をすでに得ていた。そのうちまちがいなく10社すべてがそうなるだろう。がんの薬を作るのはとても魅力的なビジネスだとだけ言っておこう。

がんの薬の値段は合理的な要因に基づいて決められているのか？

議論するべき最後の論点は、がんの薬の値段が何らかの合理的な要因に結びつけて説明できるかどうかだ。研究開発の経費と製造費用によって価格が説明できないなら、患者に提供される利益によって説明できるかもしれない。これがシャム・マイラジコディと私が答えようとしたもうひとつの問いだ。我々はＦＤＡが承認した順に、63の用途に対する51の薬を調べた。まず、薬剤は3種類の理由のうちどれかひとつによって承認されたことがわかった。ある薬は生存期間または生活の質を改善した。別の薬はがんがある恣意的な基準を超えて大きくなること、つまり医師が「がんの進行」と呼ぶもの（詳しくは後述）を遅らせる。第3のグループの薬は、ただがんを小さくするかもしれないと示しただけだった。これら3種の分類は大まかに言ってこの順に重要さが減ると考えていい。余命を延ばすことは最優先の重要事項であって、がんが大きくなる時期を遅らせるとかがんを小さくするということは代理エンドポイントにすぎない。代理エンドポイントはあくまで代わりのエンドポイントだ。患者にとって意味があることの代わりに見ているだけだ。

シャムと私は、患者の余命を延ばす薬は比較的高価になるという仮説を立てた。何と言っても、製薬会社が意味のあるエンドポイントを改善したのなら、そのことに対して値段が上乗せされるのは当たり前のことだ。だがその仮説はまちがっていた。一番高いのはがんを小さくしただけの薬だった。治療期間1年あたりでおよそ16万ドルだ。進行を遅らせた薬と、余命を延ばした薬は、どちらも年間10万ドル前後だった。次の問いは、進行を遅らせた薬と余命を延ばした薬だけを見たとき、薬の効果と値段に相関はあるのか、というものだ。言い換えれば、仮にある薬が余命を20か月とか500%延ばしたとして、その薬の値段は余命を2か月とか10%だけ延ばす薬よりも高くなっているだろうか？　驚くべきことに、その答えは、薬の効果の大きさとその値段に、ほとんど何の関連もないというものだった[18]。多くを支払っても見返りは増えないのだ。実際には、10万ドル払ったとしても、大したものは得られないのだった。

結論

ここまでが、がんの薬の事情を提示する試みだ。大体において、がんの薬は値段が高すぎ、効果は小さすぎる。だから費用対効果は無惨なものだ。薬の値段は、製造費用とか研究開発コストによって説明しようとしてもできない。効果によってさえも説明できない。結局、残念な結論だが、がんの薬の値段は、市場が払ってくれるかどうかで決まっている。この本の続きでは、「市場」のシステムが破綻していること、それはがんの薬の値段を下げる方向に働くことがほとんどないことを説明する。それを市場と呼ぶことさえも不適当に思える。しかし、そういう話をする前に、がんの薬をよく理解するために知っておくべき基礎知識がまだある。薬を承認するために使われるエンドポイントについてのことだ。生存期間と生活の質はわかりやすい。対して、奏効率、無増悪生存期間、進行までの期間、無病生存期間といった代理エンドポイントはわかりにくい。がんの代理エンドポイントはタマネギを思わせる。そこにはいくつもの層がある。しかし、代理エンドポイントを理解しなければ、がん治療と研究と新薬発見を本当に理解することはできないのだ。

第2章　がんの代理エンドポイント：それは何か、どこに使われるのか

そのような状態に置かれた囚人たちは、自分自身やお互いどうしについて、自分たちの正面にある洞窟の一部に火の光で投影される影のほかに、何か別のものを見たことがあると君は思うかね？[*23]

――プラトン

がんの医学を理解するためには、治療の効果を測るために使われる代理エンドポイントをよく理解していなければならない。代理エンドポイントとは何か？　**代理エンドポイント**は、中間の、代わりになる、エンドポイントだ。代理エンドポイントは、余命を延ばすとか生活の質を改善するといった臨床的エンドポイント、すなわち患者中心エンドポイントを反映し、より

＊23 プラトン『国家（下）』藤沢令夫訳（岩波文庫）、105ページ。

早くまたはより簡便に計測できることを狙って使われる。代理エンドポイントの魅力はその点にある。**臨床的エンドポイント**は、本質的に患者にとって意味があるもので、代理エンドポイントは臨床的エンドポイントの近似値にすぎない。代理エンドポイントの古典的な例がLDLコレステロール値だ。完全に嘘偽りなく言えば、LDLがいくつだろうと、感じ取れることはない（きわめてまれな場合を除いては）のだから、どうでもいいことだ。しかし、LDLは心臓発作とか脳卒中の発生率と相関しているので、結局は気にすることになる。LDLは、実際に意味があるものの代わりなのだ。糖尿病がある人にとってはヘモグロビンA1cの血液検査も代理エンドポイントの例になる。ヘモグロビンA1cは患者が避けたいエンドポイントと大まかに相関する。たとえば腎不全とか神経障害とか失明と。シカゴ大学の教授で私との共著『医学の手戻りを終わらせる』があるアダム・シフは、このことを最高の言いかたで説明している。「代理エンドポイントとは、患者が医師に言われるまで大事だとは知らなかったもののことだ」。

代理エンドポイントは臨床的エンドポイントよりも簡単に測れると思われていて、治療はしばしば代理エンドポイントを改善するように計画される。たとえば、血圧は代理エンドポイントだ。血圧は心血管系の合併症と相関し、死亡とも相関する。血圧の薬の効果は血圧がどれだけ下がったかで判断される。当然のこととして、代理エンドポイントの扱いで大事なのは、それが最終的な目的ではないことを決して忘れないことだ。代理エンドポイントは便利な代替物でしかないのだ。

この章では、腫瘍学で使われる代理エンドポイントの小難しい、しばしば紛らわしい定義を見渡してみる。代理エンドポイントというものが、患者の自覚症状とか身体機能とか生存期間を直接測ったものではなくて、便宜上その代わりとしているものにすぎないということを深く理解するには、代理エンドポイントをどうやって測るかを詳しく知る必要がある。統計とかグラフとかパーセンテージの話も出てくる。こうした概念はどちらかといえば関連分野にいる人向けかもしれない。読者には細部にとらわれないで、ややこしい部分は飛ばして読むことをおすすめする。先に進んでから、必要なら戻って読めばいい。こうした注意のうえで問いに進もう。腫瘍学でよく使われる代理エンドポイントはどのようなものか？

がんの医学では、代理エンドポイントは大きく2種類に分けられる。がんが小さくなることに注目する指標と、がんが大きくなることに注目する指標だ。がんが小さくなったという指標はふつう、**奏効**と呼ばれる。奏効を数えたものが**奏効率**だ。奏効とは、ある1人の患者の中で、がんの大きさがある恣意的な基準を超えて縮んだという意味だ。最もよくある判定方法がＣＴスキャンだ。たとえば、転移のある大腸がんを持った人を考えよう。肝臓には３㎝の転移がいくつかある。腹部のリンパ節もいくつか大きくなっている。肺には10個ほど、ごく小さい結節がある（それは生検[*24]によって大腸がんだと判定されたものである）。もし、治療後のＣＴで肝臓と肺の

＊24 体の組織を切り出して顕微鏡で観察する検査。がんの診断では最も重視される。

転移がすべて消え、すべてのリンパ節が正常な大きさに戻っていれば、その患者には完全奏効があったと言う。がんの大きさが30%小さくなっていたら(この基準値は恣意的なものだ)部分奏効と言う。奏効率は完全奏効か部分奏効があった人の割合だ。ここで考えた仮想の大腸がん患者に似た患者100人がある薬を使ったとして、5人に完全奏効、40人に部分奏効があったとすると、奏効率は45%という計算になる。

こうした恣意的な基準値がどこから来たかをもっと理解するには、歴史を振り返るといい。なぜ30%の縮小なのか? 40%や80%ではいけないのか? 1970年代にマーテルとハンリーが、発泡ゴムで覆ったいろいろな大きさの球体を測るよう、16人の経験豊富な腫瘍内科医に依頼した[1]。この実験は、当時の臨床でやっていたことを再現する狙いで行われた。当たり前にCTスキャンを撮れるようになる前の時代には、医師はノギスなどの道具を使って手でがんの大きさを測っていた。それも軟部組織を隔てた手触りを頼りにして。発泡ゴムを軟部組織に見立てたわけだ。マーテルとハンリーは単純な質問をした。どちらの球体が大きいですか? 当然ながら、発泡ゴム越しに球体の大きさを測るのは完璧に科学的な行為とは言えない。球体が50%小さいと、球体が何個あるかしか自信を持って答えられなかった医師が2人いた。こうした謙虚な時代から、「奏効」を記述する恣意的な基準を使う時代が始まった。1981年に世界保健機関(WHO)が、画像上のがんの面積が50%小さくなることを奏効の基準とした。2000年にはRECIST(固形腫瘍奏効評価基準)が単純化した基準を作った。1次元で[*25](WHO

の2次元の測定値ではなく）30％という基準だ。それが現代の標準になった。ここで覚えておくべきポイントは、方法上の理由から選ばれた基準値が腫瘍学の標準になったこと、それは簡単な道具で測れるからであってがん患者の臨床的利益を予見できるからではないということだ。

臨床試験においては奏効率についてさらに複雑な事情がある。ある研究が第一義に奏効率を評価するようデザインされていた場合（悲しいことにそういう場合は多い）、研究者は1回のCTスキャンを撮っただけでは奏効と記述することすらできない。研究者は奏効を確認するために続けてCTを撮らないといけない［2］。こうする理由の一部は、奏効がただの測定誤差の結果ではないことを確実にするためだ。がんの大きさを測る作業はたいてい粒が粗いCT画像の上で、コンピュータのマウスを使ってなされる。気をつけないと、手が少しぶれただけで、思いがけなく奏効という結果が出てしまう。がんの薬にどれほど巨額の金が懸かっているかを考えれば、うっかり奏効にしてしまうことがいかに気軽にできるかは想像に難くない。

２０１３年から２０１５年にかけて、製薬企業のクロヴィス・オンコロジーは、ロシレチニブという新しい肺がんの薬を開発していた。準備的な試験の結果では、奏効率（ＲＲ）は、つまり部分奏効または完全奏効があった患者の割合は、59％だった。ところが、社が2回目のＣＴ

＊25　ＲＥＣＩＳＴは画像上の長さを基準とし、ＷＨＯは面積を基準している。長さは1次元、面積は（長さの2乗の次元なので）2次元である。

スキャンで結果を確認したところ、RRは34％に下がった。業界の専門家は、そうした変化が「きわめて例外的」［3］だと言い、こういう点を強調した。

何十年にもわたって、がん患者の完全奏効（CR）あるいは部分奏効（PR）はその定義上、少なくとも4週間開けて再評価された客観的な腫瘍縮小という決まった基準の確認を必要とするものだった。確認されていない奏効というものを論文に載せるときには十分な注記をつけなければいけないし、試験の主要評価項目とすることはできない。特に製造販売承認を求めるためにデザインされた重要な試験ではそうだ。

言い換えれば、「おっと！」[*26]と言った。

2020年時点で、ほとんどのがんの大きさは放射線画像技術を使って評価される。そのうち最もよく使われるのがCTスキャンだ。ただし、がんの種類によってはほかの方法で奏効を判定することもある。たとえば、脳腫瘍を評価するにはMRIを使うのが一般的だ。血液のがん、つまり造血器腫瘍と呼ばれるものは、血液か骨髄[*27]を使った基準で評価される。多発性骨髄腫に対する奏効を測るには、血液の中で流れているがん由来のタンパク質が使われる。血液のがんのひとつ、CML（第1章で取り上げた白血病）については、イマチニブの登場によって、ほかの検査よりもさらに細かく奏効を判定するようになった。イマチニブはきわめて優れた効果を持つので、がんのDNAの断片を増幅した結果が奏効の評価に使われる。ほかの方法（血球の数など）ではほとんどすべての患者が正常と判定されてしまうからだ。

奏効率についてもうひとつだけ言っておこう。奏効率はしばしば、奏効期間と呼ばれるものと組み合わせて使われる。**奏効期間**は、がんが最も小さくなったときから20％大きくなるまでにかかる時間の長さを指す。がん治療薬の開発のゴールは、奏効率が非常に高く（つまり、ほとんどの患者のがんが小さくなり）、奏効期間が非常に長い（しばらくその状態のままでいられる）ような治療法を作ることだと言える。

ここで、奏効というものがぜんぜん「代理」には思えない読者がいるかもしれない。がんが小さくなるなら、患者は具合が良くなるのではないか？　たしかに、奏効があった患者の具合が良くなることは多いが、いつもではない。加えて言うなら、がんが30％縮小するということは別にすごいことでも何でもない。患者はある日突然具合が良くなるわけではないし、部分奏効があったのに治療前よりも具合が悪くなる患者もいる。さらに、後述するように、奏効と余命には弱い関係しかない。このように、奏効があっても患者の具合が良くなるとは限らないし、余命が延びるとも限らない。厳密に言えば、奏効は代理なのだ。

＊26「59％」が誤報ではなくそもそも最終的な結果ではなかったことを後出しで強調している。
＊27 骨に針を刺して、中にある液体を吸い出すか硬い組織ごと切り出し、顕微鏡で観察する。

がん治療の代理エンドポイントとして、奏効と並ぶもうひとつの大きな分類が、time-to-event型エンドポイントだ。time-to-event型エンドポイントは、時間をかけて現れてくる出来事を測定したものだ。実例で言うと全生存期間がtime-to-event型エンドポイントだ。がんに対するtime-to-event型の代理エンドポイントはたとえば、無増悪生存期間（ＰＦＳ）、無病生存期間（ＤＦＳ）、無イベント生存期間（ＥＦＳ）、進行までの期間（ＴＴＰ）、無再発生存期間（ＲＦＳ）などがある。それぞれの意味は少しずつ違っている。単純にするために、最も多く使われる2種類だけを説明する。

無増悪生存期間（ＰＦＳ）はおそらく、最近のがんの試験では最も多く使われているエンドポイントだ。ＰＦＳは複合エンドポイントでもある。つまり、いくつかの出来事のうちどれかひとつが発生するまでの時間を意味する。いくつかというのは、まず患者が死ぬことだ。これはＰＦＳのうち生存に関わる部分だ。起こりうる第2のことは、患者の画像に新しいがんが現れることだ。起こりうる第3のことは、患者にすでにあったがんが最も小さかったときから20％を超えて大きくなることだ。ＰＦＳはこれら3種類のイベントのうちどれかひとつがあるまでの時間を指す。どれが最初に来たかは問わない。ここで言う進行とは、画像に新しいがんが現れたか、がんが20％を超えて大きくなったか、どちらかがあったことを指す。

紛らわしいと思うだろうか？　実際、紛らわしいのだ。ＰＦＳは一般向けのメディアでは「がんが悪化するまでの時間」とまちがって解釈されている。これは正確ではない。ＰＦＳは患者が死ぬか、がんが**恣意的な基準で**悪化と判定されるまでの時間だ。悪化の基準とはつまり、新しいがんが見つかるか、恣意的な基準を超えて大きくなるかだ。ＰＦＳを代理エンドポイントと呼ぶのは、この基準が恣意的だからだ。進行があっても患者の具合が悪くなるとは限らない。がんが小さくなっても具合が良くなるとは限らないのと同じことだ。

　奏効とか進行という言葉はまた、前述した意味でもややこしいものだ。こうしたアウトカムを測る何％という数字は、ＲＥＣＩＳＴが決めたもので、１次元の数字だ［2］。奏効の基準の30％とか、進行の基準の20％という数字は、画像に写ったそれぞれのがんの像の一番長い箇所の長さを足し合わせたものを判定している。このことにどんな意味があるのか？　進行を理解するためには、３次元に戻って考えなければならない。「進行」とは1次元の長さが20％増加することだ。それは体積で言うと１７３％に増加すること[*28]を意味する［4］。

　もうひとつ理解しておくべき代理エンドポイントが、無病生存期間（ＤＦＳ）だ。このエンドポイントもまた複合エンドポイントで、time-to-event型エンドポイントでもある。ＤＦＳは、死亡か、がんの再発かのどちらかがあるまでの時間を指す。典型的にはがんが一度完全に取り除かれ、再発は一部の人にしか起こらないとわかっているが、誰に再発があるかはわからないという場合に使う。ひとつ具体的な例を挙げよう。乳がんがそれだ。乳がんではＤＦＳが重要

＊28　立方体を例にすると、1辺の長さが1.2の立方体の体積は $1.2^3=1.728$ である。

な複合エンドポイントとなる。DFSはいくつかのイベントによって決まる。新しい原発乳がん、新しいDCIS（非浸潤性乳管がん、つまりがんになる手前の状態）、乳がんの局所再発、乳がんの遠隔再発、あるいは死亡。これらすべてが同じくらい嫌なことだというわけではない。死ぬのが最悪だ。次に困るのが遠隔再発だ。新しいDCISが出てきても、比較的にはマシだと言ってもいいだろう。[*29][*30]

代理エンドポイントが増えてきている

代理エンドポイントについて知ることが重要だと言えるのは、腫瘍学の分野にいる人はみな、代理エンドポイントを熱愛しているからだ。まず、FDAが薬を承認する基準として代理エンドポイントを好んで使う。たったの6年間（2009年から2014年）に、FDAは83のがん治療薬を承認したが、そのうち31は奏効率に基づいて、24は無増悪生存期間に基づいて、合計55（66％）の薬が代理エンドポイントに基づいて承認された[5]。FDAが承認したあとにも、がんの臨床研究では代理エンドポイントが広く使われていて、近年ますます代理エンドポイントが増える傾向にある。

がんの臨床試験を時代を追って調べた研究がある。研究者らは1995年から2004年（前期）の研究と、2005年から2009年（後期）の研究でどんなエンドポイントが使われたかを比較した。全生存期間（患者がどれだけ長く生きたか）を主要評価項目とした研究は49％から

36%に減っていた。奏効率は横ばいと言ってよさそうな程度（14%から6%）だった。無増悪生存期間のようなtime-to-event型のエンドポイントは26%から43%に増えていた[6]。要するに、代理エンドポイントは人気があるのだ。

代理エンドポイントは誤解を招く

代理エンドポイントが実際に患者にとって意味があるエンドポイントと食い違うかもしれないという認識は重要だ。代理エンドポイントがまちがい続けてきた歴史は教訓に満ちている。２００８年にベバシズマブ（アバスチン）はＦＤＡから転移のある乳がんに対して迅速承認（後述）された。ひとつの臨床試験が根拠とされた。その試験では化学療法にベバシズマブを加えると劇的にＰＦＳが延びていた[7]。ところが、わずか3年後になると、３件のランダム化試験の結果が出ていたのだが、いずれも同じ乳がんに対してベバシズマブが生存期間を改善したとは言えないものだった[8]。さらに、最初の試験よりもあとの試験のほうがＰＦＳの改善幅も小さくなっていた。ベバシズマブには有害な副作用もあり、生存期間が改善されなかったので、ＦＤＡはベバシズマブの販売承認を取り消した[9]。

＊29　既存のがんの転移や再発ではなく、正常組織から新たに生まれたがんを指す。
＊30　最初に見つかったのと同じ場所に再発すること。手術などの際に微量のがんが取り残されて再び増大したことによると考えられる。

代理エンドポイントが誤解を招いたもうひとつの例が、ゲムツズマブオゾガマイシン[*31]の奇妙な物語だ。この薬は2000年に急性骨髄性白血病の治療として承認された。根拠とされたのが、3件の試験の結果を足し合わせて解析した結果の、奏効率30％というデータだった[10]。その薬は9㎎／m^2［原注　薬剤の用量を決める方法として、体表面積1m^2あたりの薬剤㎎という単位がよく使われる。なぜ用量をこのように決めるのかを説明すると半ページほどにもなるのだが、ここで追究したいテーマや教訓をわかりやすくする役には立たないだろう］という用量で、対象患者は60歳を超え、最初の治療のあとにがんが再発した人という条件で承認された。迅速承認（後述）だったため、製造販売元は発売後にランダム化試験で利益を示す義務があった。その試験は、白血病の標準治療にゲムツズマブオゾガマイシン6㎎／m^2を加えるか加えないかで比較した。残念なことに、この薬は余命を延ばすことがなかった。その結果を元に、製造販売元は2010年に自発的に販売を中止した[11、12]。それから2017年に、ゲムツズマブオゾガマイシンはまたFDAに承認された。今度はより少ない用量（標準治療に加える場合は3㎎／m^2、単独で使う場合は6㎎／m^2）とされた。今度こそランダム化試験で余命を延ばす効果が示された。ゲムツズマブオゾガマイシンの教訓は何だろう？　私はパラケルススの言葉を思い出す。「すべてのものは毒である。毒となる性質をもたないものは存在しない。ものを毒にするのはただ用量である」[*32]。ゲムツズマブオゾガマイシンは**まちがった用量**で承認され、10年近くも販売されていたのだ。これは紛れもなく、我々が代理エンドポイントを溺愛していたせいだ。良い薬でさえ、まちがった用量で使えば悪い薬になるのだ。

がん治療での代理エンドポイントのほとんどは本当に意味があることとうまく結びつかない

がんの医学で代理エンドポイントが機能しているかどうかを考えるなら、それが生存期間の変化とどの程度対応しているかを問うことだ。言い換えれば、奏効率を40％改善した薬が、奏効率を5％しか改善しなかった薬よりも生存期間を長くしているだろうか、と問うことだ。あるいはこうだ。ＰＦＳを8か月改善した薬は、それ相応に全生存期間（ＯＳ）も延ばすのだろうか？　この問いは「代理エンドポイントの相関」または「検証」と呼ばれる。

代理エンドポイントを検証する手順はこのように進む：まず関心のあるがん治療法を特定する。たとえば、転移のある乳がんに対してファーストライン[*33]で使ったときにＰＦＳを改善した細胞障害性薬剤が、ＯＳもまた改善するのかを知りたいとしよう。ここでいくつかのことが特定された。（1）薬の種類。（2）がんの種類。（3）薬を使う状況（転移に対してか、補助療法としてか）。（4）治療ライン（最初の治療か、2番目の治療か）。特定することは大切だ。ある特定の条件のもとではＰＦＳとＯＳの関係が強くても、条件が変わると弱くなるかもしれないからだ。

＊31 日本での販売名はマイロターグ。
＊32 パラケルスス『七つの反論』にある言葉。英文から独自に訳した。
＊33 最初に使う薬剤治療。用語集「治療ライン」参照。

	ΔPFS	ΔOS
試験①	6.4 か月 − 3.4 か月 = 3 か月	21 か月 − 18 か月 = 3 か月
試験②	2 か月 − 1 か月 = 1 か月	13 か月 − 12 か月 = 1 か月

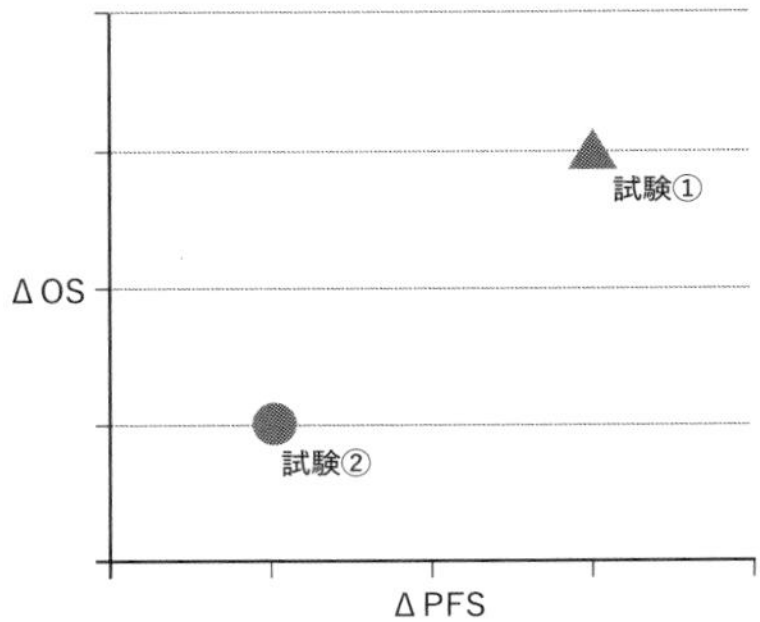

図 2-1　代理エンドポイントを検証する方法の仮想的な例。仮想の試験①と②について、無増悪生存期間（PFS）の差と全生存期間（OS）の差を比較している

次に、その条件で行われたすべてのランダム化試験をひとつ残らず集める。相関はすべてのデータについて調べなければならないのであり、一部だけ選んできてはいけない。第3に、グラフを書く。横軸には実薬群[*34]と対照群での代理エンドポイントの差を取る。縦軸には生存期間の差を取る。ひとつの試験がひとつの点に対応する。図2−1に、2件の試験があったという仮想のシナリオで例を示した。

試験①では、PFSは3か月延び、OSは3か月延びた。試験②では、PFSは1か月、OSも1か月延びた。図ではこの変化を差として示しているが、比で示すことも簡単にできる[*35]。

4番目の手順は線形回帰だ。点を結

	ΔPFS	ΔOS
試験①	6.4 か月－3.4 か月＝3 か月	21 か月－18 か月＝3 か月
試験②	2 か月－1 か月＝1 か月	13 か月－12 か月＝1 か月

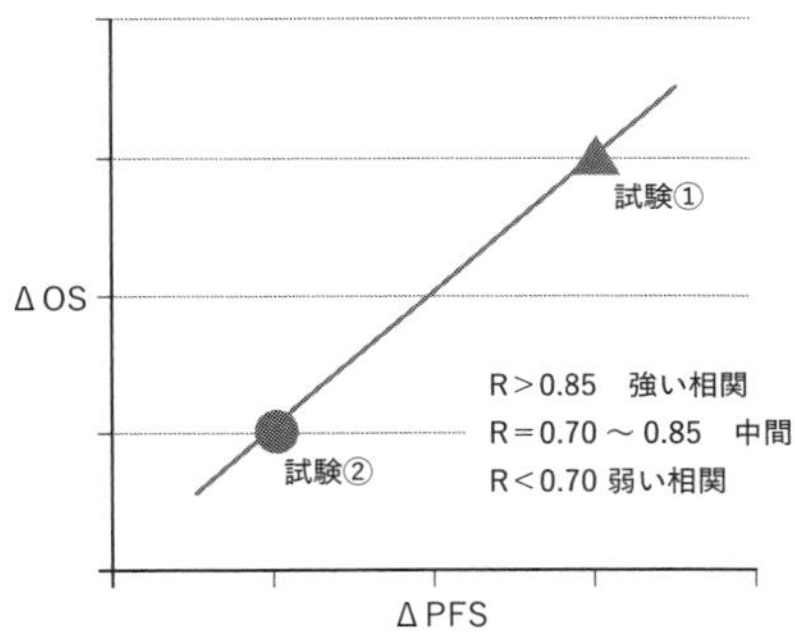

図 2-2　代理エンドポイントを検証する方法の仮想的な例に対する線形回帰

ぶ直線を引くのだ（図2－2）。点が直線に近く集まっているほど、相関は強い。回帰分析をするごとに、R値（相関係数）と呼ばれる数値が計算できる。相関係数は0（無相関）から1（完全な相関）までの値を取る。図に示した基準値は「ドイツ医療の質と有効性グループ研究所」（IQWiG）が提唱しているものだ[13]。IQWiGの推奨は相関係数そのものではなく、95％信頼区間の下限について設定されている。これは技術的な問題だ。基

＊34 ランダム化した2群のうち、試したい薬を使ったほうの群。対照群で使う偽薬に対して、「実際の」薬を使った群ということ。試験群とも言う。

＊35 がん治療薬によるPFSやOSの改善効果は、本文のように期間の差としても表現できるが、死亡率またはイベント（死亡または進行）発生率の比としても表現できる。

本的には、その基準値が一見するよりもっと厳しいことを意味する。その基準値は信頼できるものだと思う読者がいるかもしれないが、そうではない。たとえば、Ｒが０・７なら基準には合格だ。しかし気をつけてほしいのだが、Ｒが０・７だとすれば、生存期間の分散のおよそ半分ほどが、代理エンドポイントによっては説明できないことになる**［原注　この説明には少しばかり数学を知っている必要がある。まずはR^2、すなわち決定係数を計算しないといけない］**。現実の世界では、これくらいの相関によって承認された薬には、大いに疑問の余地があるものだ。

２０１４年の秋に、私は共同研究者とともに、がんの医学で使われる代理エンドポイントの棚卸しをしようと決めた。我々は主に2種類の状況に注目した：補助療法として使われる薬と、転移があるがんに対して使われる薬だ。がんの医学で薬物治療を使う主要な場面がそのふたつだ。転移していないがんを取り除くために手術を受けた人に、がんが再発することはときどきある。再発によって最後は死に至ることもある。補助療法というのは、再発の確率を下げるために薬を使うことだ。おそらく顕微鏡でないと見えない微小ながんを根絶することによって再発がなくなるのだろう。余命を延ばすことも目的になる。補助療法においては生存期間の代理エンドポイントとして無病生存期間が使われる。転移があるがんの治療では、ほとんどの場合(すべてではないが)、何をしてもがんを完全に排除することはできないことがわかっている。そういう場合、治療のゴールは余命を延ばすことと生活の質を改善することだ。主な代理エンドポイントとして奏効率とＰＦＳが使われる。

補助療法において、我々の研究の結果、肺がん・大腸がん・頭頸部がん・胃がんに対しては無病生存期間によって全生存期間をうまく予測できるが、乳がんには当てはまらないことがわかった[14]。転移のあるがんの治療において、我々は49種の状況について奏効率とＰＦＳの関連を検証した。30種（61％）では相関はほとんどなく、13種（27％）では中等度の相関があり、強い相関があったのは6種（12％）だけだった。我々のレビューはドイツの基準値よりも緩く、信頼区間の下限ではなく点推定値を採用した。この意味がわからなくても心配は要らない。これはちょっとした技術的な問題にすぎない。

生活の質についてはどうか？　代理エンドポイントによって患者の余命が予測できないとしても、具合が良いかどうかはわかるのではないか。ふたつのグループがこの問いについて調べている。ギャヴァリらによれば、「ＰＦＳと良好なＱｏＬ（生活の質）の相関は低い（Ｒ＝０・34）」[15]。コヴィックらによれば「ＰＦＳとＨＲＱｏＬ（健康関連の生活の質）には弱く有意でない関連があった」。ただし「ＰＦＳをがん治療薬の効果の代理指標として使うことは問題含みだ」[16]。

全体として結論はこうだ。転移があるがんに対して、代理エンドポイントは概して当てにならず、臨床上の判断の役には立たない。補助療法においてはまだましだ。かなりの程度で、代理エンドポイントには意味がある。再発は奏効よりも客観的ではっきりしている。再発はがんがまた現れるかどうかだ。再発したか、しなかったかなのだ。奏効とか進行の判定はスキャン画像でがんの大きさを測ることを必要とし、そこからわかるように、人の手で完璧に実践することはできないものなのだ。

代理エンドポイントの相関はエビデンスの断片に基づいている

薬物治療について考えるとき、医師は結論を出す前に関係のあるデータすべてを見ることを習慣にしている。たとえば、ある薬が4件のおおむね似たようなランダム化試験で試されているとしたら、4件すべてを見るか、4件すべてを足し合わせた解析を見る。同じことが、代理エンドポイントの信頼度を判定するときにも当てはまる。転移のある乳がんに対するファーストラインの治療についてPFSとOSの両方を測った試験が仮に200件あるとすれば、PFSとOSの相関は200件すべてについて調べなければならない。その一部しか見なければ結論は変わってしまうかもしれない。薬物治療について、それは実際に起こったことがある。タミフル[*36]という、よく使われて備蓄されてもいるインフルエンザの薬がどれくらい効くかについての結論は、いくつの研究データを参照するか、また論文として公表された試験と論文にならなかった試験の両方を考えに入れるかどうかによって、大きく変わる[17、18]。論文になっていない試験を多く計算に入れるほど、タミフルはわずかな効果しかないか、効かない薬のように見えてくる。

私と共同研究者たちは以前に、代理エンドポイントを検証したメタアナリシス研究において、どの程度広範なデータ収集が行われているかを調べた[14]。関係のある試験すべてを調べたものはひとつもなかった。論文になっていない試験を探したものは14％（36件中5件）しかなかった。論文になっていない研究を計算に入れることは決定的に重要だ。なぜなら、そのことによって薬物治療についての結論が変わるかもしれないし、論文にならなかったことにはしばしば理由があるからだ。つまり、その研究の結果が、事実であっても、医療業界が聞きたい結果とは違っていたからかもしれないのだ。代理エンドポイントについて言えば、論文にならなかった試験は、論文になった試験とは違った関係を示していたかもしれない。

我々は論文にならなかったデータを調べた5件のメタアナリシスについて、より詳しく調べた。それらのメタアナリシスは検証のために684件の試験のデータを使おうとしたのだが、その半分近くにはアクセスできなかった。そこで、関係あるものとして見つかったうちの51・5％（684件中352件の試験）を使って解析を進めた。専門家でなくても、しかるべきデータの半分しか使わないで出された結論は、何であれ話半分に聞かなければいけないということはわかるだろう。代理エンドポイントの検証でもそうなのだ。私は個人的には、徹底した解析を見たいものだと思っている。

＊36 一般名オセルタミビル。

代理エンドポイントは承認を早くするか？

私は代理エンドポイントを生存期間よりも先に判定されるものと説明した。だとすれば当然、代理エンドポイントを使えば論理的に薬が発売されるのは早くなると思えるはずだ。2018年にエマソン・チェンとスニル・ジョシと私は代理エンドポイントを許容することによって短縮された時間を推定してみた。治療ライン、重症度の指標、試験の質および疾患の有病率の指標としての試験参加者繰り入れ速度で調整した結果、全生存期間だけを認める場合に比べて、代理エンドポイントによって薬剤発売は12％早くなっていた。言い換えれば、薬剤開発には通常7・3年かかっていたが、全生存期間を基準とすると、8・2年に延びると考えられた[19]。[*37]

ただし、真実はおそらくもう少し複雑だ。わかりにくいかもしれないが、こういうことだ。代理エンドポイントを使っても新しい薬の発売は早くならないということはありえるか？　代理エンドポイントが許容されていない世界を想像しよう。あなたは製薬会社だ。薬の研究が合理的にできる状況は1種類しかない：従来の治療をすべて使ったけれどもがんが大きくなった患者に対してだ。このグループの患者は不運にもがんで死亡するリスクが最も高く、もしあなたの新薬が効くなら、このグループでは迅速に利益が現れるはずだ。なぜなら統計学の一般的なルールとして、悪いアウトカムが現れやすい場合ほど、ある薬が実は有効である場合に、ほかの治療よりも優れているという結果は出やすくなるからだ。ほかの選択肢を使い切った患者は、最もリスクが高く、したがって最も差がつきやすい。

次に、代理エンドポイントが許される世界を考える。するとどうなるか。臨床試験を計画する製薬会社が、ただ代理エンドポイントを使って同じ試験をするだろう、と思えるかもしれない。たしかにそれもありえる。他方で、企業には別のチャンスが見えているかもしれない。ほかの選択肢がだめだった患者を追いかけ回すのではなく、がんと診断されたばかりでどの薬もまだ使っていない患者のほうに行ったらどうか。全生存期間を評価するには時間がかかるが、代理エンドポイントを使えば短縮できるかもしれない。さらに、薬が本当に効くなら、市場規模はどうなるだろう。サードラインの市場(2種類の治療を受けたあとでまだ生きていて元気がある人たち)よりも、ファーストライン(別名フロントライン)の市場のほうがはるかに多くの患者=消費者がいる。

ファーストラインでは代理エンドポイントを使い、後続ラインでは全生存期間を使うことで、同じくらいの時間をかければ効果を判定できるかもしれない。そこで仮説として想像できるのが、製薬会社は試験のスピードではなく市場規模が大きいことを理由に代理エンドポイントを使うということだ。こんなことは起こっているのだろうか？

転移のある乳がんに対する2種類の薬の例を考えよう。どちらもＨＥＲ２を標的とした治

＊37 統計解析において、関心のある結果(ここでは薬剤承認までの期間)には複数の原因が重なり合って影響するため、関心のある原因(ここでは代理エンドポイントの使用)以外の要因を切り分ける必要がある。すなわち、ほかの原因(ここでは治療ライン、重症度、試験の質、有病率)の影響を計算上取り除く。この操作を調整と言う。

療(T-DM1[38]とペルツズマブ[39])だ。T-DM1は全生存期間を改善したことからセカンドラインで承認され、ペルツズマブは無増悪生存期間を改善したことからフロントラインで承認された。奇妙なことに、これらの試験が患者採用を始めてから最終結果が出るまでにかかった期間は非常に似通っていた(T-DM1では42か月、ペルツズマブでは40か月)[20]。いかにもペルツズマブではスピードを速くする代わりに大きな市場を狙っているように見える。もちろんこの例によって製薬会社がこのように行動を変えるものだと決めつけることはできない。しかし、重要な教訓は、疑いの目を持つことだ。代理エンドポイントを許容することが意図しない結果につながるかもしれない。実際、人生にそういうことはよくあるものだ。

結論

この章は、がんの医学で使われる代理エンドポイントを理解するための基礎を提示した。奏効率と無増悪生存期間はともに、がんが**ある恣意的な基準を超えて**小さくなるとか大きくなることを問題にしている。この基準は恣意的に選ばれたものだから、一般的にこうした代理エンドポイントが全生存期間とか生活の質と一致しないのは当たり前だ。さらに、代理エンドポイントがますます当たり前に使われることによって、製薬企業が病気のより早い段階に対して臨床試験を行う動機ができ、スピードではなく市場の大きさを重視するという結果にもつながる。次の章ではさらに代理エンドポイントの問題を掘り下げて、規制上の判断において代理エンドポイントがどのように使われているか、その使いかたに意味はあるかを問う。

＊38 一般名はトラスツズマブエムタンシン。日本での販売名はカドサイラ。
＊39 日本での販売名はパージェタ。

第3章　薬剤承認のための代理エンドポイントの使用と誤用

統計は判断の代わりにはならない。

——ヘンリー・クレイ

薬剤規制当局は代理エンドポイントを熱愛している。ＦＤＡが承認するがん治療薬の3分の2は、奏効率や無増悪生存期間などの代理エンドポイントが改善したことに基づいて承認されている[1]。欧州医薬品庁も似た割合でがん治療薬を代理エンドポイントに基づいて承認している[2]。前の章で、腫瘍学で使われる代理エンドポイントを紹介し、その弱点のいくつかに触れた。この章では薬剤規制当局が代理エンドポイントを使ってどのように有望な成分とさほど有望でない成分を臨床に連れて来るのかに注目する。

アメリカの市場において、ＦＤＡが製薬企業に出す製造販売承認には2種類ある。第1が**通常承認**だ。大まかに言えば、通常承認によってＦＤＡはその薬の効力に満足していることを宣言したことになり、承認後に求めるデータは安全性情報に限ることが多い。第2の承認が**迅速承認**だ。迅速承認は仮承認と呼ばれることもある。迅速承認が大まかに意味するのは、FDAはその薬が有望だと考えるけれども、製造販売元は発売後にその薬が生存期間のような臨床的エンドポイントを改善することを証明する義務を負うということだ。

迅速承認は代理エンドポイントを扱うためには理想的なプロセスだ。迅速承認はある薬を早く使えるようにする一方で、検証のための試験をあとで完全に行うようにしてバランスを取っている。通常承認は生存期間または生活の質に利益があることをすでに示した薬に対して理想的だ。ところが、どちらのタイプの承認にも代理エンドポイントが使われていて、そのせいで話はややこしくなっていく。

迅速承認のルールを決めた文書を読んでみると、FDAは「予測因子として妥当と考えられる」[3]代理エンドポイントを使う義務があることがわかる。こうした言い回しはあいまいなもので、代理エンドポイントが「予測因子として妥当と考えられる」ことを証明するための検証研究がどの程度厳密に行われるべきかは、合理的に考えた人どうしでも意見が一致しないかもしれない。通常承認については、薬が生存期間、生活の質、または「確立された代理エンドポイント」を改善しなければならないとされている[4]。これについてはまだしも同意できると思う。確立された代理エンドポイントとは、生存期間を予測することができる能力を十分に強く持つ代理エンドポイントでなければならない。実際に、FDAは前の章で取り上げた相関係数の基準と似たものを使って、確立された代理エンドポイントを定義している。

２０１６年にチョル・キムと私はこうした問題を探究することにした[5]。我々はＦＤＡが６年間に承認したがん治療薬すべてを調査対象と決め、83件の承認事例を見つけた。第１の発見として、承認事例の66％（83件中55件）が代理エンドポイントに基づいていた。第２に、55件の代理エンドポイントに基づく承認事例のうち25件が迅速承認であり、30件が通常承認だった。代理エンドポイントはすべての迅速承認に使われ、通常承認のうちでも過半数で使われていた。

がんの薬を承認するために代理エンドポイントが使われた事例すべてについて、我々は代理エンドポイントを検証した研究を探すシステマティック・レビューを行った。どの程度の相関があれば十分かは意見が分かれるかもしれないが、その点について一度も研究していないならどう考えても問題だと我々は考えた。迅速承認25件のうち14件（56％）と、通常承認30件のうち11件（37％）について、検証研究はひとつもなかった。ひとつも、だ。相関が弱いと示した研究さえもなかったのだ。本当に何もなかったのだ。誰も調べたことがなかったか、もし調べた人がいたとしても、論文にする価値はないと考えたか、どちらかだ。そして私の考えでは、ＦＤＡがそれらのエンドポイントを調べていながら結果を報告していないことはありそうにない。ひとつの理由が、ＦＤＡが実際に代理エンドポイントを研究した場合、たとえ結果が大したことのないものであっても、ＦＤＡは熱心にその結果を論文にしたがっているように見えるからだ[6、7]。我々の結果は悩ましいものだった。それは、多くの代理エンドポイントの根拠がほとんどただの勘でしかないことを意味するのだから。合理化の心理によって、ただの勘が「予測因子として妥当と考えられる」ことに相当すると考える人もいるかもしれないが、もののわかる人なら、ただの勘を確立されたものと考えることは決してできないはずだ。我々の結果は、ＦＤＡが妥当とか合理的と言える範囲をはるかに超えて代理エンドポイントを使っていることを示唆している。

相関を報告した論文が見つかった場合がどうだったかも見ておこう。前のところで代理エンドポイントのためのR値の基準の話をした。迅速承認のうち４件（16％）について、代理エンドポイントの検証試験でR値が報告されているのが見つかった。４件すべてで相関は弱かった（R≦0.7）。代理エンドポイントを使った通常承認のうち15件（50％）でR値がわかる研究があった。３件（20％）で全生存期間との相関が強く（R≧0.85）、４件（27％）では中等度の相関があり（0.7＜R＜0.85）、８件（53％）で弱い相関があった（R≦0.7）。このように、適切な研究が行われていた場合には、おおむね代理エンドポイントと全生存期間の相関は弱いという結果が出ていた。繰り返すが、弱い相関を「予測因子として妥当と考えられる」と合理化したとしても、それを「確立された」と呼ぶのはやりすぎだと思う。

ＦＤＡは後始末ができていない

代理エンドポイントにはこのように大きな問題があるのだが、私は個人的にはがん治療薬の一部が代理エンドポイントに基づいて承認されてよいと考えている。治療選択肢が少なく予後が悪いがんについて、新薬は代理エンドポイントに基づいて使えるようになってよいと思う。ただし、将来の研究によって全生存期間と生活の質が検討され、その結果が薬剤承認後に公表される限りにおいて。そうした研究で無効の結果が出れば薬は販売中止されるべきだ。有効なら、患者と医師は利益の推定値がより正確になるという利益を享けられる。こうした考えは、迅速承認の当初の思想と一致する。しかし、この先で見るように、FDAは新薬承認のために代理エンドポイントを使いすぎている。すでに確立された有効な治療がある（そしてさらに増えつつある）がんに対して、妥当な範囲の何倍も多く。

ここで薬剤承認の後始末に注目したい。仮にFDAが見た目はホイホイと承認を出しているようでも、後始末がしっかりしているなら世界は終わらないだろう。FDAが発売後の責任遂行を促し、代理エンドポイントに基づく承認が実際に患者にとっての利益に結びつくことを保証するなら、我々は生きていられるはずだ。ところが残念ながら、FDAはこれもできていない。第1のまちがいは、代理エンドポイントに対して通常承認を出していることだ。これは市販後調査を行う動機を根本的に失わせてしまう。第2のまちがいは、迅速承認によって発生した市販後調査の義務を遂行させないでいることだ。

第1のまちがいについて考えよう。代理エンドポイントに基づく通常承認について。前の章で乳がんに対するベバシズマブを取り上げた。ベバシズマブはPFSに基づいて承認され、余命を延ばす効果が出せなかったことで承認取り消しになった。2012年にFDAは乳がんに対するエベロリムス[*40]を承認した[8]。エベロリムスはベバシズマブに似て、通常の治療に上乗せして使うもので、PFSを改善したことを根拠に承認された。ただひとつ違う点があった。エベロリムスは迅速承認ではなく通常承認を受けたのだ。このため、エベロリムスの試験の長期結果は余命を延ばす効果がないというものだったのに、エベロリムスはFDAから承認を取り消されることなく、まだ販売されている[9]。問題の効力のデータと深刻な毒性と、エベロリムスの作用ががん患者にとってどれほど強いかの全体像を知るには、2015年に『ミルウォーキー学術誌ウォッチ』から出たスクープ記事を読むといい[10]。

次に第2のまちがいだ：市販後調査を遂行させないでいることについて。2017年のスティーヴン・ウォロシンらの研究[11]は、FDAとの取り決めに基づいてなされた市販後調査614件について調べた。それぞれの取り決めがなされたあと5年から6年の時点で、市販後調査がまったく始まっていなかった例が20％あり、進行中または遅れていた例が25％、完遂されていた例が54％だった。FDAは責任のある会社に過料を求めることができるのだが、その処分が選ばれた例はひとつもなかった。これらの結果は、2009年に政府説明責任局（GAO）が出した報告の繰り返しになっている。GAO報告でもFDAは市販後調査を求める姿勢が手

＊40　日本での販売名はアフィニトール。同じ有効成分で臓器移植に使うサーティカンという製品もある。

ぬるかった[12]。

このことはがんの薬にとって何を意味するのだろう？　２０１５年にチョル・キムと私が研究した。我々は代理エンドポイントに基づいて承認されたすべての薬を対象として、これを調べた：平均４・５年の追跡期間に余命延長効果を示した薬はいくつあるか？　答えはたったの14％、市販後調査が行われた36件のうち5件だけだった。この割合は、迅速承認された薬では15件中1件（7％）、通常承認された薬では21件中４件（19％）だった[1]。数年後に欧州医薬品庁による研究でも似た結果が出た[2]。がんの薬が余命を延ばすか生活の質を良くすることを承認の前に証明しなければならないかどうかは議論の余地があるが、常識ある人なら、そうした効果を一度も証明しないで済ませていいとは思わないはずだ。効果はあるかなきかで値段はひどく高い薬がこれほど多いのだから、現状の規制の水準は不適切に思える。

「アンメット・メディカル・ニーズ」とＦＤＡの薬剤承認プロセス

規制当局が代理エンドポイントをどのように使っているかをもっと理解するためには、「アンメット・メディカル・ニーズ」という言葉について学ぶ必要がある。第5章ではがん治療を語る言葉について、また不適切な言葉、誇張した言葉、誤解を招く言葉がいかに多いかについて探究する。ここでは予告編だけにしておこう。「アンメット・メディカル・ニーズ」とは、有効な予防や診断や治療の方法がない病気のことだ。「アンメット・メディカル・ニーズ」はがんの医学の中で最も濫用されている言葉のひとつだ。毎年研究者たちはがん治療をアンメット・メディカル・ニーズと呼び直している。たとえそのがんに対して新しい薬が続々と承認されているさなかであっても。なぜこの言葉がそれほど大事なのだろう? あるがんを「アンメット・メディカル・ニーズ」と呼べば、FDAがそのがんの治療に迅速承認手続きを使えるからだ[13]。そう、誰もが使いたがる、あの迅速承認だ。

2017年に私は共同研究者たちとともに、「アンメット・メディカル・ニーズ」という言葉の用例を調べることにした[14]。このフレーズは多種多様ながんを指して使われていた:治療選択肢がなくて5年生存率が低いがんにも、何十という治療選択肢があって5年生存率は比較的高い、よくあるがんにも、同じように。よくあるがんで、治療選択肢が多く、生存率がそれなりにある場合は、まれで治療選択肢が少なく危険性が高いがんと同じように「アンメット」とは言えないだろう。それでもこの言葉は見境なく使われていた。がんの医学で「アンメット・メディカル・ニーズ」という言葉が濫用される理由は、迅速承認を許し、そのために代理エンドポイントを使いやすくするためでしかないのだと、本当に言えるだろうか? 我々にはこの仮説が残された。私はいかにもありそうなことだと思う。

代理エンドポイントを検証したときにはもう遅いのか?

2017年に私はイギリスの医学生のロバート・ケンプと仕事をした。ロバートは代理エンドポイントがそれほど時間短縮になるわけではないことを見抜いた。なぜそう言えるのか？ロバートの理論ではこうだ：検証されていない代理エンドポイントを使うことには慎重でなければならない。なぜなら代理エンドポイントはまちがうかもしれないからだ。したがって、代理エンドポイントが検証されるまで待つべきだ。ところが、代理エンドポイントを検証するためには、特定の条件で代理エンドポイントと臨床的エンドポイントの両方を測る試験がいくつも必要だ。当たり前のこととして、それほどの知識の基礎を作るまでには長い年月がかかる。新しい種類の薬が登場すれば、代理エンドポイントが同じように機能するかどうかははっきりしなくなる。にっちもさっちもいかない状況だ。代理エンドポイントが確立されるころには、そんなものは必要なくなっているかもしれない。ロバートの結論はこうだ：臨床的エンドポイントにこだわったほうがいい。

なぜ奏効率とＰＦＳは機能不全を起こしたのか？

奏効率とＰＦＳが代理エンドポイントとして当てにならない原因のひとつは、それを測る方法と関係している。がんの大きさを測ることは単純に思えて単純でない。身長を測るのとはわけが違うのだ。むしろ雲の大きさを測ろうとするのに近い。辺縁はしばしば不明瞭でぼやけている。ひとつの雲が切れて次の雲が来る場所はどこだろう？　これがスキャン画像でがんの大きさを測ることに似ている。

がんの大きさを時系列で測ったとき、あるいは複数の人が測ったときにブレができ、奏効とか進行の判定をまちがうかもしれないという考えを支持するデータはごまんとある。2人の読影者の報告が一致するかどうかを調べた論文すべてのメタアナリシスで、ユンらは同じ画像を違う読影者が読んだとき、あるいは違う時点で読んだときに相当な不一致があることを示した。多くの場合、奏効（がんが30％小さくなる）または進行（がんが20％大きくなる）の判定は、ただがんの測定誤差だけでもなされうる[15]。

ある研究では、同じ画像が複数の放射線科医と腫瘍内科医に提示され、それぞれが奏効と進行を判定したところ、誰が判定するかによって奏効率は4・1％から20％まで変わった[16]。進行も誰が画像を測ったかによって、少ないと対象患者の8％、多いと29％まで変わった。思い出してほしいのだが、見ていたのは同じ画像だ。

打ち切り

奏効と進行を測定することには、測定誤差以上の問題がある。患者の分母が正しいかどうかを見落とすかもしれないのだ。2017年にFDAは、がんに対する初の細胞療法であるチサゲンレクルユーセル（販売名キムリア、ノバルティス社）を承認した。これは略称でCAR－T療法とも呼ばれるものだ。CAR－Tはキメラ抗原受容体発現T細胞の略で、大まかに言えば、患者から取り出した細胞の遺伝子を改変し、がん細胞を攻撃するようにして、患者に戻すというものだ。FDAに提出されたデータでは88人の患者から細胞が取り出されたが、そのうち18%（88人中16人）で細胞は戻されなかった。なぜなら一部の患者はすでに死亡し、ほかの患者の細胞は加工に耐えなかったからだ[17]。

残念なことに、FDAはこの患者たちを分母から除き、細胞を戻された患者についてだけ奏効を判定した。この扱いはintention to treatという原則に背いている。薬の評価にはその薬を使うように割り当てられたすべての患者を含めるべきであり、実際に薬を使ったかどうかで変えてはいけないという原則だ。なぜそうするべきなのか？　なぜなら、実行するまでに長い時間がかかる治療（このCAR-T細胞を作るには22日ほどかかった）は待っているうちに死んでしまう最も重症の患者を除いてしまうかもしれず、そうなると効果はゆがんで見えるからだ。実際のところ、仮に私が担当している患者がいて、患者と私がチサゲンレクルユーセルで治療しようと決めたとして、FDAが採用したデータにある奏効率はその患者がうまくいく見込みを過大評価してしまう。その細胞が返ってくるまで生きていられるかどうかはわからないからだ。対して、無増悪生存期間にはさらに別の選択バイアスが働く。

無増悪生存期間はtime-to-event型のエンドポイントだ。つまり、何かが起こるまでの時間が関心の対象になる。この場合、進行または死亡までの時間が平均的にどちらかのグループの患者で他方のグループの患者よりも長くなるかが問題だ。time-to-event型のエンドポイントを決めたデータが揃うまでただ待っていれば、いくつかのことに気づくはずだ。一部の人にエンドポイントが、つまりイベントが発生する。イベントがない人もいる。イベントがなかった人の中には、追跡期間のばらつきがある。たとえば、ある人がイベントなく1年間追跡されたとする。同時にほかの人には2か月でイベントがある。イベントがなかった患者の一部は追跡期間に研究から離脱しているかもしれない。その人があとでどうなったかはわからない。

現代の臨床試験において、エンドポイントが全生存期間なら、対象患者が追跡中に離脱することはめったにない。何と言っても研究者は患者本人か家族に電話すれば、その人が生きているか死んでいるかはわかる。無増悪生存期間だと話は違う。進行を判定するためには患者が通院を続けてCTスキャンを受けてくれなければならない。多くの臨床試験は決まった時期にCTスキャンを、たとえば6週ごととか8週ごとに行うことを義務づけている。こうした検査の回数は現実世界の診療で行われるよりもはるかに多い。

加えて、もし患者が通院をやめてほかの病院で治療を続けようと決めた場合、その患者は「打ち切り」とされる。打ち切りとはその人を分母からも分子からも除くということだ。打ち切られた人に進行があったかどうかは仮定しない。そうではなく、その人のデータが単に欠けているとみなし、通院を続けた患者の重みづけを少し増やすのだ。

ここで、ある薬にかなりの毒性があったとしてみよう。もし、その薬の副作用があまりにひどく、患者が薬をやめてしまうことがあるとすると、薬をやめたい患者の一部は予定された画像検査のために通院することもやめてしまうかもしれない。何と言っても、なぜ治療はしないと決めた医師のところに通わなければいけないのか？　もしこういうことがあれば、その患者は打ち切りとされ、データはほかの患者よりも軽く計算される。time-to-event解析に必要な大きな仮定のひとつが、打ち切られた患者は打ち切られなかった患者と違いがないというものだ。言い換えれば、打ち切られた患者のほうが健康だとか、裕福だとか、より賢いといった偏りがないということだ。しかし、離脱した人たちのほうが副作用が出ていた割合が高いのだとすれば、その人たちの体ではがんも進行し、余力が少なくなっているということもありえる。言い換えれば、体力の弱い患者のほうが薬をやめることが多いと考えられる。

　これはどういうことだろう？　まとめて言えば、**選択的・有情報打ち切り**と呼ばれる現象がありえるということだ。選択的というのは試験薬に（プラセボにではなく）割り当てられた患者のほうが試験から離脱しやすいということ。なぜなら薬には毒性があるから。有情報というのは、離脱した患者が残った患者とは違っているということ（がんが悪いからかもしれないし、体力がなくなっているからかもしれない）。そうした場合に、最も重症の患者のデータを捨てて残った患者のデータに重みをつければ、薬の効果は過大評価されやすくなり、効力についての誤った推論を導くことさえ考えられる。

　こうしたことは実際に起こったことがあるのだろうか？　証明するのは難しい。しかし、最近のBOLERO－2試験と呼ばれる試験は疑わしい。この試験では、患者は抗ホルモン薬にエベロリムスを加えるか加えないかでランダム化された。エベロリムスはこの章で前に出てきた。エベロリムスはここまで議論してきたような、毒性があって、効果はわずかしかなく、値段は高い最近のがん治療薬のひとつで、『ミルウォーキー学術誌ウォッチ』でも取り上げられていた。この試験では非常に早い時期に多くの患者が打ち切られた。それも、エベロリムス群のほうが高い割合で打ち切られたように見える（グラフを目で見たところでは）。

2014年に私は1年間ジョンズ・ホプキンス大学にいた。その時期に私は疫学者のウサーマ・ビラルに会った。ウサーマはコンピュータで、BOLERO－2試験において打ち切られた患者が残った患者よりもいくらか増悪が多かったという仮定のもとに無増悪生存期間を再構成するためのプログラムを書いた[18]。ウサーマはこの試験から6種の曲線を導いた。図3－1がそれだ。エベロリムスを使った患者が暗いグレーで表されている。太い実線が公表された結果で、点線は打ち切られた患者がみな生きていたという仮定、細い実線はみな死んだという仮定で書いたものだ。

打ち切られた患者に何が起こったか（ただちに進行があったのか、以後も進行はなかったのか）という仮定を変えることによって、曲線は交わった。大まかに言ってこのことが意味するのは、見かけのPFS改善が、打ち切られた患者がどうなったかの違いによって説明できるかもしれないということだ。

断っておくと、この解析はBOLERO－2試験において重症の患者を打ち切ったことにより効果がでっち上げられたことを証明するものではない。ただ打ち切られた患者について違っ

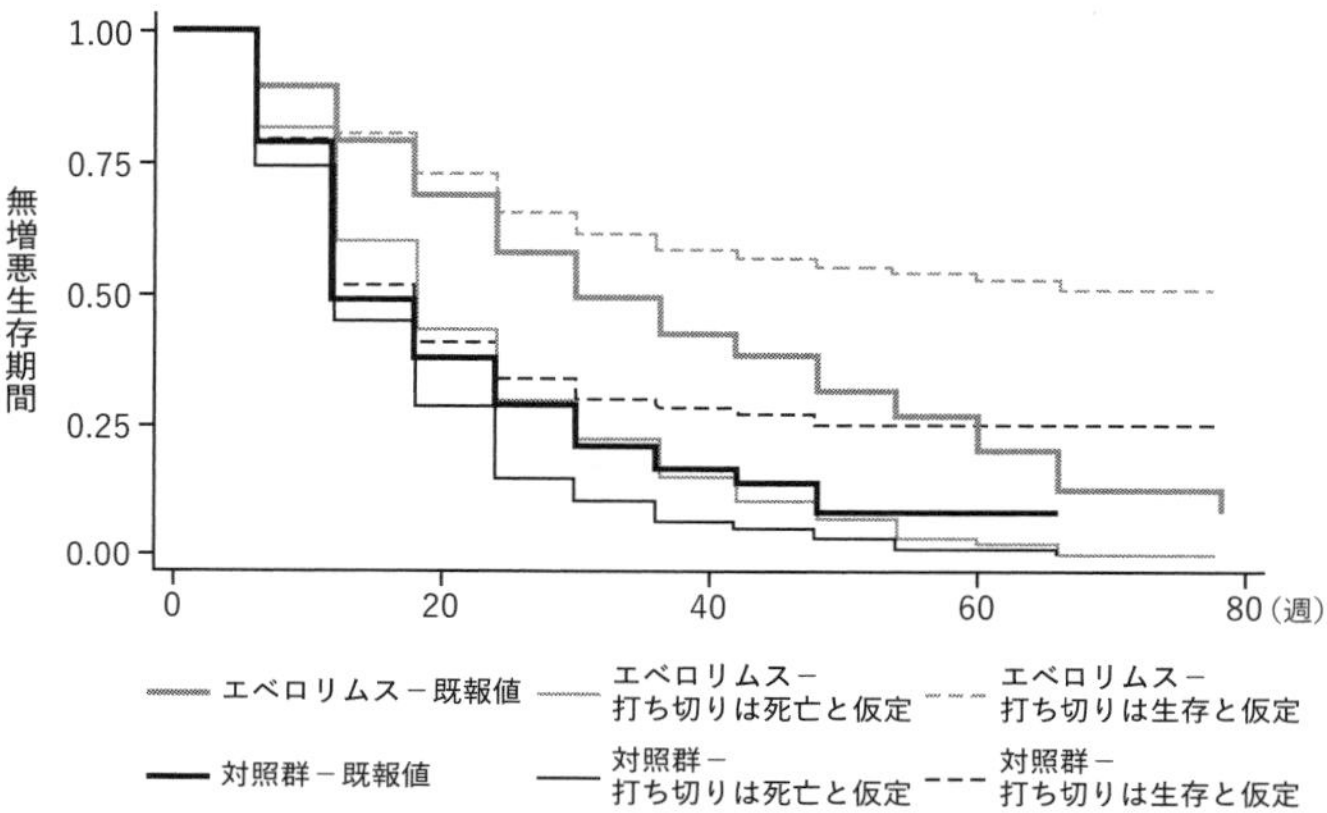

図3-1　BOLERO-2試験における打ち切りの効果。BOLERO-2試験において打ち切られた患者に最善の結果および最悪の結果を仮定したシナリオを示す。太い実線は実測値として報告された無増悪生存率（PFS）。点線は打ち切られた患者に進行がなかったと仮定したときのPFS。細い実線はすべての打ち切られた患者に進行があったと仮定したときのPFS。エルゼビア社刊『ヨーロッパがんジャーナル』の許諾を得て掲載

た仮定を置けば見かけの利益が消し飛んでしまうと示唆するだけだ。これはなぜＰＦＳの改善が必ずしもＯＳの改善に結びつかないかの理由でもある。ＰＦＳは、ＯＳにはない事情によって、追跡期間の離脱に影響されることがあるのだ。

代理エンドポイントのしきい効果

次の話題は、代理エンドポイントのしきい効果と呼ばれるものだ。この章の議論には一定の支持者がいる。たしかにＰＦＳの差はＯＳの差と一致しないことが多いのかもしれない。とはいえ、ＰＦＳが役立たずだということにはならない。ＰＦＳが４か月、６か月、あるいは10か月改善したとすれば、ＯＳの利益が確かだと言えないだろうか？　言い換えれば、

PFSがある基準を超えて改善すればOSの改善もあるだろうと言えるような基準は作れるだろうか？

ここで指摘するべきことが2点ある。第1に、PFSの改善幅が大きい薬というものは少ない。フォジョらの論文を考えてほしい[19]。その論文では、承認順に71種の薬を調べたところ、PFSの改善幅の中央値は2・5か月で、PFSを6か月を超えて延ばした薬は71種のうち3種（4・2％）しかなかった。

第2に、PFSが信頼できるようになる「しきい」があるかという問いにはやっかいな問題がある。第9章で詳しく説明する。これは多重性と呼ばれる問題だ。**多重性**とは、何かを達成しようとする機会が多いほど、ただ偶然によって、望んだ結果が得られる確率は上がるということだ。たとえば、あなたがバスケットボールのシュートがどれくらいうまいかを測定されるとして、そのためには10回か20回投げて平均値を取ればいいかもしれない。しかし、1000回投げてそのうち一番うまくできた10回のビデオテープを提出すればいいとすればどうだろう？　これほどのチャンスがあれば、誰でもホセ・カルデロン［原注　NBAのシーズン中のフリースロー成功率史上最高記録保持者］になれる。代理エンドポイントのしきいはこの問題を現実にする。なぜなら、しきいは理論上無限に多様な値を選ぶことができるからだ。たとえば、4か月のしきいで全生存期間を言い当てられるか、5か月ではどうか、6か月ではどうか、6・2か月では、と無限にしきい値を変えて問うことができる。

しきい値の解析において、代理エンドポイントと全生存期間に関連がありそうに見える限り、「有益な」基準値をどこにでも決めることができる。そしてある程度の関連はあるに決まっているのだ。弱い、変わりやすい、頼りにならない相関があるだけで、都合のいい基準は作れるかもしれない。しかしそんな基準値はほとんど信用ならないものだ。代理エンドポイントのしきい効果を操作的に処理できるかどうかは今後の研究の課題だ。それまで代理エンドポイントはロバート・ケンプが語ってみせた問題から逃れられないのかもしれない。

規制当局は何を言うべきなのか

ここで説明したことは気がかりなことだ。新しい薬の多くは、頼りにならない、あるいは検証されてもいない代理エンドポイントに基づいて発売される。新薬は規制の手続きを（たとえば通常承認を）悪用し、目指されている水準を（つまり、検証されていない代理エンドポイントを使わないといったことを）台無しにするように見える。効果が不確かで、試験は進行中であり、疑問を解決しようとしている時期に薬が発売されるのは、なるほど許されることにも思える。しかし残念なことに、後始末としての試験はしっかり行われていない。結果として、患者にとって意味があるアウトカムを改善することが証明されないまま、いくつものがん治療薬が何年も販売されている。この状況は問題だ。

長いこと、こうした問題に対して規制当局が何を考えているかは想像するしかなかった。しかしその1人が、自らの考えを開示することを決断した。『BMJ』に寄せた文章の中で、欧州医薬品庁腫瘍学・血液内科学・診断学部長のフランシスコ・ピニャッティが、こうした議論に応答した[2]。

第1に、ドクター・ピニャッティは、患者がいくつもの薬を続けて使っている場合に特定のがんの薬が余命を延ばす効果を証明することは、不可能とは言わないまでも難しいと唱えた。最初に使った薬の効果がどんなものだったとしても、次の薬によって「薄められて」しまう。言い換えれば、試験を終えたあとで患者が使う薬によって、試された薬の効果は紛れてしまうかもしれない。この議論に対応する専門用語がある。「後治療による生存」という議論がそれだ[20]。この議論によれば、新薬を使ったあとの生存期間が長い場合、その薬による利益は薄められる。

この議論をわかりやすくするには、千言万語を費やすよりも図をひとつ見るのがいい。図3-2ではひとつの矢印がひとつの薬を表している。ドクター・ピニャッティほか多くの人が、新しい薬(矢印)が余命を延ばすことを証明できなかったのは、その効果が次に使った古い薬(矢印)で薄められていたからだと言っている。

しかし一歩引いて考えてみよう。もし新しい高価な薬が本当にそんなに効くなら、余命を延ばす効果は古い劣った薬のすべてを**上回っているはずだ**。ありあわせの古い薬を使って同じだけの生存期間を達成できるなら、正確に言って、新しい薬は何を上乗せしてくれるのだろう?

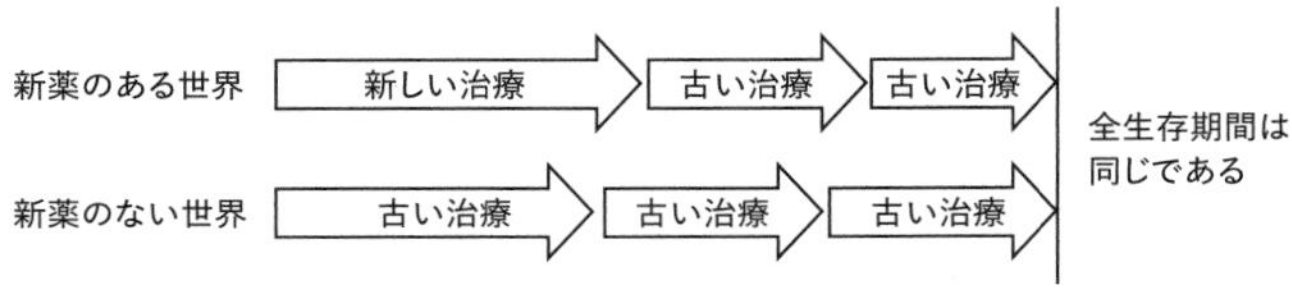

図 3-2 「後治療による生存」の議論を図示する。この議論によれば、新しい治療（矢印）の効果はあとに続く古い治療（矢印）によって薄められるため、新しい薬の利益は判定しにくくなる。しかし、全生存期間が同じなら、新しい薬はどんな価値を加えたと言えるのだろうか？

アナロジーを使ってみよう。マラソンを走っているとする。足がつらないように、ふつうならガトレード[*41]を飲む。ここで、誰かがマイルマーカー2番で1回しか飲めない特別なエナジードリンクを売ってきた。マイル3番と4番はドリンクを飲まなかったよりわずかに早く通過できたが、マイル18番と19番はガトレードを飲んだのにいつもよりわずかに遅く通過した。ゴールの時間はいつもと同じだった。ドリンクの効果は後ろのマイルで薄められていると言うべきか、新しいドリンクは何の足しにもならなかったと言うべきか、どちらだろう？

ドクター・ピニャッティの第2の議論は、奏効率の高い薬については、生存期間や生活の質を測る試験は実行不可能になるというものだ。何と言っても、多くの患者でがんが小さくなるなら、具合は良くなり、余命は延びるのではないだろうか？　残念ながら、この考えは代理エンドポイントを誤解している。奏効率が高いことで余命が延びて具合が良くなることが確かなら、奏効率も信頼できるアウトカムとして受け入れられるだろうが、実際のところ、そうではないのだ。奏効率が非常に良い(60%より大きい)にもかかわらず、生存期間を評価するランダム化試験で結果を出せず、販売中止された薬はいくつもある[21]。この主張のもうひとつの問題は、開発の早い段階での試験では奏効率がしばしば過大評価されるということだ。あとに続く試験よりも、早い段階の試験では奏効率が大きくなる。同じ薬を同じがんに対する治療として開発する過程で行われた、初期の試験49件とその後のランダム化試験43件を比較した有名な研究がある。そのうち81%で、初期の試験のほうが奏効率は大きかった[22]。仮に奏効率が高いからといってランダム化試験ができなくなるなら、真の奏効率はいつまでもわからないままだし、薬が本当に人の役に立つかもわからない。最後の問題は、奏効率に基づいて承認された薬の成績はたいてい凡庸だということだ。私がエマソン・チェンの指導のもとで書いた別の論文[23]で、奏効率に基づいて承認された薬剤において、奏効率の中央値は41%、完全奏効率の中央値は6%を少し超えるだけだった。イマチニブの完全奏効率98%(第1章)からは程遠く、どちらかといえば小さい効果と言うべきだ。

ドクター・ピニャッティの最後の主張は、代理エンドポイントによる承認があったほうが世界の富が増すというものだった。これは想像にすぎない。代理エンドポイントがなければ世界

*41 アメリカなどで人気のスポーツドリンク。

がどうなるかを我々は知らない。ドクター・ピニャッティは、代理エンドポイントを排除すれば薬が手に入るのを無駄に遅らせることになると恐れているが、現実はまったく違っているかもしれない。製薬企業がただ代理エンドポイントを改善するだけの薬は開発しても無駄だと学ぶかもしれない。すると企業は研究開発のポートフォリオ全体をもっと良い薬の開発に振り向けるかもしれない。全生存期間が承認のための基本のエンドポイントになっているほうが、世界の富は増すかもしれないのだ。もちろんこんな話が当たっているかどうかはわからない。しかし想像するだけなら何とでも言えるのだ。

結論

この章で、がんの医学における代理エンドポイントをめぐる旅は終える。規制当局は代理エンドポイントを多用するし、学者は無数の病気を「アンメット・メディカル・ニーズ」と呼んで代理エンドポイントをもっと使いやすくすることに余念がない。このことは、もしそうした薬をあとでもっと高い水準のチェックにかけられるなら、許せることなのかもしれないが、FDAがきちんと後始末をしないで薬が何年も生き残り、患者も医師もその薬が生存期間や生活の質を改善するのかどうか、改善するとしたらどの程度かを知らない場合はあまりに多い。規制当局が現状を改革できない理由として持ってくる議論は不十分なものであり、代理エンドポイントをもっと合理的に使うことこそが、がん治療薬の政策を改善するための最短の道であるようだ。

用語について

専門用語について最後に注釈しておく。ここまでに私はいくつもの専門用語を使ってきた。**補助療法**、**転移のあるがん**、**無増悪生存期間**、**奏効率**については説明したが、理解しておくべき用語はもう少しある。この機会に説明しておこう。基本的なことをいくつか取り上げる。もっと詳しい説明は巻末の用語集を参照してほしい。

がんの薬はさまざまなメカニズムで作用する。こうしたメカニズムを大きく分類すると、細胞障害性薬剤、分子標的薬、免疫療法、細胞療法などがある。

細胞障害性薬剤は化学療法として使われる薬で、分裂する細胞を優先的に殺す。この種の薬はがんを選んで殺す傾向にある。なぜならがん細胞は正常細胞よりも速く分裂しているからだ。細胞障害性薬剤の副作用はしばしば髪、消化管、骨髄に現れる。これらの場所では細胞がほかの場所の正常細胞よりも多く分裂するからだ。化学療法だけでいくつかのがんは完治することがある。たとえば精巣がんと悪性リンパ腫。ほかにも手術のあとに化学療法を使うことで完治の率が上がる種類のがんはいくつもある。たとえば肺がん、乳がん、大腸がんだ。

分子標的薬には低分子化合物と抗体の2種類がある(第1章参照)が、どちらもがんが持つ特定のタンパク質あるいは分子を標的としている。

免疫療法薬は、がんを攻撃するために人体の免疫系を利用する薬剤だ。いくつかの分類がある。(1)がん治療ワクチンは、すでにがんがある人に使われるワクチンで、体ががんを攻撃するよう促す。ひとつの例外を除いて(第9章で取り上げる)、がん治療ワクチンはどれも試験段階で無効に終わった。(2)チェックポイント阻害薬は、がんが免疫系から逃れにくくするブロックバスター薬[*42]。しばしば免疫系の「抑制を阻害する(unleashing)」と表現される。(3)細胞療法は、がんを攻撃するよう体外で調整されたうえ戻される。最近の最も注目されている細胞療法はCAR-Tと呼ばれるものだ。最後に、(4)ある人から別の人への骨髄移植。これは数十年間行われてきたもので、免疫療法の一種である。

最後にもうひとつだけ知っておく価値がある用語が、治療ラインというものだ。ある患者に転移のあるがんがあって、一連の治療を受けたとする。治療はがんが進行するごとに変わる。このとき使われたそれぞれの薬が、使った順にファーストライン、セカンドライン、サードラインなどと呼ばれる。後続ラインと言えばセカンドライン以降を指す。一般に、再発とはがんが一度なくなってからまた現れること、難治とは治療をしてもがんが小さくなる様子がないことを指す。

*42 ブロックバスターとは、莫大な売上をもたらす薬剤のこと。一貫した定義はないが、年間売上が10億ドルを超えるなどのものを指す。

第4章　高い価格がどのように患者と社会を害するか

なぜかといえば　物事は
それがもたらすお金こそがその値打ち[*43]

――サミュエル・バトラー

第1章で、がんの薬の価格が高いことに触れた。この問題は患者とその家族と社会全体を押し潰している。がんの薬にかかる費用の話題は、ちょっと触れるだけで済ませるにはあまりに幅広い。そこで、ここまで取り上げなかったことに注目しよう。値上がりしている薬はどれか？　新しい薬を発売するためにはどれくらいのコストがかかるのか？　新薬の費用対効果は

＊43 バトラー『ヒューディブラス』飯沼万里子＋三浦伊都枝＋高谷修編、バトラー研究会訳（松籟社）、137ページ。なお作者は『エレホン』の著者サミュエル・バトラーとは別人。

どうやって評価するのか？

値上がりしている薬はどれか？

がんの薬が発売されるときの価格は安定して上昇傾向にあり、1970年代には1か月分で数百ドルだったが、いまでは1か月分で1万ドルにもなっている[1]。がんの薬の値段が高いという問題は、最新の薬に限ったことではない。このことを理解するために、少し回り道して感染症の話をしておこう。

2015年の秋に、マーティン・シュクレリとチューリング・ファーマシューティカルズが、HIV感染症の治療薬ピリメタミンの値段を釣り上げたことで悪名を轟かせることになった。1錠あたり13・5ドルだったものが750ドルになったのだ。もちろんほかの国ではピリメタミンのジェネリック薬があり、5セントから10セントで売られている。それから数か月のうちに、医薬品市場を扱う一部の企業のビジネスモデルが、比較的古い薬のうち何らかの理由で（歴史上の偶然などによって）単一の供給元でしか作られていないものを食い物にすることだということが明らかになった[2]。

チューリング・ファーマシューティカルズなどのよく知られた例は、こういう疑問を呼び起こす：がんの世界でもこういうことが起こっていたのだろうか？ 一番値上がりした薬はどれだろう、新しい薬か、古い薬か？

この仮説を検証するために、私は共同研究者らとともに、メディケア・パートBの公開データをダウンロードした。これは診療所または病院で使われた薬のデータだ。我々は２０１０年と２０１５年の両時点で流通していた薬をすべて選んだ。つまり、２０１２年に新しく承認された薬は含まないことになる。価格はインフレーション率で調整したうえ、それぞれの薬の価格が２０１０年から２０１５年のあいだでどの程度変わったかを調べた。

発見はいくつかあった。第1に、一部の薬の価格はこの5年間で大幅に下がっていた[3]。この値下がりは、複数の（単一ではなく）ジェネリック薬メーカーが参入したときに起こる傾向があった。第2に、驚くほど値上がりした薬もいくつかあった。あるものは１０００％を超す値上がりだった。一番値上がりしたのは新しい薬ではない。古い薬だった（図4−1）。言い換えれば、古い薬を独占して値段を釣り上げる戦略は少数の例外ではなく、より広く行われているパターンの一部だったのだ。

新しい薬を発売するためにはどれくらいのコストがかかるのか？

第1章では、私と共同研究者たちが完成させた、薬を発売するための研究開発コストについてのプロジェクトのあらましを説明した。がんの薬を発売するには7億５７００万ドルかかるというのが結果だった。この数字は過去15年間に1種だけのがん治療薬を発売した企業を選び、成功した成分と失敗した成分の両方に対する費用を足し合わせることで計算したものだ。

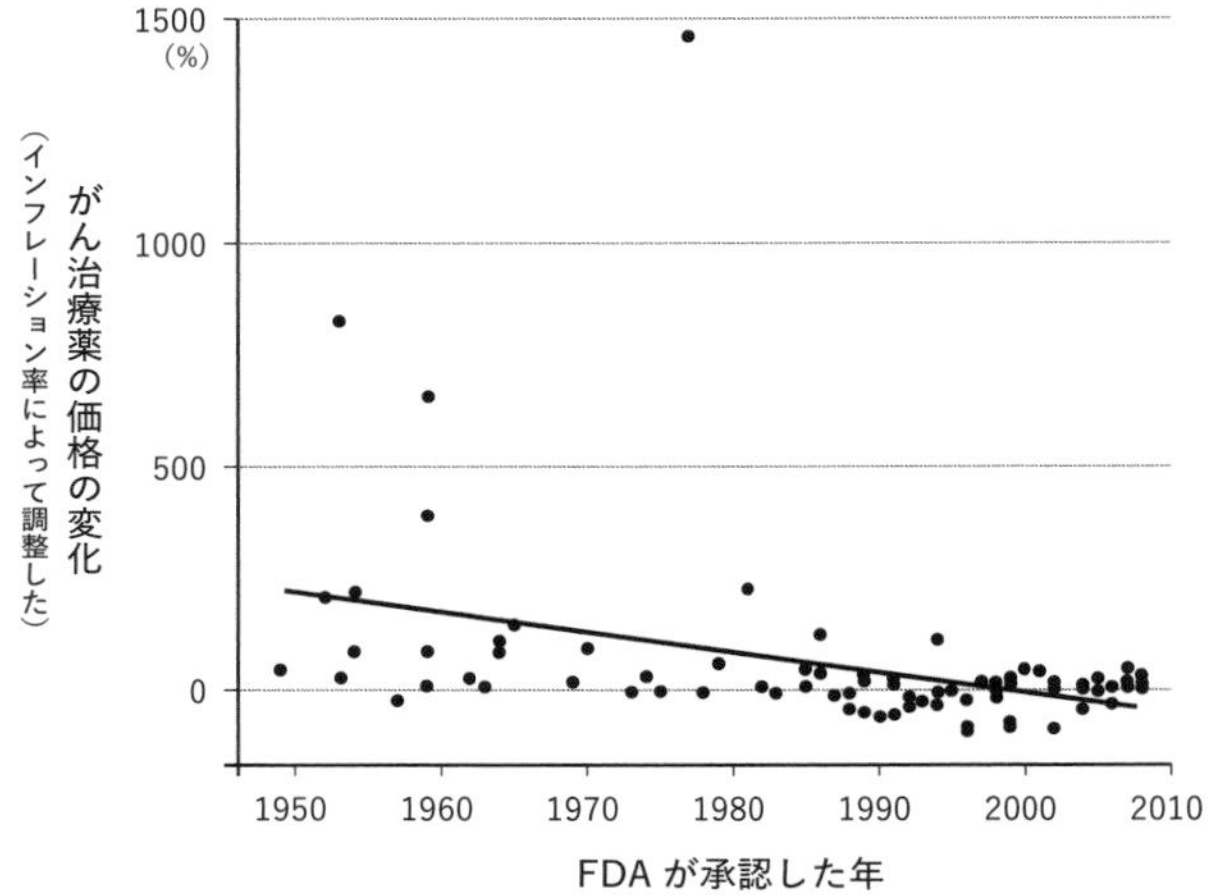

図 4-1　がん治療薬の価格の変化。FDA 承認の日を基準としてインフレーション率で調整した（縦軸の単位は％）。『JAMA 腫瘍学』の許諾を得て転載

これらの企業は臨床試験にかけた43種の成分のうち10種の新薬の承認を得た。成功率で言うと23％だ。この成功率は、タフツ・メディカル・センターのディマジらが『臨床腫瘍学ジャーナル』で報告した26％と一致する（ディマジらの論文の図４参照）［4］。言い換えれば、我々が選んだ一群の企業は、以前の解析で言われていたのと同じ割合で新薬開発に失敗するように見えた。我々の論文が載ってから数週のうちに、いくつかの批判が来た。あるものは、我々が成功例しか見ていないというものだった。潰れた会社が出した研究開発費はいったいどこに行ったのか？　我々はそれらの会社を含めることに意味はないと考える。人間を月に送り込むためのコストを知りたければ、

1960年代のNASAの予算をすべて足し合わせれば十分だ。ベリーズとか中国の宇宙開発予算を足す必要があるだろうか？　失敗した会社すべてを含めて、薬の値段がそれらすべての支出を埋め合わせていると考えるなら、それは生物医薬産業への投資がノーリスクであってほしいという意味だ。

もうひとつの批判は、我々が小さい会社に注目して大きい会社は見ていないというものだ。この点は我々の方法上どうしようもない限界だ。はじめての薬を発売した会社についての研究なのだから。ただし、大きな会社を研究しなかったのには理由がある。大きな会社が行う臨床試験の多くは、それが研究開発費として数えられているのだが、ふつうの意味での研究開発ではないかもしれない。

マティナらの最近の論文を読んでみよう[5]。この論文は、ソラフェニブというひとつのがん治療薬に対する開発計画として公表されたものすべてを研究対象とした。ソラフェニブは2件の試験が効力を調べたところで承認された。次に、26種類の状況に対する治療として、ソラフェニブとほかの薬を67通りに組み合わせた治療法を試す試験が行われ、新しく承認に至ったのはそのうちたったひとつだけだった。これらすべてのソラフェニブの試験を合わせると、3928人年（人年とは、基本的には患者の数とその患者が試験に参加していた月数を掛けて12で割ったものだ）が費やされたことになる。このことからわかるのは、ソラフェニブの開発が患者の時間を大いに使ったということだ。最もいまいましい点は、その時間のうち93人年、すなわち2％しか、最初の承認のためには使われず、残りはほかの、ほとんどは付け加えるものの少ない試験に費やされたということだ。

これが研究開発費とどう関係するのか？　大きな会社の支出を見れば、研究開発費のうちいくらかは新薬発売のために使われるが、おそらくそれよりはるかに多くの部分が、すでに患者の手に届いている薬の第2の用途を確保するために使われているということだ。こうした会社は大きく、利益も大きくて安定しているので、効率は悪いかもしれないのだ。

創薬研究の費用についてのさまざまな、振れ幅の大きい推定値から結論できるのは、推定値など要らないということだ。なぜなら、我々が選びさえすれば、研究開発費の実績値がわかるからだ。製薬企業の会計の透明性は、法制度によって確保しうるものであって、そうすればこの問いには簡単に答えられるのだ。ふつうなら、こうした提案はあまりに厚かましいと私は考えるのだが、製薬企業が薬の値段を高くする理由を研究開発コストだと言っているのだから、実際のところ研究開発にどれくらいの金がかかっているのかを説明させるのは公正で理にかなったことだと言えるかもしれない。

費用効果分析

第1章で議論したように、さまざまな医療行為の価値を比較するためにめっぽう便利な指標がある。まったく違って見える医療行為（たとえば手術、予防薬、がん治療薬）を比較することさえできるのだ。それはＱＡＬＹ（quality-adjusted life-year）あたり費用というものだ。社会が新しい薬物治療のためにどれだけの費用をかけるべきかは意見が分かれるところだが、ＱＡＬＹあたり15万ドルから20万ドルもの大金を使ってもいいと言う専門家もいる[6]。一部のがん治療薬がこの基準すらはるかに上回っていることは説明した。そうした薬ではＱＡＬＹあたり１００万ドル近くもかかるのだ！　これはバカバカしい数字であって、合理的な社会には決して払い続けることができない。

２０１５年にタフツ大学の研究者らが、自ら収集したデータのうちで、血液のがんに対する薬の費用効果分析すべてを調べ、その多くは良心的だという結果を出した[7]。それらの薬のうち86％がＱＡＬＹあたり10万ドル未満だった。73％は５万ドル未満だった。この数字は驚くべきものだ。たしかに血液のがんの薬の中には良心的なものもある。しかし、73％がＱＡＬＹあたり５万ドル未満とは、信じがたい。嘘のように安い。私は共同研究者らとともに詳しく調べてみた。問題点が５点あった。そこで『血液』誌に反論を投稿した。いい名前の、栄誉ある医学誌だ[8]。

第１に、タフツ大学の著者らは対象とした期間（２００７年から２０１２年）にあたるすべての血液悪性腫瘍（血液のがん）の薬の費用対効果を調べていない。対象とした薬はランダムに選んだものですらない。９種の薬についての29件の研究を参照したのだが、これはたまたま彼らのデータベースに収まっていたというだけの理由で選ばれている。このことは、対象として採用された研究がそもそも全体を反映してもいないしランダムなサンプルでもない、むしろ望ましい結論を出すように偏って選ばれたサンプルなのではないかという懸念を抱かせる。

第2に、参照された29件の研究のうち22件は企業が出資したものだった。これは一見怪しくは見えないことだが、実は怪しいと示すデータがある。企業出資による費用効果分析と、企業以外が出資した費用効果分析を比較したレビューによると、企業が費用効果分析に出資した場合、対象とした薬がQALYあたり5万ドル未満、あるいは10万ドル未満という結果を出す確率がおよそ3倍高かった[9]。言い換えれば、タフツの研究者たちは**利便性サンプル**（たまたま手元にあったものを指す専門用語。これはバイアスの原因になりうる）を使っているだけでなく、そのサンプルは企業の息がかかった分析に偏っていた。それは費用対効果を甘く出しがちだとわかっているものだ。

第3に、採用された研究の一部が、アメリカ以外の国の医療費を使って行われたものだったのだが、最終的なコストは米ドルに換算されていた。この方法がどれほど問題含みなのか、いくら強調しても強調しすぎることはない。最近20年を眠って過ごしていた人でなければ、アメリカの医療産業市場では何もかもがねじ曲がっていて、アメリカでの値段が世界標準の値段からかけ離れていることは認めてくれるはずだ。アメリカでの薬の費用対効果を知るには、ルピー建ての値段を鵜呑みにして、ただ換算してもだめなのだ。

第4の問題は大きい。私はこの問題を口を酸っぱくして主張している。一部の費用効果分析が、有効性の部分に仮定の値を使うという問題だ。それは、一部の研究が代理エンドポイントを測っているにもかかわらず、意味のあるエンドポイントについて、つまり生存期間と生活の質について見込まれる利益を、モデルとか換算とか空想によって算出しているということだ。タフツの研究者が使ったものをひとつ例にしよう。ある研究の中で、著者らは再発した濾胞(ろほう)性リンパ腫を持つ患者に対して、リツキシマブという比較的新しい薬を続けて使うことの費用対効果を推定した。そこでは5年生存率が12ポイント上がり、61％から73％になると計算されたのだが、臨床試験の結果のデータが最終的に報告されたとき、実際には生存率はまったく上がっていなかったのだ。だからこのＱＡＬＹあたりの費用の計算はまったく無意味で無駄なことだった。それでもタフツの論文はこの試験を有効例のうちに含めていたのだ。

　この論点をもう少しだけ拡張してみよう。費用効果分析を行う前には、その治療が有効だとわかっていなければならない。つまり、その治療の結果として誰かが長生きするとか具合が良くなることを証明しなければならない。奏効率を拾って生活の質に換算することはできない。ＰＦＳが延びたことを余命が延びたのと同じに扱ってはいけない。もし有効だと決めつけてそういう数字を費用対効果の計算に使ってしまえば、根本的にそれはでっち上げだ。このことは「はじめに」で取り上げた乳がんに対する自家幹細胞移植からも学べる教訓だ。費用効果分析では何も仮定してはいけないとは言わない。方法上、何かを仮定しなければ費用効果分析はできない。しかし、その治療が有効だという点そのものを仮定してはいけない。なぜなら、有効であることはそもそも分析が可能になるための前提だからだ。

いくつかの費用効果分析がある医療行為を妥当な値段だと判定したとしても、あとでその医療行為は無効とかそれ以下だったとわかるという皮肉な現象を、私は何年か前に指摘して、**医学の手戻り**と呼んだ[10]。医学の手戻りとは、広く信用され実践されている医療行為であって、何年かあとに以前の小ぶりな標準治療より勝るところがないかむしろ劣っていると判明するもののことだ［原注　**この問題に関心があれば、私がシカゴ大学医学部教授のドクター・アダム・シフと一緒に書いた初の著書『医学の手戻りを終わらせる』を読んでほしい**］。バカを見ないためには、治療の効力（つまり、それは効くという事実）が本当に明らかになったときにだけ費用効果分析をするといい。

タフツの論文に対する第5の、最後の反論は、がんの薬を客観的に、体系的に、包括的に見れば、その費用対効果はさほどのものではないことが多いという、単純な事実だ。ハワードら[11]は58件の承認を順に調べた。薬による生存期間は実際に測定された場合と予測された場合があった（オーケー、予測というやつは本当に嫌なのだが、いずれにせよ、予測を使うと結果は有効の方向にずれる）。そのうち薬がQALYあたり10万ドル未満になる承認は34%しかなかった。採用したデータのうち血液のがんに対する14剤について言えば、QALYあたり10万ドル未満になったのは43%、5万ドル未満になったのが29%だった。つまり、86%と73%ではなく、実は43%と29%という結果だった。これは大した違いだ。加えて言えば、もう少しばかり方法に厳密さを求めて、予測に基づく利益の値を計算から除くなら、その違いはさらに夢を壊すものになったのではないかと思う。

がんの薬の費用効果分析については第6の懸念がある。これは私と共同研究者たちが『血液』誌の論文では指摘できなかった点だが、知っておく価値はある。費用対効果が計算されるときはいつも決まって、費用も効果も増える方向だということだ。つまり、Xをするときに比べて、新しいYということをするときには、1年の余命を得るためにこの高額なコストを支払うことになっているということだ。問題は、Xがしだいに高額になっていくので、Yは比較的悪くないように見えてくるということだ。すでにバカバカしいほど高い薬に比べればわずかに安くて同じくらい効くか効かないか、あるいは少し効果が勝っていて値段はごくわずかにだけ高い薬があったとすれば、それはいかにも良い薬に見え始める[12]。言い換えれば、フェラーリは明らかにホンダより高いのだが、ベントレーに比べれば、そう悪くない値段に見える。

なぜこんなに費用効果分析にこだわるのか？　なぜなら、費用効果分析というものがどうにでもごまかせることを理解しておくことは欠かせないからだ。費用効果分析はブリキの板のように曲げたり折ったりできるし、行う人が自在に操作できる。その証拠が、前述のとおり、企業が出資した分析は好意的な結論を出すことが3倍多いという事実だ。悪魔は細部に宿る。その治療は確かに余命を延ばすのか？　それとも、ただ我々がそうだろうと予想しているだけなのか？　研究者は米ドルの数値を使ったのか、それともロシアのルーブルを使ったのか？　新しい薬は古くて安い薬と比較されているのか、それとも同じくらい高くてそれほど古くない治療と比較されているのか（そんな比較は誤解を招くのだが）？　費用効果分析についてはここで説明したほかにもまだまだ見るべき点と微妙なニュアンスがあるのだが、なぜ盛んに言われている費用対効果というものを検証なく信じてはいけないかを説明するために、この章が役立つことを願っている。

ＣＡＲ－Ｔ

復習しておくべき薬物治療がひとつだけある。そこにはがんの薬の費用、効力、費用対効果について現れつつある問題の多くが現れている。その薬とは「生きている治療薬」とも言われるキメラ抗原受容体発現Ｔ細胞、略してＣＡＲ－Ｔのことだ[13]。第3章でＣＡＲ－Ｔの奏効率について手短に触れた。

ＣＡＲ－Ｔはがん患者から取り出した細胞であり、特定の標的を攻撃するよう加工されている。理想的にはがん細胞の表面に大量に発現しているものを攻撃する。この細胞は段階を踏んで作られる。第1に、がん患者の細胞を静脈から取り出す。その細胞を実験室に送る。そこでＴ細胞（感染症と戦う細胞の一種）を単離する。Ｔ細胞は攻撃のために2種類の信号を必要とする（共刺激と呼ばれる）。一般的な警告の信号と、感染症に特有の信号の2種類だ。あるＤＮＡの断片を患者から取り出したＴ細胞に押し込み、危険信号を発動させ、細胞が特定の標的（がん細胞）の受容体を作るよう命令する。この追加したＤＮＡを持つ細胞を培養し、医師と患者のもとに送り返せる量になるまで増やす。

患者は前治療として化学療法を受ける。次に細胞を注入される。前治療は体が加工された細胞を排除することなく受け入れることを目的としたものだが、直接がんを攻撃する作用もいくらかあるかもしれない。次に来るのはジェットコースターだ。多くの患者に敗血症すなわち非常に悪い感染症のような症状が現れる。神経毒性もまた、この治療によって現れうるものとして知られつつある。一部の患者では血球の数が減って何か月も戻らなくなる[14]。幸運な一握りの患者だけが、がん細胞が非常に少なくなって生き延びる。がんが完全になくなる患者さえいるかもしれない。

現在のところ、CAR－Tは小児の急性リンパ芽球性白血病（ALL）と成人の非ホジキンリンパ腫に対して承認されている。この本が出るまでにもほかの承認が加わるかもしれない。多くは血液のがんに対してだろう（どれも私の予想だが）。CAR－Tが作用するしくみをこのようにざっと理解しておくことが、いくつかの重要な問題を含む、CAR－T承認の政策が意味するところを考えるために必要になる。

第1に、その薬はどれくらい効くのか？　アキシカブタゲンシロルユーセル[*44]を例にとってみよう。これは再発または難治のびまん性大細胞型B細胞リンパ腫に対して承認された。この薬

＊44 日本での販売名はイエスカルタ。

は111人の患者に試されたのだが、ここでは数字をわかりやすくするために100人として考える。

仮に100人が医師の診察を受けて細胞を採取されると、91人が加工された製品（DNAの断片が挿入されたもの）を受け取ることができる。9人はその製品が作れなかったという悪い知らせを受け取るか、加工細胞ができるまでの平均17日以内に死ぬか、細胞を戻せないほど具合が悪くなるかだ。82人でがんは小さくなる。そのうち44人が6か月後にも寛解を維持している。いくつかの理由で、この患者たちが従来の治療でうまくいったはずかどうかは知りえない。

第1に、その比較は**歴史を対照とする研究**であり、第9章で説明するように、歴史を対照とする研究は当てにならない、利益を過大評価するものとして悪名高い。第2に、この場合には、対象患者を歴史上の対照と比較することが特に難しい。この試験が参加者登録を始めるまでに、CAR-Tが大いに有望であって、ただし副作用によって患者に地獄を見せることもありえるということは広く知られていた。臨床試験の拠点とされた多くの施設で、待機者リストは長くなったことが報告されている。待機者リストがあってその中からランダムに選んだ人に薬を使うとすれば、それは実質的に進行の遅いがんを持つ人を選んでいることになる。たとえ話で説明してみよう。金曜日の夜に混雑したレストランに行くとする。店員は待機者リストにあなたの名前を書くが、呼ばれるまでにどれくらいの時間がかかるかは約束してくれない。席が空いた。店員はリストを見て、まだ待っている人をテーブルに連れて行く。平均的に言って、待ち時間にうんざりしてレストランから出て行ってしまう人は、おそらく我慢して名前が呼ばれるまで待った人よりも空腹が強かったのではないだろうか？　同じように、末期がんを持つ患者の待機者リストを作れば、がんの勢いが強い人ほど待っているうちに死ぬ傾向にあり、進行の遅いがんを持つ人のほうが名前を呼ばれる可能性は大きくなるのだ。

加えて、毒性が激しいと知っている医師は、その患者が治療に適しているか、すなわち治療に耐えられるほどの体力を残しているかを自分で判断したと思われる。このふたつの理由から、ＣＡＲ－Ｔの研究は平均して状態が良い患者を、すなわちどんな治療でもうまくいった可能性がより大きい患者を多く対象とした可能性が大きい。だから歴史上のデータとの比較は当てにならない。

もうひとつのＣＡＲ－Ｔの承認に使われた数字も見てみよう。チサゲンレクルユーセルは小児と若い成人の再発または難治のＡＬＬ（白血病の一種）に対して承認された。チサゲンレクルユーセルについて言うと[15、16]、１００人から細胞を取り出すと、そのうち81人が実際に加工された細胞を受け取れる。不運な19人は死ぬか加工の失敗により細胞を受け取れない。細胞によって67人に奏効がある。奏効というのは、ＣＲ（完全奏効）とＣＲｉ（血球数回復が不十分な完全奏効）を足した数字だ。奏効があった人のうち、１年後にも寛解を維持しているのは43人だけだ[17]。ここでもその治療をしなかった場合との比較は不可能だ。ただし指摘しておきたいのは、アキシカブタゲンシロルユーセルにしても、チサゲンレクルユーセルにしても、過半数の患者は、つまり56%とか57%の患者は、この新製品を使っても長期的には利益がないということだ。CAR－Tは良い治療だと言うことはおそらく妥当だ。CAR－Tが医学の進歩だと言うこともおそらく妥当だ。しかし、その治療を必死に求めた人たちの過半数が再発か死を迎えるということと、それは率直に言って十分に良いとは言えないことを、忘れてはいけない。

ここで価格について考えよう。チサゲンレクルユーセルは1回の治療で47万5000ドルかかる。ただしちょっとした値引きの話も出ている。アキシカブタゲンシロルユーセルは1回で37万3000ドルかかる。これは天文学的数字だ。そして、いくつかの説明を加えれば、状況がちょっと見て思うよりもさらに悪いということがわかる。

まず、CAR－Tの開発にかかった費用のうち、どれだけがアメリカ連邦政府の出資によるのか。デイヴィッド・ミッチェルというがん患者が率いる「まともな値段の薬を求める患者団」という患者会が、CAR－Tのために政府から出た研究費を足し合わせ、2億ドルという推定値を出した。これをカイト・ファーマ（アキシカブタゲンシロルユーセルを開発した企業）の支出の推定値と比べてみよう。私は『ネイチャー臨床腫瘍学レビュー』に載った論文で、公開されている証券取引の記録から、データが手に入る年すべて（2012年から2016年）の研究開発費を足し合わせ、合計3億4000万ドルという結果を得た[18]。したがって、新薬を発売するまでのコストは公的資金と私的資金の混ざったものだ。加えて言うなら、公的資金は最もリスクの高い時期に提供された。つまり、CAR－Tが成功するか失敗するか誰にもわからなかった時期に。私的資金は商業化の見込みが大きそうだとわかってはじめて投じられたのだ。

そして、企業がＣＡＲ－Ｔ細胞を作るためのコストがどれくらいかかるのか。チサゲンレクルユーセルを開発したカール・ジューンは、『ニューヨーク・タイムズ』の取材に答えて、ジューンの実験室でその細胞を作るには2万ドルかかると言っている[19]。しかもこの発言は、その細胞が苦しい開発過程にあり、小さい実験室で作られていた時期のものだ。そのときのコストが最も高かったはずなのだ。量産効果によって製造費用が下がることはあっても上がることはないだろう。アキシカブタゲンシロルユーセルを製造するカイト社はギリアド社に１１９億ドルで買収されてからすでに莫大な売上を得ている。これから何年もすてきな商売を続けることだろう。

第3に、45万５０００ドルというのは費用のすべてだろうか。こうした価格はあくまで基本価格でしかないことがわかっている。ＣＡＲ－Ｔ療法には細胞を取り出して戻すためのコストがかかるし、現れやすい副作用を管理するためのコストもかかる。副作用で長いこと入院が必要になることもある。何かの運命の綾で、ＣＡＲ－Ｔの副作用のうち最悪のものを治療するには、ある高価な関節リウマチの薬が標準的な方法になった。この薬の値段は患者と保険が負担する。私と共同研究者は、ＣＡＲ－Ｔに加わる補助的な治療の費用が数万ドルにもなりうることを推定した[20]。さらに、ＣＡＲ－Ｔによっても前述のように再発が多いことから、ＣＡＲ－Ｔを単独で使うだけでは満足しない医療提供者がいるかもしれない。白血病を持つ若い人たちのために、医師はCAR－Tに続けて骨髄移植をしたいと考えるかもしれない。するとさらに数十万ドルほどかかる。要するに、細胞を作る費用はCAR－T療法の中では氷山の一角なのだ。開発中の新治療には、いくつかの遺伝子治療など、CAR－Tと同じくらいかもっと高い値段になりそうなものがいくつもある。

結論

この章ではがんの薬の費用の複雑さとそこにある問題のいくつかを掘り下げた。CAR－Tについては、その治療のしくみと効果の程度がわかっていないと、値段が妥当なのかどうかもわからない。ものの わかった人なら、新薬開発のインセンティブになるように利潤を確保しなければならないと考えるだろうが、動機として十分な利潤を確保することと、暴利をむさぼることは同じではない。加えて言うなら、CAR－Tについては、連邦政府がしばしば高リスクな科学研究への投資を少なからず肩代わりしている。それは納税者が肩代わりしているとも言える。だからこそ、値段が公正で、利潤も妥当で、利益の配分も妥当になるように、システムをどこかでチェックするべきだということは当然に思える。最大の利益は最大のリスクを引き受けた人に配分されるべきだ。多くの場合、それはアメリカの納税者なのだ。

第2部

がんの医学をゆがめる社会的な力

第5章 がんの医学をゆがめる誇張、偏向、暴走する熱狂

予測はしばしばはずれます、もっとも期待の濃いときに[*45]

――シェイクスピア

ここまでで、がん治療について考える枠組みを作る重要な話題をいくつか取り上げた。しかし、この探索は、がんの医学に影響する社会的・政治的・文化的な力について議論しないことには不完全なままだろう。第2部では、がんの医学において誇張と経済的利益相反がどれほどはびこっているかを説明する。こうした力の性質を理解することで、第1部で素描した問題や、第3部で説明するがんの臨床試験についての問題のいくらかを理解しやすくなるだろう。この章では誇張という大きく広がった問題を取り上げる。

Googleで「誇張(hype)」という言葉を検索すれば、こういう説明が出てくる：「過大で強調された宣伝や広告」[原注 https://www.lexico.com/definition/hype より。私が育った時代には

ナイトテーブルにぼろぼろになったペーパーバックの辞書を入れておき、信じるべき友としたものだが、時代は変わった」。がん治療薬について言うと、我々は誇張におぼれている。新しい薬はどれも奇蹟に、躍進に、ゲームチェンジャーに、完治の薬に見える。それがどの程度効くのかとも、どれだけ多くの人に効くのかとも関係なく。ジャーナリストや投資家や医師は、新しい治療が出てくるごとに誰が最大最高の賛辞の盛り合わせを作れるかという秘密の競争をしているように見える。

ひとつの薬を例にとってみよう：パルボシクリブだ。[*46] パルボシクリブは転移のある乳がんに対するホルモン治療と一緒に使う薬で、無増悪生存期間を改善したことによって承認された。パルボシクリブをＦＤＡがはじめて承認したのは２０１５年２月だ。この本を書いている時点までの試験のうち、パルボシクリブが全生存期間という、患者にとって実際に意味のあるアウトカムを改善したものはひとつもない。実のところ、パルボシクリブは乳がんに対するベバシズマブとよく似ている。ベバシズマブは毒性と費用（毎月１万２０００ドル）と引き換えに代理エンドポイント（ＰＦＳ）を改善した薬だ【1】。それでも新聞はパルボシクリブをゲームチェンジャーとして称える見出しを垂れ流し続けた。こういう具合に：「乳がん患者に希望　『ゲームチ

＊45 ウィリアム・シェイクスピア『シェイクスピア全集　終わりよければすべてよし』小田島雄志訳（白水Ｕブックス）、電子版。
＊46 日本での販売名はイブランス。

エンジャー』新治療がつらい抗がん剤を数か月遅らせる」[2]、「『ゲームチェンジャー』乳がん治療でがんの進行は遅らせられる」[3]、「乳がんの『ゲームチェンジャー』がニュージーランドに上陸した。ただし、金を払える女性にだけだ。アメリカではFDAが迅速承認したのに、患者と慈善団体はイブランス[パルボシクリブ]が公的補助を受けられるように願っている」[4]。

「ゲームチェンジャー」という言葉は含蓄が深いが、主観的な言葉だ。私はゲームチェンジャーと言えば患者のアウトカムを劇的に変える薬のことだと思う。イマチニブはゲームチェンジャーだった。イマチニブくらい良く効く薬を見つけたいものだ。しかし実際は、ゲームチェンジャーと呼ぶためのハードルを下げて、なんでもかんでも「ゲームチェンジャー」と呼びたい人がいる。私の考えではゲームチェンジャーと呼ぶべき薬にはいくつかのはっきりした条件があるのだが、いま誇張して語られるたくさんの薬にはそれがない。ゲームチェンジャーの薬とはどのようなものだろう?

奏効率は代理エンドポイントであって患者の利益を保証しないことは明らかなのだが、奏効率が低い薬ならば、無視できないほど余命を延ばすことはまずない。ほとんどのがん治療薬は奏効率が50%未満だ。奏効率が50%を超えない薬については、「ゲームチェンジャー」という言葉を思い浮かべることさえまちがっていると思う。がんが小さくなることさえない人が過半数になるような薬は、どう考えてもゲームチェンジャーではない。この基準をクリアしたら次には、奏効が非常に長く続くことを確認しなければならない。最後に、そして一番大切なこととして、その治療は病気によって生きるか死ぬかを変えなければならない。患者が具合が良くなったと感じられるものでなければならない。理想的には、その薬を使った患者の大多数の余命が病気になる前の長さまで戻るものであるべきだ。イマチニブはそういう薬だった(第1章)。「ゲームチェンジャー」を見分ける法則がある：ゲームチェンジャーとは、医師がその病気になったときに、安心してほっと息をつける薬のことだ。HIVの薬がそうだ。イマチニブもそうだ。パルボシクリブとかベバシズマブはそうではない。

ゲームチェンジャー、奇蹟、革命、完治、ホームラン

私がよく聞く言葉は「ゲームチェンジャー」だけではない。「革命」「奇蹟」「躍進」「かつてない」「完治」という言葉も見かける。「かつてない」というのはごまかしようのない意味がある言葉だ。この言葉については客観的なデータをちょっと見てみよう。「完治」というのも非常に具体的な言葉で、我々がまじめに研究していることだ。「革命」「奇蹟」「躍進」というのはどれも主観的な言葉だ。その意味は受け取る人の心の中にしかない。それでも、こういう言葉を使うには理にかなった基準がなければならない。

2015年に私はシカゴでがん研究の年次集会に参加した。学会というものがたいていそうであるように、このときも大げさな言葉が雨あられのように飛び交っていた。前に挙げた言葉はすべて聞いたし、「基礎を揺るがす」「命を救う」「驚嘆」「ホームラン」というのもあった。

マット・アボラと私は大げさな言葉をきちんと研究してみることにした。我々は大げさな言葉10種類のリストを作り、news.google.comを検索して、その言葉ががん治療薬の説明に使われている例を特定した。マットはあっという間に94本の記事を見つけた。大げさな言葉の用例はさまざまなニュースメディアから採集できた。我々の調査では66媒体だ。その94記事の中で大げさな言葉は97回使われていて、それが指すものは36剤の特定の薬だった。我々が研究の目的とした問いは単純なものだ：大げさな言葉を使うのは誰で、その言葉が称讃する薬は何か？

我々の研究結果は『JAMA腫瘍学』に載った[5]。大げさに取り上げられた薬のうち半分（36剤のうち18剤）がFDA未承認だった。さらに恐るべきことに、14％（36剤のうち5剤）は人間に一度も使われたことのない薬だった。これらの薬はマウスか培養皿の上のがん細胞にしか試されていなかった。がんの研究者なら誰でも、マウスとか試験管の中でうまくいった薬が人間にも効く場合は少ないこと、ざっと言って宝くじに当たるのと同じくらい少ないことを知っている。こうした薬を一般向けメディアでもてはやすのは無責任に思えた。

誰が大げさな言葉を使っているのか？　多くはジャーナリストとかニュース記事を書いた人（55％）だった。次いで医師（27％）、企業所属の専門家（9％）、患者（8％）、学会員（1％）だった。大げさな言葉で語られた薬の分類ごとに見ると、38％がニボルマブとかペムブロリズマブのような免疫療法の薬だった。

大げさな言葉の用例の5％ががん治療ワクチンに対するものだった。第3章で説明したように、がん治療ワクチンはすべてのがん治療の中でも失敗続きだ。ＦＤＡが承認したがん治療ワクチンは史上たったひとつしかない。そしてその1例にもいくつかの疑問が寄せられている（第9章参照）。

かつてない結果？

ごまかしようのない意味がある言葉についてはどうだろう？　たとえば、「かつてない」という言葉はどうか？　Lexico.comの説明によれば、「かつてない」とは「以前に一度もなされなかったか、知られていなかった」という意味だ。話を単純にするために、かつてない薬というのは、特定のがんに対して以前のすべての薬に勝る薬だとしよう。毎年私は全国集会で新しい薬を指して研究者たちがその言葉を使うのを聞いている。２０１６年に私と共同研究者たちはこの言葉を検証してみることにした：かつてないとされる薬は本当に、以前の薬よりも優れているのか？

我々はGoogle NewsとMedscape（医師向けサイト）を使って、かつてない利益があると言わ

＊47 日本での販売名はオプジーボ。
＊48 日本での販売名はキイトルーダ。

れたがんの薬を特定し、その薬による全生存率または無増悪生存率のどちらか(参照されていたデータによって)についてのハザード比と呼ばれるものを特定した。ハザード比というのは大まかに言うと、薬とプラセボが時間の経過の中でどう違うかを示す指標だ。ハザード比が0・8だとすると、薬を使っている期間のいつでも、悪い結果(死亡、進行、またはその両方)が現れるリスクが他方の80%であること、すなわち20%少ないことをおおむね意味する。がんの医学を患者に説明するときにはハザード比はあまり役に立たない。その人が実際に予期することに対しては何も教えることがない数字だからだ[6]。ハザード比は悪いイベントが起こる確率を示すものではない。1年以内のイベントの確率が100%だろうと100万分の1だろうと、薬でハザード比が0・8になることはある。とはいえ、その薬の効果が本当にかつてないものかどうかを確かめる目的には役に立つ。ハザード比というひとつの数字によって、以前のすべての薬とその試験に対して新しい薬を比較できる。以前の標準治療に比べて新しい薬がどの程度(相対的に)優れているかがわかる。それこそがまさに我々の確かめたいことなのだ。

「かつてない」という言葉は96件見つかった。用例から読み取れることがいくつかあった。第1に、その言葉を使う人は研究者が最も多く(59%)、次いでジャーナリスト(38%)、製薬企業のCEO(2%)、そして臨床医の例が1件あった。これら96件の用例の中で、「かつてない」という言葉は特定のがんの治療に使う48剤の薬を指して使われていた。それらの薬のうち書かれている特定のがんに対してFDAに承認されていたものは52%だけで、4%は動物実験または体外の実験しかなされていなかった（このことを私がどう思っているかはもうわかるはずだ）。26剤の薬について、全生存率または無増悪生存率における利益を記録したランダム化試験が見つかった。ここに意外な結果があった。これらの例のうち23％、およそ4分の1で、以前の試験のほうがハザード比で勝っている例を見つけられた。言い換えれば、これらの薬がかつてないものではなかったことを証明できた。かつてあった。もっと良いものがすでにあったのだ。

まとめて言おう。かつてないという言葉が使われたときのうち40％でしか、その薬は以前の薬のすべてに勝る結果をランダム化試験で出していなかった。我々は論文の結論としてこう書いた。「一般向けニュースにおける『かつてない』という言葉の用例はしばしば不正確であり、科学的文献に示された結果の意義を過大に伝えることが多かった」［7］。

科学的文献における「完治」という言葉の用例

キラキラした言葉を不適切に使うのは一般向けニュースの記事だけではない。そうした例は生物医学の論文にもはびこっている。ここで言う生物医学の論文とは、学術界の現在を作り、研究者の業績を測るものさし（正しく測れるかどうかはともかくとして）でもある、科学誌に掲載される論文を指す。

2014年に私は生物医学の論文で著者が「完治」という言葉をどのように使うかの実証分析を行った。私はWeb of Science[*49]を検索して2012年の論文すべてのうち腫瘍学に分類されたもので、題名に「完治」という言葉を使っているものを調べた。題名に「完治」という言葉を、ひとつかふたつのがんを指して使った論文全文は29件見つかった。繰り返すが、これは一般向けニュースの記事ではない。生物医学の論文誌に載った学術論文なのだ。研究者のキャリアそのものになっていくものだ。

私が立てた問いはこうだ：正しく「完治」という言葉を使った論文はいくつあるか？　このためにはまず別の問いに答える必要があった：正しくはどういう意味なのか？　１９６３年にイーソンとラッセルが、私の考えでは現在も更新されていない、すばらしい定義を提唱している。イーソンとラッセルは、完治とはある患者の治療が終わったあと、同じ年齢と性別でその病気になったことのない人と同じだけ、長く充足した人生を送るチャンスを持っている場合を指すと言った[8]。言い換えれば、完治とは生命維持機能が健康な人と同じにまで戻ることだ。

この定義は私たちが「完治」という言葉で意味するものを正確にとらえている。完治とは、ある決まった一連の治療をした結果、健康状態がもとに戻ることだ。充足した人生を送るチャンスは、その病気がなかった場合と同じでなければ、完治ではない。この定義を考えればがん治療の問題はひと目でわかるだろう。がん治療には副作用すなわち毒性があって、充足した人生のチャンスを犠牲にするかもしれないものがある。目の前の問題はなくせるかもしれない。しかし余命は病気がもともとなかったよりは縮んでいるかもしれない。この状況はイーソンとラッセルが考えた完治には届かない。

この定義をふまえて、私は題名に「完治」という言葉を使った29の論文のうち、イーソンとラッセルの定義にかなう意味でその言葉を使ったものはいくつあるかを調べた。結果はたったの10件だった。およそ3件のうち1件だ。私はまた、がんの医学において現在(私がその研究を行った2014年時点で)完治不可能と考えられている状況を指して「完治」という言葉が使われた例がいくつあるかを調べた。結果は、「完治」という言葉の用例の48%が、完治不可能な状況を指していた。この結果は私にアレグザンダー・ポープの言葉を思い出させた。

希望は人間の胸中の尽きぬ泉だ。
人間は幸福ではない、然し常に将来に幸福を期待する存在なのだ。[9]

ポープの言葉は、私の理解では(ここについては私は素人だが)人間の望みには際限がないという意味だ。がん治療でもやはり、我々は決して幸福になれないのだが、いつも次こそは幸福をと望んでいるのだ。

*49 研究論文データベースのひとつ。

未来を予言すること

最後に取り上げたい用語が、「折り返し点」というものだ。私は最近、全国的に影響力のある人たちがこの言葉を使って、我々はいままさにがん治療の躍進が加速する時期を迎えていると、我々が折り返し点を迎えたのだと、言っていることに気づいた。ＦＤＡの元長官のスコット・ゴットリーブがこの言葉を使っている。ゴットリーブは言う。「我々はついに科学の折り返し点に到達したのだと思う。いまの十分に完成された技術を使えば、こうした先端科学の産物を人間のための治療に応用できる」[10]。メモリアル・スローン・ケタリングがんセンターの前医長のホセ・バセルガもまたこの言葉を使っている。バセルガは言う。「我々はたしかに折り返し点に到達した。ここからは驚くほどのスピードで生み出される無数の発見が、がん患者の命を救い、多大な希望をもたらす。たとえ進行したがんを持つ患者でも」[11]。

この専門家たちは、我々がより速く躍進を手にする時代に差し掛かったと主張する。しかし、当然のことだが、そんなことはわかるわけがない。また、腫瘍学の歴史には、自分が大きな躍進の先端に立ったと信じた専門家たちがうじゃうじゃいる。たとえば１９９８年の『ニューヨーク・タイムズ』に載っている話では、ジェイムズ・ワトソンが同僚の研究者のジュダ・フォークマンを指して「ジュダは2年以内にがんを完治させるらしいよ」と言った言葉が引用されている[12]。2年後にがんは完治していなかった。２００３年には国立がん研究所長のアンドルー・ヴァン・エッシェンバックが、２０１５年までにがんによる「苦痛と死亡をなくす」

ための提言を示した[13]。この約束は実現しなかった。名誉のために断っておくが、ヴァン・エッシェンバックはのちの取材に答えて、あの発言は「人生最大のまちがい」だったと言った[14]。例はこれくらいで十分だろう。がんの歴史の中で、完治は目の前だと言う占い師が正しかったことなどない。

偏向の時間

誇張が使われるのはたいてい、ある試験の結果が出ていないとき、ある分野の未来がわからないとき、あるいはちょっとした成功を華々しく飾るためだ。では、すでに悪い結果が出ているときには何が起こるだろう？　その答えが、偏向(spin)と呼ばれるものだ。偏向はバイアスの一種で、読者の注意を悪い結果から逸らすための方法だ。

ヴェラ＝バディロらの有名な論文が偏向を探究している[15]。この研究は、1995年から2011年に論文として掲載された164件のランダム化試験を調べた。そのうち56％は主要評価項目で差がつかなかった。この割合はがん治療についてのすべてのランダム化試験での割合とおおむね一致した。主要評価項目は試験の存在意義だ。存在意義というのは、その試験がなされた理由であり、典型的にはその試験がそれについて何か言えるよう参加人数と調査範囲が最適化される唯一のエンドポイントだ。調査の結果、主要評価項目に差がつかなかった試験の論文の59％が、試された治療を良く見せるために何かほかの結果(典型的には副次評価項目)を持ち出していた。これが偏向の純粋で単純なタイプのものだ。

この研究のメンバーの一部がさらに偏向のコンセプトを追究した。研究者たちは要旨に偏向の要素を含む30件の論文を取り上げた。要旨というのは、論文の最初にある短い要約だ。たいていの論文は要旨しか読まれない。研究者たちは30件の要旨すべてを偏向なしに書き直した。次に、彼らは300人の医師に、偏向ありの要旨または偏向なしの要旨をランダムに読ませた。読んだ医師たちは、偏向ありの要旨に出てきた治療のほうが効きそうだと考え、その論文の全文を読みたいと思うことも多かった[16]。

私は本気にできないお世辞について長年個人的に思っていることを思い出した。誰かがお世辞を言っていることが第三者から見れば明白であっても、言われた本人のほうはしばしば真に受ける。あの要旨が明らかに治療無効の結果を飾っているとしても、医師は好意的に受け取って、もっとお世辞を聞きたくなる。これは私が長年しつこく疑ってきたことの証拠になる：医師も人間で、私たちすべてを支配する心理学的な作用を受けるものなのだ。

プレスリリースの医学

最近ツイッターである友人が、ECHELON－1という新しいランダム化試験の結果を信じる医師はいるだろうかと尋ねていた[17]。この試験は、ホジキンリンパ腫に対して、確かな信頼のある古い薬の代わりに新しくて高い薬を使うことで、アウトカムは改善するかを試したものだ。代理エンドポイントである修正無増悪生存期間は改善したが、全生存期間は報告されなかった［原注　この章を書いたあとで試験結果は公表された。私を含む多くの専門家は、その結果によって実践を変えるべきかどうかは疑わしいと考えている。たとえば https://ascopost.com/issues/january-25-2018/echelon-1-a-commendable-study-but-questions-remain/ を見よ］。この結果を見て実践を変えるべきだろうか？　私がまだ悩んでいたときに、ある機敏な腫瘍内科医が言った。「プレスリリースではなくデータが出てから聞いてくれ」［18］。

まったくそのとおりだ。論文を読み、データを見て、陳腐なプレスリリースよりも多くの事実を知ることができるときにはじめて尋ねるべきなのだ。だが、がん治療とがん研究は違った方向に進もうとしているようだ。たとえば２０１３年に、レナリドミド*50が慢性リンパ性白血病に対して死亡を増やすという、悪いだけでなく問題を残す結果についてプレスリリースが出た［19］が、その結果が論文になったのは４年近くも経ってからだった［20］。

プレスリリースが医学を動かすことを許すとは、情報の断片によって偏った理解が広まり、情報を丹念に批判的に見ない人が増えるのも許すということだ。実際のところ、プレスリリースは科学が普及する望ましいありかたの対極にあると言ってもいいだろう。

＊50　日本での販売名はレブラミド。

学会

誇張について何を議論しても、誇張が最も多く出てくる源泉を特定しなければ片手落ちだろう。それは専門家の学会だ。学会は巨大な会議センターで開かれる豪華でぜいたくなお祭りで、だいたいは企業の金でズブズブになっている。毎年シカゴで開かれるＡＳＣＯという大きな腫瘍学の全国集会では、参加者がポスター発表会場にたどりつくまでに企業ブースを通り抜けないといけない。製薬企業の展示は堂々として雄大だ。私はかつて、企業展示のびろうどのカーペットで足首をひねるかもしれないと冗談を言ったものだ。企業展示がそれくらい豪華だからだ。

医学会というものに少しでも意味があるだろうか？　私の想像では、目的はふたつある：科学的な発見を同時進行で素早く伝えることと、人脈づくりとだ。ただし、第1の目的はゆがめられるか台無しにされるだろうという証拠が山のようにあるので、我々に残るのは第2の目的だけかもしれない[21]。

学会発表の多くが要旨だけであるという事実を考えてみてほしい。要旨だけというのはつまり、研究とその結果の手短な紹介だけということだ。学会発表は典型的にはあまりに短いので、知的に評価できるだけの情報を盛り込むこともできない。私は学会で要旨を読んで「説得力がある。やろう。これ以上読むまでもない」と思ったことなど一度もない。

ここまでの話だけでも、学会で発表される研究結果というものが偏向とか誇張の入ったものだということは伝わりそうだが、さらに話を進めてみよう。学会発表とその後の論文の不一致に注目する。ただし最初に、論文でさえ読者が知りたい情報すべては載せていないことを断っておく。この問題に対する唯一の解決はデータ・シェアリングと呼ばれるものだが、そんな限界のある論文であっても、ふつうは要旨だけの発表よりはマシなものだ。

２０１５年に私と共同研究者らは、４年前から６年前の全国的ながん学会すべてに寄せられた要旨を調べた。発表された要旨のうちいくつがあとで全文の論文としてどこかに載ったかを論点とした。この仕事は骨が折れた。３７８件のランダム化試験と６９７件の非ランダム化試験について書かれた１０７５件の要旨を調べることになった。学会で発表されたあと４年から6年経ってもまだ論文にされていないものが、ランダム化試験のうち25%、非ランダム化試験のうち46%あった。言い換えれば、これらの研究のうち半分から4分の1が、相当に長い期間にわたって、論文にされないままだった[22]。これは何を意味するのだろう？　学会で発表される要旨のうち少なくないものが、学会発表で終わるということだ。我々に知らされるのは学会発表のほんのちょっとした情報で終わる。誰か人物について知りたいときに、経歴ではなくツイッターの1投稿しか読めないようなものだ。人物を測るのに１４０字では少しばかり足りない。

学会について最後に言っておくべきことは、学会発表とのちの論文とで、結果の解釈が変わることが証明されているということだ。ブースらはこの違いが学会の要旨と論文のペア全体のうち10%で起こっていることを示した。最も多かった変化の方向は、学会の要旨では好意的にとらえて実践を変えるべきだと言っていたのが、論文では否定的な結論になっているというものだった[23]。

20のニュースに1人の患者

この章の最後の論点に進む。新しい治療が登場したとき、ニュースメディアがとてもうまくいった患者の感動的な話を取り上げることがある。当然ながら、私はすべての患者が最高の結果に出会えるよう願っている。自分の話を公表する勇気があった人も例外ではない。しかし同時に、メディアに取り上げられる声がその治療の結果の全体像を反映していないことは気がかりでもある。伝えられないのは、患者が治療の副作用で苦しんだという話だ。これは悲しむべきことだ。副作用で苦しむ人の声も同じだけ大切なものだからだ。そういうわけで、あるベテランの科学医療記者が私に「どのメディアを見ても同じ患者が取り上げられている薬物治療には気をつけるべきだ。うまくいった患者が1人しか見つからないなら、それほど偉大な治療ではないかもしれない」と言ったとき、私は大きくうなずいたものだ。

結論

うまくいった1人にだけ注目すること、否定的な結果を出した研究に偏った解釈をすること、マウスでしか試されていない薬を誇張して語ることは、我々のがんに対する理解がゆがんでいることのうちいくつかの側面を取り上げたにすぎない。ゆがんだ理解によって自由な思考は失われる。そして我々はがんの薬の結果を色眼鏡で見るようになり、治療の利益と害のとらえかたも変えてしまう。最悪なのが、我々がゆがんだ理解に基づいて、本当の望みとは相容れない判断をしてしまうことだ。したがって、現代のメディアでそうした問題が蔓延していることを理解することが重要なのだ。

第6章 経済的利益相反

ある人に何かを理解させるのは難しい。その人がそれを理解しないことによって給料を得ているならば。

——アプトン・シンクレア

経済的利益相反の研究は、ほかのどんなことをするよりも友達が増えない。医学においては、医師が製薬企業から支払いを受けることを問題視すれば、不機嫌になる人、いらいらする人、もっと嫌な具合になる人がいる。それでもこの問題は大事だし、腫瘍学におけるさまざまな問題と深く関係していて切り離すことができないので、無視することもできない。この本の続きを理解するには経済的利益相反を理解することが大切だ。この本の第3部で臨床試験とその解釈について説明する。そこでは欠陥があるのに都合よく解釈される臨床試験をいくつも取り上げる。比較するものをまちがっているとか、結論につながらないエンドポイントとか、不適切な研究デザインといった欠陥があるのにだ。証拠が弱いかぜんぜんないのに広く推奨される薬も取り上げる(第14章)。せこい利点しかない製品に喝采する医師も取り上げる。これらの現象を理解するのは、現在のシステムの中で金による結びつきがどれほど強いかを理解しなければ、難しいと思う。この章では、腫瘍学に関わる人のほとんどに、営利企業である製薬企業との経済的利益相反があることを伺わせるデータを示す。製薬企業から個人への支払いは信じられないほどありふれている。第7章ではこうした関係が及ぼす影響を伺わせるデータを示す。最後にその問題を解決するための枠組みを提示する。

　医師と製薬産業との経済的な結びつきを示すデータに踏み込む前に、そうした研究を可能にする情報源を知っておいてほしい。アフォーダブルケア法(オバマケア)には利益相反の開示を求める条項(サンシャインルール)が加えられた。アメリカで1点以上の製品を販売している製薬企業から、医業を行うことを認められている医師に支払った金銭はすべて、連邦のデータベースに開示しなければならない。ここで注意するべき点がいくつかある。このルールの対象になる企業は、アメリカで薬を売る企業だ。だからアメリカで承認された薬を持たない企業には開示義務がない。また医師は医業を認められている医師に限定されている。だから医業の免許がない医師とか医学博士[*51]は開示義務がない。データベースの中では開示の方法が2種類ある。第1は研究費だ。典型的には大学に対して、研究を行うための費用が支払われる。第2が一般費だ。一般費は医師個人に対して支払われる。ふつうは相談料とか講演料とかアドバイザー料といった名目だ。飲食費や旅費も一般費に入る。要するに、一般費は直接医師個人の利益になることで、研究費は受け取る人にとって間接的にしか利益にならない。この章の全体にわたって、一般費だけを問題にする。研究において製薬企業が担うべき役割について議論することもできるが、医師個人に対する直接の支払いの害が蔓延しているからだ。詳しくは第7章で取り上げる。

平均的な腫瘍内科医はいくらもらっているのか?

医師に対する一般費はどこででも支払われている。がん治療に関わる医師の主な3系統、すなわち腫瘍内科医、腫瘍外科医、腫瘍放射線科医のすべてを対象とした初期の研究のひとつでは、1年間に内科で63%、外科で58%、放射線科で52%の医師が製薬企業または医療機器メーカーから金銭を受け取っていた[1]。支払額はおおむねささやかなものだった。内科で632ドル、外科で250ドル、放射線科で124ドルだ。この数字は覚えておいてほしい。これがこの世界の地形だ。アメリカの平均的な医師はこの程度の利益相反を持っている。平均的な医師は、担当している患者にとってはきわめて重要な地位にあるが、全国から見ればごく小さな影響力しかない。対して、がんの医学の多くは、つまりがんをどのように治療するかという実践は、少人数の中核的な人に従って動く。スーパースター、大物、指導者であるその人たちは、俗にキーオピニオンリーダー(KOL)と呼ばれている。大物たちの利益相反を議論するうえで、その金額を平均的な医師と比べてみるとわかりやすくなる。

指導者に何が起こっているのか?

ほんの数人の大物がいると想像してほしい。がんの医学は複雑な分野で、がんの種類ごとにそれぞれかなり治療の加減が違う。FDAはがんの薬を承認するが、がん患者のケアにあたって出会うさまざまな状況に対しての指導をする権限はない。このため、がんの種類ごとの専門家たちがそれぞれのがんに対応したガイドラインを書いている。各地でがん治療にあたる医師が現実的には最新論文に出てくるすべての話題についていけないとき、ガイドラインは判断の助けになる。ガイドラインにはもうひとつの重要な役割がある。連邦の主要な医療保険者であるメディケアは、ガイドラインが推奨するとおりに使われた薬に保険金を支払う義務がある。保険者はしばしばメディケア・メディケイド・サービスセンター(CMS)の手続きに従って支払いをする[2]。このため、ガイドラインには役割があるというだけでは足りないほどだ。

2016年にアーロン・ミッチェルらは、こうしたガイドラインの中でも最大の影響力を持つであろう、全国包括的がんネットワーク(NCCN)のガイドラインを作った専門家たちに注

*51 アメリカの制度下では、メディカルスクールを修了することでMD (Doctor of Medicine) の学位が得られる。医業を行うにはその後の国家試験を受験して免許を得る必要がある。

目した[3]。この研究は125人のガイドライン著者を調べた。うち84％が製薬企業から個人的支払いを受けていた。その平均額は1万ドルあまり(1万11ドル)で、金額の幅は非常に広かった(0ドルから1万6859ドル)。忘れないでほしいのだが、これはたった1年で受け取った額なのだ！　NCCNのガイドラインを書いた医師は、アメリカの平均的ながん治療医よりも多く、製薬企業からの支払いを受けているようだった。これらの医師の意見は平均的な医師よりも重みがあるので、この事実は気になる。

2016年に私と共同研究者は、ASCO(第5章で既出)の全国集会で発表した人の経済的利益相反を調べた[4]。全国集会は大切で、学会で講演する人たちは新製品に対する私たちの考えを誘導できる。私のチームはただ利益相反を列挙するだけでなく、別の目標(詳しくは後述)を考えていたので、単純に口演発表[*52]をした人のうち利益相反を開示した人の割合を計算するだけにした。これを2014年と2015年について行ったのだが、この2回の年次集会のあいだに面白いことが起こっていた。ASCOが経済的利益相反についてのルールを変えたのだ。古いルールは演者が自分の発表に関係すると考えた利益相反を開示するというものだった。新しいルールでは、演者の考えによらず、すべての経済的利益相反を開示することとされた。1年で経済的利益相反を開示する演者はおよそ50％から70％に増えた。実際の利益相反の多さがこれほど急激に変わることはほとんどありえない。より考えやすいのは、演者の20％が、自分では意味がないと考える経済的結びつきを持っていたということだ。こうした発表の大多数が医学の実践についての話なので、またがんの薬はがん治療に欠かせないので、製薬企業との経済的結びつきが発表とぜんぜん関係ないと考えることは難しい。

ソーシャルメディアを使うがん治療医

この数年で、がんの薬についての議論のありかたはソーシャルメディアによって変わった。ブログで、フェイスブックのグループで、ツイッターで、医師や投資家やジャーナリストや患者代表や介護者が、そして一番大事な患者が、新しい治療をめぐる対話をするようになった。2016年に私はツイッターで、我々(医師)ががんの薬の高い値段と低い費用対効果について声を上げるべきかという議論に巻き込まれた。意見は2派に分かれていた。一方は我々には声を上げる義務があると主張した。他方の意見では、医師は医学に専念するべきであって、批判が仕事ではないとされた。私は後者が不条理だと感じた。頭を砂の中に隠すようなものだ。堂々巡りの議論の結果、私は月にいる象の話をしなければならないと思った。私は「これは問題だ」派の医師6人と、「これは問題ではない／関わるべきでない」派の5人を、公開の利益相反データベースで見つけた。そしてこのスライドを投稿した(図6－1)[5]。

医師たちは夜と昼のようにはっきりと分けられた。問題はないと考える医師は、製薬産業と

＊52 演壇で話す発表。ポスターで研究内容を掲示するタイプの発表と対比した言葉。

ツイッターにいるがん治療医のうち、
がん治療薬の価格が問題だと思わないか
価格の議論は自分たちの仕事ではないと思う医師と、
価格が問題だと思う医師における
経済的利益相反（Propublica より）

問題ではない	大きな問題だ
・n＝ 5	・n＝ 6
・支払額中央値 ＝65,000 ドル	・支払額中央値 ＝0 ドル
・範囲＝26,000 ドル から 112,000 ドル	・範囲＝0 ドル から 429 ドル

図 6-1　高い薬価が問題ではない、あるいはがん治療医が指摘するべきではないとツイッターで主張していたがん治療医と、薬価は問題であってがん治療医が声を上げるべきだと考えたがん治療医の経済的利益相反を比較したツイート

の結びつきが強い。問題があると考える医師は、経済的結びつきがほとんどない。もちろんこのことはひとつの逸話にすぎないが、私は考えさせられた。これはツイッターの会話のひとつにすぎない。ツイッターにいるがん治療医すべてを見ることができたらどうなるだろうか？ 利益相反はどんな様相で見えるだろうか？ 利益相反とツイートの内容に関係はあるだろうか？

当時メディカルスクール3年生だったデリク・タオの主導により、我々はツイッターにいてアメリカ（サンシャインルールがある国）で働くがん治療医の体系的なセットを調べた。ツイッターはすべてのがん治療医のリストを提供してくれなかったので、我々が自分でデータセットを作らなければならなかった。何万というアカウントを手検索する苦労の末に、ツイッターでアメリカ在住の血液腫瘍内科医600人以上を見つけた[6]。ツイッターにいるがん治療医の72%が製薬産業から個人的な支払いを受けていた。66%が100ドルを超す支払いを受けていて、44%は1000ドルを超えていた。一般費の支払いを受けた人のうちで、支払額の中央値は1600ドルを少し超えた。

これほど経済的利益相反が多いのは気がかりだと思った。ツイッターにいる医師はよく新しい薬とか遺伝子検査についてコメントし、大勢の患者に直接呼びかける。このことから、ツイッターでの対話はゆがんでいるかもしれないという懸念が浮かぶ。逸話としては、私がツイッターでよく見る誇張はここから説明がつく。ただし古いことわざのとおり、逸話の複数形がデータなのではない。

この理由から、我々はツイッターをさらに研究することにした。研究対象はツイッターにいるうちで最も経済的利益相反が強い医師に限ることにした。基準は個人的支払いとして100ドル以上とした。さらに絞り込むため、最も活動が多い、最低100ツイートを投稿している人を対象とした。研究の問いはいくつか設定した。第1に、これらの医師が自分と経済的結びつきがあるメーカーの製品についてツイートする回数はどれくらいか？ 結びつきがなければどの程度か？ 支払いを受けているときにはより肯定的なツイートが多く、否定的なツイートが少なくなるのか？ そして最後に、彼らがソーシャルメディアを見ている人に向けて利益相反を開示することはどれくらいあるのか？

結果は穏やかならぬものだった[7]：これらの医師の88％が、経済的結びつきのあるメーカーの薬についてツイートしていた。その関係を開示していた医師は2％だけだった。彼らが受け取っていた支払額の中央値は年間で1万3000ドルを超えた。

これらの医師は、我々がツイッターのフィードから抽出したサンプル（平均して1人あたり数百のツイートを取り出した）の中で特定の薬について4000回以上言及していた。そのうち52％が、自分と経済的結びつきのあるメーカーの製品についてだった。妥当な範囲だと思うだろうか。薬の話をするときは経済的利益相反があるものが50％、ないものが50％なのだから。何が問題だと言うのか？ それは、52％というのが平均して6社の、その医師に支払いをした企業の製品に占められていて、残りの半分がほかの３５０社以上の製薬企業の製品だということだ。言い換えれば、発言の50％というのは、製薬業界という広い宇宙の中でほんの一握りの会社に対応している。

最も気がかりな結果が、ツイートの内容そのものについてあった。我々は薬に言及したツイートの中から経済的利益相反のある１００ツイートと、経済的利益相反のない１００ツイートを抜き出し、個々の投稿を肯定的、否定的、中立的のどれかに分類した。その投稿が誰のもので、投稿者に経済的利益相反があるかないかは評価者にわからないようにした。結果として、医師が支払いを受けた企業の薬に言及するとき、ツイートは肯定的になる傾向があり（66% vs 50%; p = 0.02）、否定的なものは少なかった（4% vs 15%; p = 0.008）。

もうわかるだろう。ツイッターにいる医師はアメリカの平均的な医師よりも経済的利益相反が多い。多くの医師が利益相反のある薬についてツイートし、その場合、ツイートは肯定的になる傾向がある。利益相反はめったに開示されない。

我々の結果が専門誌に掲載されてから数週のうちに、一部の読者が、製薬企業はそうした医師たちにツイッターで投稿するよう有償で依頼したのかどうか知りたがっていた。正直に言うと、私はそんなことがあったとは思わない。私が一番ありそうだと思うのは、ツイッターをやるような心理的傾向、つまり人から注目されるのが好きだとかちょっと気の利いたことを言いたいという性格が、製薬企業から金をもらえそうな性格傾向と一致するということだ。お金だけではなく、製薬企業の販売員と会えば、医師はほめ倒され、ますます同じことを繰り返すように仕向けられていくのだ。

ある読者が面白いことを教えてくれた。その女性は、多くの有名人が医師と似た立場にあると言った。つまり、メーカーから支払いを受けつつ、製品についてツイートするということだ。その人によれば、そういう場合、一部の有名人は #sponsored というハッシュタグを使って、見る人にバイアスの可能性があることを伝えるそうだ。私はそのことについて、有名人の倫理観から医師が学ぶべきまれな局面かもしれないと答えた。

患者代表

経済的利益相反が多い集団は医師だけではない。残念なことに、がん患者代表団体も企業と経済的に結びつくことが多い。これがどう問題になるのか？『ＵＳＡトゥデイ』紙のある記事はこう議論した。製薬企業から資金を受けている患者代表団体はがん治療薬の値段が上がり続けていることについて黙っていることで悪名高いと[8]。患者代表を名乗りながら薬の値段について声を上げないとしたら、見る人は誰のための代表かと思うに違いない。もしがんの薬の値段が高いことに関心があれば、偉大な仕事をしている患者代表団体を見てほしい。「まともな値段の薬を求める患者団」がそれだ[9]。

２０１６年に私と共同研究者は、がん患者代表団体の経済的利益相反について調べた。まず、全国包括的がんネットワーク（ＮＣＣＮ）が後援する68の患者代表団体を特定することから始めた。この先もＮＣＣＮに焦点を合わせることにする。なぜならＮＣＣＮは影響力の強いグループで、この68の団体の中には患者団体として最も影響力が強い部類のものがいくつか含まれるからだ。

我々は、団体のウェブサイトから、または開示された財務情報から、団体が製薬企業との経済的結びつきとして開示したものを調べた。団体の75％が企業からの出資を報告していた。24％は企業資本を受け取っているかいないかを明らかにしていなかった。１団体は、企業資本は受け取っていないとだけ説明していた[10]。この結果は何を意味するのか？　がん患者団体の多くは企業とつながっているということだ。患者団体がいつも、もっぱら患者の代理として発言すると言えるのかは疑問に思えるだろう。『ＵＳＡトゥデイ』の記事が言うように、悪魔の取引の一環として、薬の値段が高いといった大切な問題について黙っていると思えてくるのも無理はない。

薬剤諮問機関を取り巻くもの

腫瘍学における経済的利益相反についての議論は、あるひとつの会議体の構成員に目を向けることなしには完成しないだろう。ＦＤＡの抗腫瘍薬諮問委員会（ＯＤＡＣ）という会議がそれだ。

ＯＤＡＣを理解するためには、ＦＤＡがまったく独自の判断で薬を承認したり却下したりできること、実際にそういうことはよくなされていることを知っておく必要がある。しかし時折、利益と害のバランスが非常に判断しづらい薬があって、その場合にＦＤＡは全国的な専門家の会議を招集して助言を受ける権限を持っている。この会議の助言に拘束力はない。つまりＦＤＡは助言のとおりにしなくてもよい。ただし会議は公開され、ＦＤＡと専門家たちはその議論の過程をすべての人の目にさらすことになる。

ＯＤＡＣは拘束力がないのだが、ＦＤＡはふつうその助言に従う。実際にＯＤＡＣの投票結果によって株価が上がったり下がったりもする。ＯＤＡＣの決定が重視されていることの表れだ。このため、ＯＤＡＣの構成員すべてがいかなる不純な動機もバイアスも持たないことが望ましい。法廷では被告が裁判官を買収することはできない。同じように、薬に投資している企業は、ＯＤＡＣの構成員のどの1人にも、資金を提供するべきではないはずだ。

図6－2では、ＯＤＡＣの構成員を6種類に分類している。ＦＤＡ職員、議決権を持つ委員、患者団体および消費者団体の代表者、企業の代表者、雇用された専門家委員、一般参加者だ。それぞれ順に見ていこう。その人たちが過去に、現在に、未来に、製薬産業と利益相反があるかどうかを調べるのだ。

ＦＤＡの職員はこの会議の鍵を握る参加者であって、議論に上がった薬を承認するかどうかを最後に決めるのもＦＤＡ職員だ。法律上、ＦＤＡの職員はその職に従事する期間、いかなる

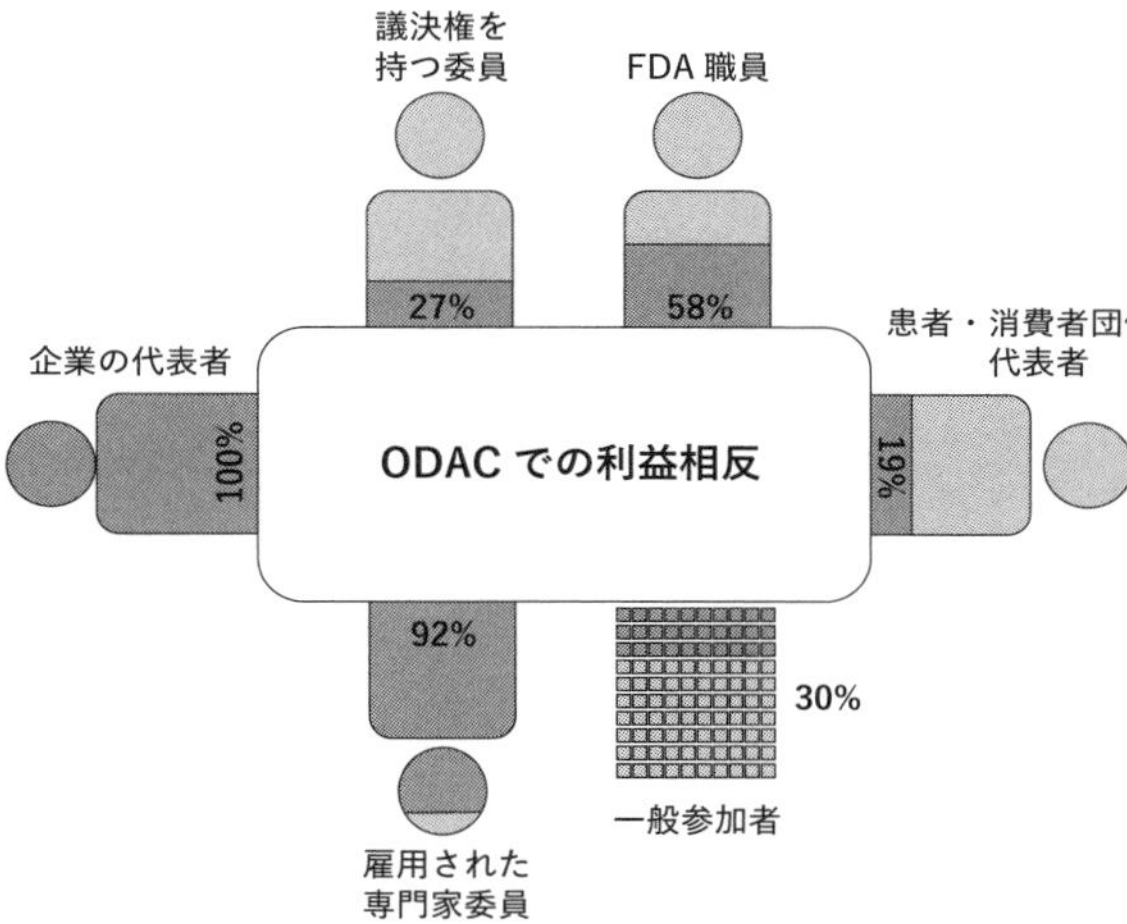

図 6-2　抗腫瘍薬諮問委員会（ODAC）の議決権を持つ委員における利益相反

理由によっても、製薬企業から支払いを受け取ることができない。

ここでジェフ・ビーンに登場してもらおう。ジェフはオレゴン健康科学大学の研究生で、研究テーマを探して私に会いに来た。私はＦＤＡについて知っていることを手がかりに、ジェフにこう頼んだ。ＦＤＡの医学的審査に当たる人のリストを数年前までさかのぼって作り、その人たちがいまどこで働いているかを調べてほしい。私が考えた問いはこうだ。ＦＤＡ職員が**雇用されている期間には**利益相反がなかったとしても、ＦＤＡと製薬企業のあいだに秘密の回転ドアがあるのではないか？

そのリストを作る仕事は難しかった。リストに入れるべき人はみなＦＤＡのウェブサイトで見られる公開の記録に残っているのだが、サイトのページ構造がわかりにくく、ジェフは苦労した。我々は、この情報を集める仕事がザクロの実を食べるようなものだと冗談を言い合った。たしかに中には果実が入っているのだが、取り出すのが一仕事なのだ。

ジェフの出した結果は気がかりなものだった[11]。２００1年から２０１０年に医学的審査に当たった職員は55人いた。２０１6年にこの調査を行った時点で、26人がＦＤＡを辞職していた。その26人のうち15人(58%)の転職先が、製薬企業勤務または製薬企業のコンサルタントだった。この割合は高く、ＦＤＡの審査員を務めたあとに一番よくある地位が製薬企業であることを示唆した。回転ドアはぐるぐる回っていた。

ＦＤＡの職員は我々の発見を喜ばなかった。ＦＤＡは独自に調査を行い、27人の職員のうち10人(37%)が製薬企業勤務または製薬企業コンサルタントに移ったとした。ここには少しばかり説明を加えなければならない。ＦＤＡはたしかに分母の27人を特定する能力が我々より高い。過去の記録を参照できるのだから。しかし、分子の10人はＧｏｏｇｌｅ検索で見つけたものだ。特別なことは何もしていない。誰もが高校の友達のその後を知りたくなったときにするのと同じことだ。我々が分母の27人のうち1人を見逃していたという点ではＦＤＡが正しい。しかし、ジェフのＧｏｏｇｌｅ検索はＦＤＡよりうまかったのではないだろうか。だからこそ、ＦＤＡは10人という人数をまちがっているのではないか。実際は15人だったのだ。割合で言うと58%のほうが正解に近かった[12]。実はこの本を書いているうちに、調査報道ジャーナリストのチャールズ・ピラーが同様の調査を行い、FDAの審査員の退職後は69％（16人中11人）が製薬企業勤務または製薬企業コンサルタントになったという結果を出した[13]。全体像は変わらない。37％でも58％でも69％でも、どれにしても大きな回転ドアには違いない。問題はあるのだ。

ではその問題とは何か？　そうした審査員が見返りをもらっていたということではない。そんな極悪人はいない。問題は、審査する相手の仕事仲間にいずれなる確率が40％とか70％もあると知っている人が、厳しく審査したいと思うだろうかということだ。いずれ仕事仲間になるかもしれない人に、難しい人だと思われたいだろうか？　それとも、薬の承認を後押ししたくなるだろうか？　話のわかる人だと思われたくないだろうか？　たとえば私が仮に、いずれピッツバーグ大学で働く確率が58％だと知っていたとしたら、あまりピッツバーグ大学のことは悪く言わないのが安全策というものだ。

政府と企業のあいだにある回転ドアの問題は医療に限ったことではない。ほかの例を挙げるなら、証券取引委員会とゴールドマン・サックスの関係がそうだし、環境保護庁と化学工業企業もそうだ。ほかにもまだまだある。

ODACの議決権を持つ委員に話を戻そう。2006年にピーター・ルリーらが、『アメリカ医師会ジャーナル』に掲載されたレビュー論文で、2001年から2004年のODACの会議について調べ、そのうち経済的利益相反がありながら議決権を持つ委員が1人以上いた会議は70％を超えていたことを示した[14]。この論文のあとでFDAは改革に乗り出した。議決権を持つ委員が同時に経済的利益相反を持つ割合はしだいに減り、２０１４年にはゼロになった（20人中０）[15]。ただし、このときも議決権を持つ委員は以前に企業と利益相反関係があった。最近の調査によれば、議決権を持つ委員の27％が以前に審査対象の企業から金銭を受け取っていた[16]。その論文の著者は、このことで審査結果は変わらなかったと断言している。私も実のところ、その言葉を信じている。たとえて言えば、鶏肉を醤油味のマリネにして一晩漬け込んだあと、塩をもう一振りしても味は変わらなかったと言っているようなものだ。言い換えれば、利益相反はあまりにありふれてどこにでもあるものなので、この些細なひとつのことで違いがあったかどうかは疑わしい。ただし、醤油をまったく使わなければ鶏肉の味は変わるのではないだろうか。

次に取り上げたいのが企業だ。製薬企業は自社製品が承認されることに関心があり、当たり前のことだが、つねに承認に賛成してきた。企業は製品の宣伝のために専門家を招いてしゃべらせることを許されている。企業はよく腫瘍学の大物を連れてくる。立派な資格を持っていて、経歴は長大で、専門知識は疑う人もいない人だが、利益相反についてはどうだろう？

思い出してほしいのが、アフォーダブルケア法のサンシャイン条項は市販している製品を持たない企業には適用されないので、金をもらってそうした製品を弁護した専門家が何人いるか正確にはわからないということだ。それでも私は共同研究者とともに、企業から招かれた専門家の92％が、製薬企業からの支払いを受け取っていたことを確かめた（ただし前述のとおり、企業から金をもらった正確な人数はわからなかった)。もう一度言おう。92%が企業から金を受け取っていた。支払額の中央値は3万5000ドルだった[17]。この章のはじめに、大物たちの話をした。これが大物と言われる人々だ。腫瘍学の世界で声が大きい人たちは、産業界から大金を受け取っている。我々は追加の解析をした。こうした専門家たちが受け取る金額と、その人の論文掲載および被引用数(これは学術的な成功のものさしにされる)に相関はあるかを問いとした。強い相関があった。ここから次の疑問が生まれる:どちらが先なのか?(詳しくは後述)

最後に、残り2種類のODACの構成員に注目しよう。まずは患者/消費者団体だ。患者団体は、患者の希望を代弁するために呼ばれていると考えられる。2009年から2012年までの薬剤諮問会議の調査によると、会議の19%で、患者/消費者代表に経済的利益相反があった[18]。

6番目の、最後の構成員が一般参加者だ。一般参加者のためには開放されたマイクがあり、発言の機会が認められている。私は共同研究者とともに、これらの会議で発言した一般参加者103人の利益相反を調べた。一般参加者は医師とは限らないので、発言の最初に自己申告された利益相反を信じることにした。発言者31人(30・1%)が、旅費として、あるいは所属機関からの助成などの形で、経済的関係を報告した。さらに、発言者の92%を超える人が、その薬を承認するべきだと主張した。承認するべきではないと言ったのは6%、中立は2%だけだった[19]。ところで、承認に反対した人で利益相反がある人はいなかった。

これは何を意味するのか？　薬剤諮問会議のテーブルを見渡してみれば、すべての参加者に高い割合で、過去、現在、あるいは未来の、製薬産業との経済的な結びつきがあるということだ。参加者の多くがキャリアのどこかのタイミングで製薬産業からそれなりの収入を得ているときに、その会議が製品のリスクと潜在的な利益について公平に聞き取れる場だと考えるのは難しい。要するに問題は、その会議というものが、効果は小さいのに毒性はひどいがん治療薬に対して、本当に批判的であることなどできない、手の込んだ劇場ではないかということだ。

結論

すべてを知ったうえで図6－2をもう一度見てほしい。がん治療薬の承認、使用、支払いについての決定権という鶏肉は、経済的利益相反にどっぷり漬かったマリネだということがわかるだろう。がんの薬の生態系全体が、産業界の影響に支配されている。この状況が産業界に奉仕するためのものでないとは思えない。これでもこの章で取り上げた情報は、全体像をイメージしてもらうためのものでしかない。次の章では肝心な疑問に取り組む。こうした経済的なつながりはなぜ問題になるのか？　そして、その問題に対して何ができるのか？

第7章 経済的利益相反の害と、医学をリハビリする方法

あなたの富のあるところに、あなたの心もあるのだ。[*53]

――マタイ伝6：21

経済的利益相反についての議論の最後に、データをありのままに見てみよう。我々は医学誌に載っている研究について調べ、がん治療の分野全体にわたる、あらゆる立場の人が、製薬産業との経済的な結びつきを持っていることを指摘した。医師が、患者代表が、患者代表として発言している人が、経済的な結びつきを現在持っていて、ＦＤＡの担当者は将来の生活で持つことになる。ここで、そうした利益相反がなぜ問題なのか、さらに私たちがその問題に対して何をできるかを示す証拠を提示しよう。その前に、ひとつの視点を導入する。

＊53 新共同訳。

医学の中と外での経済的利益相反

はじめに、少なからぬ経済的利益相反を持っているひとつのグループを思い出してほしい。がんの医学の専門家たちだ。その専門家たちは全国集会で講演し、ガイドラインを書く（そのガイドラインによってメディケアに支払い義務が発生する）。医学誌の社説を書く。FDAの会議で専門家の意見を出す。第6章ではこうした医師の多数が利益相反を持つことを示すデータを取り上げた。彼らがそうする動機は小さくない。製薬企業からの支払額がアメリカの平均的な世帯年収に匹敵することも多いのだ。

生物医学において、特にその分野の知識が深い人の数が限られている病気（たとえば、がん）については、専門家が絶大な権力を持つ。がんをどう治療するべきかについて、専門家は裁判官と陪審員と死刑執行人を兼ねている。さらに、多くのがんについて、エビデンスとして使えるランダム化試験のデータは限られていて、歴史を対照とする研究とか、対照のない試験とか、観察研究のデータのほうがはるかに多い（第9章参照）。こうした形態のデータはより不確かなものだ。だから、グレーゾーンに対しては専門家が強力なお触れを発行する。

どんな職業についても、たとえどんなに正直で純粋な人でも、人間は金に動かされるものだということを、私たちは知っている。裁判官や陪審員の役割にある人には利益相反がないほうがいい。たとえば、法廷に立つ裁判官が被告から金を受け取っているのはまずいだろう。代議員とか大統領が医療保険政策に取り組んでいるとき、同時にブルークロス・ブルーシールド[*54]から支払いを受けるのは望ましくない。同じように、あの特権的な医師たちもまた、利益相反がないほうがいいと思われる。

私とケヴィン・ディ・ジーザスが書いて生命倫理学専門誌の『ヘイスティングス・センター・レポート』に載った論文で、政治の腐敗と医学における経済的利益相反は似た問題だが、まったく違った扱いを受けていると議論した[1]。

バージニア州元知事のボブ・マクダネルと、元ニューヨーク州議会議員のシェルドン・シルバーの例を考えよう。どちらも仕事はまじめにやったが詐欺的法律を作ったことで有罪判決を受けた政治家だ。最高裁判所が彼らの責任の範囲を限定したので、どちらも釈放された。それでも私の素人目には、彼らがやったことはやはり問題だし、未来の法理学では解釈が変わるかもしれないと思う。

マクダネルは10万ドルを超える贈与を受け取った。贈り主に対する返礼はたまたま少しばかり度を越していた。それは州知事の公邸を使わせてやるといったことだった[2]。マクダネルは贈与に答えて職権濫用をした責任を問われた。シルバーは１９９４年以来ニューヨーク州の下院議長だった。シルバーはまた、個人経営の人身傷害を扱う法律事務所にも勤務していて、この仕事から大きな個人的収入を得ていた。その法律事務所が相当に稼いでいた方法のひとつ

＊54 民間の医療保険者。

が、アスベストが胸膜中皮腫を引き起こした可能性があるとして争われた裁判を利用するものだった。アスベストのある環境はかつてのアメリカではよくあった。そしてアスベストはこのまれな腫瘍と関係するのだ。胸膜中皮腫を持つ人たちは、胸膜中皮腫を専門とするコロンビア大学のドクター・ロバート・トーブからその会社に紹介されてきた。ここまでおかしいことはなさそうに見える。胸膜中皮腫の患者を診察する医師は、患者の多くを人身傷害を扱う法律事務所に紹介するかもしれない。問題は、その医師というのが偶然にも、下院議長としての権力を持つシェルドン・シルバーが管理する研究費を受け取っていたということだ[3]。シルバーの例を使って、その関係性を図に表してみた(図7−1)。

法律上の細かい議論は別として、マクダネルとシルバーの両方が訴えられ有罪判決を受けたという事実は、多くのアメリカ人がこうした関係を快く思わないことの証明だ。こうした政治家たちは、公益のために働くという信用上の義務を持っている。それはつまり、政治家が在職中に、仕事と関係する判断を下すにあたっては、公共の福祉を指針としなければならないということだ。どちらの例でも、仕事に関係する行為によって(たとえば知事公邸を使うとか、胸膜中皮腫の研究に資金を支払うとか)、政治家が奉仕するはずの公共にとって明らかな利益になるとは言えないのに、政治的権力者と私企業の利益に尽くすための閉じた経済のループが作り出された。どちらの例でも、それがただの偶然だったのか、見返りを期待した行為だったのかは、なんともはっきりしない。シルバー氏の裁判にあたった陪審員の1人が、このことをうまくまとめて

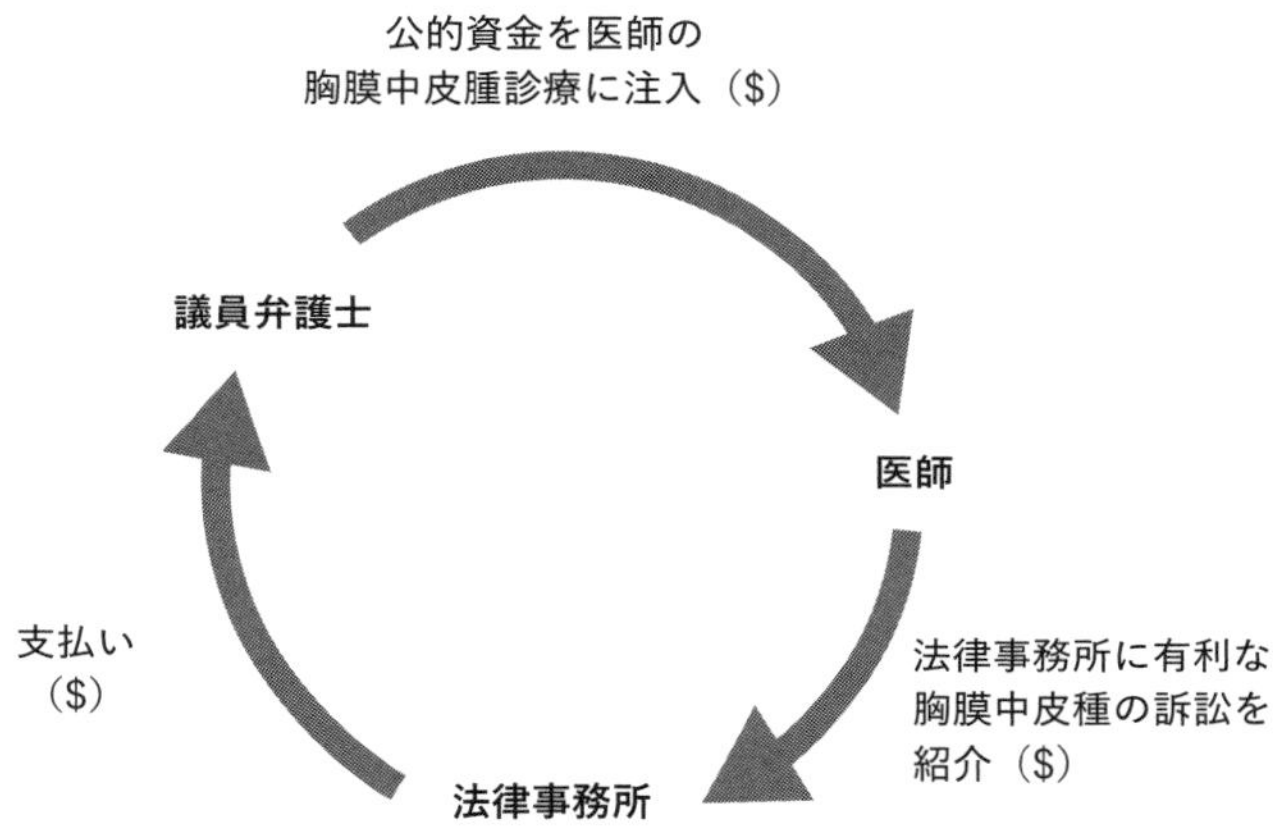

図 7-1　政治腐敗の事例における金銭の動き

言った。その女性は、胸膜中皮腫の医師に流れた金がただの「好意」だったかもしれないと思ったそうだ[1]。

実際、たまたま得をした人がいて、疑惑の政治家たちはたまたまその人から贈与や金銭を受け取っただけで、そのふたつには関係がないと説明することもできたかもしれない。それでも私は、信用上の責任がある人にはそうした疑わしいやり取りに関わらないでいてほしいと考えるのがふつうの考えだと思う。

ここで事態を、医師が医学を扱うやりかたと見比べてみよう。医師はつねに私心を交えず患者の最大の利益を目指して働くという信用上の義務を持つ。実際に医師の世界にはそういう宣誓がある。にもかかわらず、医師は当たり前のように閉じた経済のループに身を投じる（図7－2）。政治家の例と同じよう

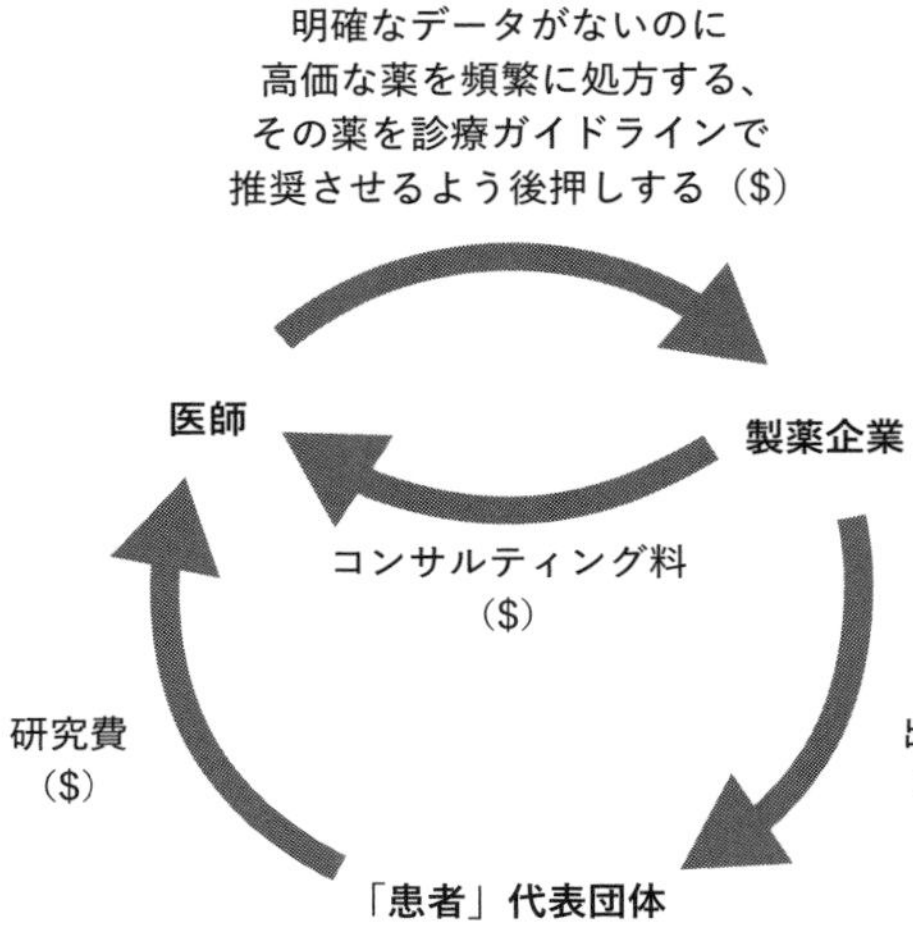

図 7-2　医学についての経済的利益相反における金銭の動き

に、医師も簡単に「これとそれとは関係がない。私が製薬企業から金を受け取ったからといって、私がその会社の薬を多く使うようになるわけではない」と言える。患者代表組織が製薬企業から金を受け取ったからといって、その組織ががんの薬の値段について抗議したがらなくなるわけではない。

政治家と医師の違いは、政治家に対する研究は広く行われているが、医師に対しては行われていないということだ。と言うより、医師についてのデータのほうが強いのだが、医師に対しては政治家と同じように経済的利益相反をとがめる声があまり聞こえてこないのだ。なぜ政治家と医師の扱いが違うのか？その答えの一部は、多くの人が政治家は疑いの目で見ているけれども、医師はつねに良く思われているという事実と関係しているかもしれない。

利益相反が問題になる証拠

最近の研究では、製薬企業から医師への支払いは製薬企業の利益になることが示唆されている。データを見る前に考えてみてほしい。数十億ドル規模の組織が、決算の足しにならないものにその数十億を使うことがあるだろうか？　企業が医師に総計かなりの額を支払うとして、もしそれが企業の利益にならないなら、論理的にまちがっているし、取引として成り立たない。

2016年のフライシュマンらの研究によると、経口抗凝固薬と非インスリン糖尿病治療薬という、最も多く処方される（そして多く宣伝される）種類の薬について、地域ごとで製薬企業から臨床医への支払いが多いほうが、ジェネリックの代替品に比べてブランド薬が処方されることが多いという関連があった［4］。医師に13ドル払うごとに、ブランド薬は3か月多く処方された。もちろん、こうした薬の値段と利ざやを考えれば、投資に対してリターンは見合っているのだろう。

同じ年のイェイらの研究で、このことは個々の医師のレベルでも当てはまっていた。イェイらは、医師がスタチン[*55]を処方する際、ほかに安い（そしておそらく同じ効果のある）薬があるのにブランド薬を処方する回数の割合を調べた。医師は1万ドル受け取るごとにブランド薬を処方する回数が1％増えるようだった［5］［原注　この本を書いているうちに、この結果を拡張するアーロ

ン・ミッチェルらの数本の論文が掲載され、高価ながん治療薬についても処方のパターンと支払いに関係があることは確立された」。

利益相反は金を受け取ることに限らない。ディジョンらは、製薬企業から1回の食事を提供されただけでも実際の処方に影響があるかを調べた。その結果、1回食事をおごってもらった医師は、安いスタチンではなく高いスタチンを処方する回数が増えていた（オッズ比1・18、95％信頼区間1・17－1・18）。β遮断薬[*56]も安いものではなく高いものを（オッズ比1・70、95％信頼区間1・69－1・72）、血圧の薬も安いものではなく高いものを（オッズ比1・52、95％信頼区間1・51－1・53）、抗うつ薬も安いものではなく高いものを（オッズ比2・18、95％信頼区間2・13－2・23）処方しやすくなっていた［6］。

利益相反は平均的な医師に影響するだけではない。専門家とかキーオピニオンリーダーにも影響する。2007年のメタアナリシスで、人気の糖尿病治療薬ロシグリタゾン（アヴァンディア）[*57]は心臓発作を増やすかもしれないとされた。ワンらはその話題に触れた論文を集めた。その結果、糖尿病治療薬のメーカーから支払いを受けた著者は、その関連が誇張されていると考え、ロシグリタゾンを使うようすすめることが多かった［7］。これは意見記事の著者にさえ当てはまった。意見記事は医学的データの解釈を形成するものなのに。

フュー＝バーマンらによれば、広く行われているホルモン補充療法に否定的な結果がランダム化試験で出たのち（詳しくは私の最初の本『医学の手戻りを終わらせる』を読んでほしい）、いくつかの論文が、そのランダム化試験は個々のケースには当てはまらないと主張した。その主張では、臨床の判断を導くためにはランダム化試験よりも観察研究のほうが優れているのだという(小1時間問い詰めたい提案だ)。こうした意見が経済的利益相反と手に手を取ってなされたとは、まったく思いもよらないことだった[8]。

前述の研究によって支払いが行動を誘導したとは証明できないという意見がある。厳密に言えばそのとおりだ。同時に、政治の腐敗に対しては因果関係を証明する研究など行われない。それでも見る人の多くはそれを問題と認識する。ところで医学の利益相反については、政府の腐敗と違い、事実によって関連が示されている。どちらかといえば、我々の懸念と態度はもっと強硬であってもいいはずなのだ。

医学の利益相反をどうするか

では、利益相反をどうすればいいのだろう? 現実にできることはきわめて少ない。せいぜい医師に利益相反を開示するよう頼むくらいだ。アフォーダブルケア法のおかげでその問題は

＊55 高コレステロール血症の代表的な治療薬。アトルバスタチン、ロスバスタチンなど。同じ成分でもブランド薬とジェネリック薬がある。
＊56 心不全、狭心症、高血圧などの治療に使われる薬。
＊57 日本では承認されなかった。

研究できる。しかしほとんどの患者は主治医の利益相反などいちいち調べない。この本を書いているうちに、めったにないことだが、大いに注目された事件があった。第5章にも登場した高名な医師ホセ・バセルガが、ある企業の製品を極端にほめちぎっているかたわら、巨額の利益相反を開示していなかったという報告ののち辞職したのだ[9、10]。この例があってもなお、利益相反を理由に追い出すということはふつうではない。さらにあとで、やはりこの本を出そうとしていたころ、ドクター・バセルガは人もうらやむアストラゼネカ社の主導的地位に雇用された。利益相反を開示しなかったことに対する罰はあまり面倒でもなさそうだ。『ＪＡＭＡ腫瘍学』に載った論文で、私と共同研究者は、利益相反開示についてのルールの多くが形式的なものにすぎないことを示した[11]。

第6章で、２０１４年から２０１５年の全国集会で講演した人のうち、製薬企業との関係を開示した人の割合を説明した。ここでそのとき本当に追究していたことを説明しよう。同じ論文で我々は、これらの利益相反がどのように開示されたかを調べた。発表の動画を見て、発表者が利益相反開示のスライド（何らかの経済的結びつきを知らせるものを対象とする）を何秒出していたか、ストップウォッチで測った。それぞれのスライドに書かれた語数も数えた。

我々の結果を正当に評価するために、平均的な人なら1秒で３・８語を読めることを知っていてほしい。校正者は1秒あたり３・３語の仕事ができる。甘めに見て、学会の発表者なら1秒あたり４語読めるかもしれないと我々は考えた。その基準からすると、利益相反のスライド

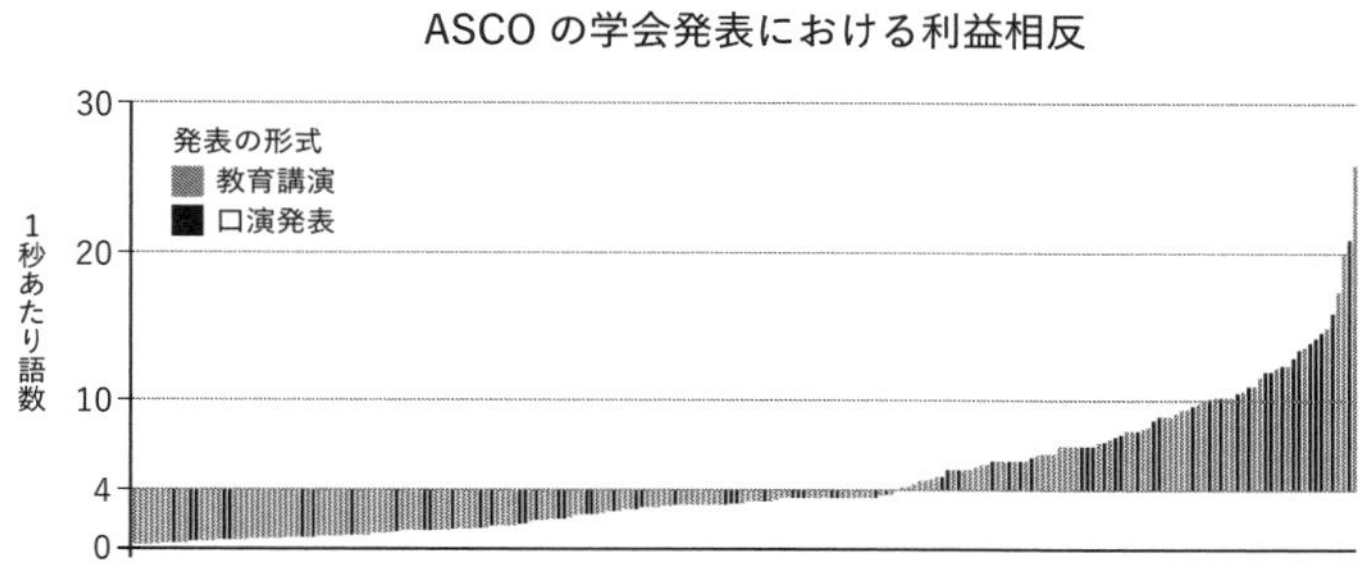

図 7-3　2015 年のアメリカ臨床腫瘍学会（ASCO）の口演発表における利益相反（COI）。読まれるべき語数は 62％の発表では 1 秒あたり 4 語以下、38％の発表では 1 秒あたり 4 語を超えていた。『JAMA 腫瘍学』の許諾を得て転載

のうち38％が、人間に読める速さよりも速く切り替えられた。図7－3に、発表者1人あたりの1秒あたり語数のグラフを示した（棒グラフ1個が1人の発表者を示す）。発表者によっては1秒あたり15語から20語もの速さでスライドを流した。利益相反の開示について、学会の努力はポーズにすぎない。実際は何もしていないのに何かをしていると言うための、空疎な身振りだ。

利益相反は著者の害になるか？

最近、医師が企業から資金を受け取ると学術界から罰を受けると言っている人を見た。製薬企業とつながることは不名誉と思われているので、キャリアに傷がつくのだという。おかしな話だと思ったが、興味深く、刺激的で、検証に値することだとも思った。

私と共同研究者は、企業と個人的につながることが、キャリアの助けとなるか、妨げとなるかを調べることにした。トップジャーナルに論文が載った400人を

超える医師のデータセットを作り、経済的利益相反の情報を抽出した。個人に対する支払いと掲載論文数の関係を解析した。医師は1万ドル多く受け取るごとに1・99本の論文を多く載せていた[12]。キャリアの長さ、以前の掲載実績、企業からの研究費で調整してもその関連は残った(1万ドルあたり0・84本)。これが何を意味するのか? 企業から個人に対する支払いを受けることは、キャリアの助けになりこそすれ、邪魔にはならないようだ。

『ニューイングランド医学ジャーナル』(NEJM)

NEJMは医学総合誌の中で最もインパクトファクターが高い(つまり、最も多く引用される)。そして長年にわたって医学誌のトップとされてきた。私の考えでは、最近10年の利益相反とかデータシェアリングとか独立監査とか透明性といった話題についての編集方針はどれもこれも、NEJMの評判を下げる方向に働いてきたのだが[13]、それでもNEJMの影響力はまだ強い。

NEJMの路線変更は、利益相反を率先して促すものだ。1980年代から1990年代に、NEJMの歴代編集長のアーノルド・レルマンとジェローム・カッシーラーは、製薬企業と利益相反の影響が広がっていることを懸念していた。レルマンは医療産業複合体が医学の知識と実践を脅かしていることを警戒する予見的な論文を書いた[14]。カッシーラーもまた懸念を持っていた。カッシーラーの回想録『予期せぬ結果』にはこう書いてある。

明らかになったことは、一部の製薬企業と医療機器メーカーが、臨床試験の都合の悪い、製品を支持しない結果を隠すことによって意図的にバイアスをかけ、盲検法の試験でランダム化の結果をばらし、ランダム化のあとで選択的に対象者を除外し、経験不足の医師を使って対象患者を登録させ試験を遂行させたということだ。社説で支持してもらえそうな、規制当局からも承認をもらえそうなデータを医学誌に載せようという努力の中で、すべての試験のデータを公開することは拒否した。研究を主導する研究者にさえ見せなかった。研究者には決してデータを漏らさないよう秘密保持契約を結ばせ、医学誌に投稿するための原稿に最後の手を加える権利は必死に守った。論文になった彼らの結論が衆目のもとで批判され、データを提示するよう求められたときにも、あるときは言い逃れ、あるときは墨塗りだらけのデータシートを出し、あるときは追試験をすると約束しながらそのままにした。こうした戦略はどれも適切に語り継がれていて、主要な製薬企業と医療機器メーカーはほとんどすべて、こうした怪しい行為のいくつかに手を染めている。こういうごまかしの結果は深刻なものだった。危険な薬が承認され、あるいは販売中止されないまま長く残り、はじめは治療に役立つ重要な作用を持つと信じられた薬がいくつも、あとでなんの利益にもならないと、つまり患者を副作用の危険にさらすことにしかならないと判明した。そうするうちに製薬企業は何百万ドルも売り上げていた。社会は役に立たない危険な薬のために金を払っていた[15]。

レルマンとカッシーラーは、信頼できる科学的情報に対して製薬企業が及ぼす影響を理解していた。もちろん、臨床試験を計画し、実行し、データを報告する仕事を、そのデータしだいで10億ドル得るか失うかする人たちに任せておけば、バイアスは大いに入るだろうということは、ほとんど自明だ。しかし、この問題の認識は、ジェフリー・ドレイズンが編集長になったことによって、NEJMからおおむね消え去った。

NEJMの編集長としてドレイズンは投稿規定を変え、レビュー論文と社説の著者が金銭的利益相反を持っていてもよいことにした。いまでは規制される利益相反は1万ドル(大金だ)以上のものに限られている。また、ドレイズンの任期にNEJMは経済的利益相反を取り上げた3部作の論説を載せたのだが、それは本質的に経済的利益相反に関わる懸念が誇張されていると主張するものだった。これに対して、NEJMの元政府連絡員のロバート・スタインブルック、元編集長のジェローム・カッシーラー、もう1人の元編集長のマーシャ・エンジェルが辛辣な返答を寄せた。題名は「医学誌の利益相反を正当化すること:とてもよくない考え」というものだ[16]。

2017年に私と共同研究者は、トップジャーナルの社説担当者の利益相反について調べた。社説を選んだのは、そこにバイアスがあった場合に潜在的な影響力が高いからだ。我々は3誌の最もインパクトファクターが高い医学誌を選び、監査した。社説記事の18%に、取り上げた薬品または医療機器に関わる利益相反があった。特記すべきことに、3本の記事はNEJMのルールにさえ違反しているように見えた。つまり、取り上げた薬品または医療機器に関して、1万ドルを超える支払いがあったのだ[17]。この結果は、生物医学のトップ中のトップにある社説記事の5件に1件ほどが、利益相反のある筆者に書かれていることを示唆する。

社説担当者の経済的利益相反についてのルールを緩くすることは大いに問題含みだ。特定の診療行為とか治療に好意的な社説記事が1本あれば、推進に向かって強く働くことがある。否定的な社説がひとつあれば広く疑いの種が撒かれる。社説とは本質的に、研究に対する著者の意見を述べるものだから、同じ研究に対して好意的な結論も否定的な結論も出せることはしばしばある。このため、社説が中立の立場で書かれることは望ましいどころか必須であり、NEJMが態度を変えてきたことは、ここ40年間の生物医学を形成してきた時代の流れを象徴するものだ。

解決

ここまでのすべてが解決のための序章だ。第6章と第7章に示した事実を知らない人には、これから語る解決が過酷で厳しすぎるものにさえ見えるだろう。しかし、この解決は、がん治療の議論を導くコンパスを、再び患者のほうに向けるために設計したものだ。その解決とは、医師が医療製品を販売する営利企業から個人的支払いを受けてはいけないというものだ。つまり、製薬企業のランチョンセミナーは禁止、医療機器メーカーからの謝礼金も禁止、検査会社からの相談料も禁止だ。利益相反は開示しても解決にならない。剥奪すること、その結びつきを断ち切ることこそが解決だ。

難しいことではない。FDAの職員はすでにその義務を負っている。少なくとも、FDAに勤務しているうちには。裁判官もその義務を負っている。腫瘍学とか医学全体が同じ解決策を守ることはできるはずだ。

私がしつこく聞かされている反対意見が、製薬企業からの支払いを禁止すると、産学の協調とイノベーションが潰れてしまうというものだ。この議論はまちがっている。第1に、私は企業から大学とか臨床研究に向けられる研究費の禁止を提唱しているのではない。それは続けてよい。ただし、医師個人への支払いには妥当な理由がない。私はまた、医師が製薬企業と付き合うなとか、話をするなと言っているのでもない。私も製薬企業に向けて話したことはあるが、弁済とか報酬は受け取らなかった。私は長年のうちに何十人もの学生とか研修医とか研究生と一緒に論文を書いたが、共著者から時給1万ドルを受け取ったことは一度もない(コーヒー1杯おごってもらったことさえ、あったかどうか)。実際は、学生と共著論文を書くことは私の仕事の一部であり、同じように、臨床試験に従事することは臨床試験担当者の仕事の一部なのだ。明らかに、一緒に働くことと報酬のやり取りをすることは同じではない。

もうひとつ断っておこう。利益相反に対するルールは、メモリアル・スローン・ケタリングがんセンターで働く人よりも、製薬企業で働く人に厳しく適用されている。たとえばファイザー社の職員がメルク社のコンサルタントになったら会社は喜ばないだろう。医師にだけ甘くすることに意味はない。

ほかの補助的な解決策を記しておく。

1　ASCOやASH(アメリカ血液学会)のような専門組織は、製薬企業との経済的関係を終えるべきだ。たいていの組織と同じように、収入は会費から得るべきだし、金の流れを引き締めることを知るべきだ。すべての集会が絢爛をきわめている必要はない。

2　患者代表組織は製薬企業から金銭を受け取るべきではない。もし受け取ることがあるなら、患者代表と自称するのをやめて、製薬代表組織と名乗るべきだ(ときどき患者代表組織のふるまいには製薬代表と言っても通じるものがある)。患者代表組織はしばしば未承認薬を、すなわち大した利益のない薬を承認するよう求め、医療費を削減することとか費用対効果の高いケアを目指したプログラムを批判するが、薬の値段が高いという問題には奇妙に沈黙を守っている。

3　ここでは深く議論できなかったが、根本的に動機づけの方向がまちがっている問題のひとつについて考え直さなければならない。それはがん治療にあたる医師が注射薬を処方するとある割合の支払いを受け取れるということだ(第4章で触れたメディケア・パートBの薬がこれにあたる）。このことによって高い薬を使ったほうが得をするという悪い動機が生まれる。このルールはなくすべきだ。

4　ガイドラインを作成する人に利益相反があってはならない。

5　元ＦＤＡ職員が製薬企業に勤務するとか製薬企業のコンサルタントになることについて、いつ、どこでなら許されるのかを統制するルールが必要だ。生涯にわたって禁止する必要があるのか、数年の間隔を置けば十分なのかはわからない。明らかに、このルールによってＦＤＡに勤める動機は減るだろう。ＦＤＡの仕事はいまでもすでに過小評価されているのだが。それに対する補償策は、薬剤審査にあたる人に公正な賃金を支払うことだ。民間セクターで稼げるのと同じくらいの。

6　がん治療薬の試験を計画し、遂行し、データを集め、解析し、報告し、解説する人たちは、その試験が新薬有効の結果なら何十億ドルを得る立場の人であってはならない。企業が試験に出資する現行のシステムは、営利企業が試験を計画し、遂行し、データを解析し、論文を書き、結果を報告するというもので、嘆かわしいほど問題がある。この点については第14章で再び取り上げる。

これら6か条のルールによって、より筋が通った、誠実な、整合的ながん治療のシステムに向かう長い道に踏み出すことができるだろう。とはいえ、利益相反があらゆるところに満ちている現在の世界を、私の提案する世界に変えることは巨大なジャンプだ。良い政策は段階を踏んで進んでいくものだ。このため、ヴィンセント・ラジクマールと私は、明日にも始められる解決のセットを提案した[18]。ここでは2点を取り上げよう。

第1に、メディカルライター[＊58]を使うことは禁止するべきだ。メディカルライターとは、論文の原稿を用意する手伝いのために雇われて働く人のことだ。メディカルライターたちは有能だが、残念なことに、それが悪いことなのだ。一部のメディカルライターは薬の利益を大きく見せ、害を小さく見せる技術を持っている。加えて言うなら、原稿に自分の名前を入れて自分が書いたと言う人は、本当に自分で書いた人であるべきなのだ。大学の学生はそのルールを守るのに、なぜ医師は守らなくていいのか？

第2に、ＡＳＣＯやＡＳＨのような専門家組織は資金源を完全に開示するべきだ。透明性には前述のとおり多くの目的がある。何より大切なのは、利益相反の問題を研究するには透明性が前提になるということだ。専門家組織の利益相反を研究しようとしても、いまはブラックボックスのままだ。

＊58 ここではいわゆるゴーストライターを指す。

悪い人たちではない

利益相反の問題は悪い人たちのせいではないと私が信じていることをはっきり言っておこう。製薬企業の巨大でゆがんだ働きについてさえだ。ほとんどの部分で、そうした働きをする人たちはほかのすべての人と同じくらいきちんとしていて正直だ。彼らはおそらく自分がすることが良いことだと思っているだろう。ただそうしたことの多くについて忘れているのかもしれない。

真の問題は動機づけだ。このようにさせているのは、その人たちに関わる制度なのだ。制度が医師に経済的利益相反を促す。そして医師は大した利益のない薬に希望の光を見出すようになり、害とコストと毒性を無視するようにさえなるかもしれない。経済的動機づけの働きは、電気のスイッチのように全か無かで働くものではない。そうではなく、むしろ部屋の明るさを連続的に変える調光スイッチのようなものだ。その結果として、生物医学は患者にとって最善と思われることよりも、利潤を最大化することに傾いていくのだ。

結論

我々の時代は、医療製品のデータを解釈する医師がなぜか、その同じ製品を患者に処方する人でもあるという時代だ。医師は患者と製品の製造者の両方から金を取る。このことによって緊張関係が生まれる。単純なことで、製造者にとっての最善と患者にとっての最善はときどき、あるいはしばしばと言ってもいいかもしれないが、一致しないものだからだ。エビデンスに基づく医学によってそうした医師を導くよう確立されたルールは存在しない（この先の章でいくつか提案するが）。多くの判断はグレーゾーンについてなされる。人間の仕事がつねにそうであるように、不確かなところで判断をしなければならない人に対して、正しく、誠実で、徳にかなった判断をするよう求めるには、その人に対する支払いが判断を特定の方向に誘導しないようにしなければならない。だから裁判官は給料をもらっても被告からの支払いは受けないのだし、製薬企業は従業員がほかの製薬企業から支払いを受けることは許さない。にもかかわらず、医学では、特に医学のリーダーについてはそうなっていない。現在の問題に対する解決は、この破綻した動機づけの構造を立て直すことだ。アメリカのGDPの20％近くにもなっている医療費が、心理学科の1年生ですら悲惨な結果を確信するような条件のもとで配分されてよいわけがない。

第8章　プレシジョン・メディシン[*59]は役に立つのか？

私は自分の薬をあまり自慢しない（…）医師のほうが良いと思う。彼らは自分の仕事が主人に奉仕しなければならないのであって、主人が彼らの仕事に奉仕するのではないことをよく知っている。彼らは、言葉やおしゃべりが病人を助けも治しもしないことを知っている。[*60]

――パラケルスス

「はじめに」の章で、ある学説あるいは風説が、がんの医学を支配し、効きもしない治療を広く使わせた様子を取り上げた。その風説とは、がんを完治させるには化学療法の用量を増やしさえすればよいというものだった。現代の世界では、我々は同じように、全ゲノム解析の進歩によってまもなくがんを制圧できるという奇抜な考えに魅了されている。実際に、こういうメッセージを聞くことが増えてきた。がん治療はこれまで理想像に遠く及ばないものだったが、いまこそ個人化医療の躍進を迎えようとしているのだ、と。この章ではがんの個人化医療とかプレシジョン・メディシンというものを取り上げる。「個人に合わせたがん治療」という言葉は実際のところ何を意味するのか？　そこに未来はあるのか？　そして、その成功をどうやって測ればいいのか？

個人化医療と呼ぶか、プレシジョン・メディシンと呼ぶか

私はがん治療の新しい動きを指す言葉として「プレシジョン・メディシン」がいいと思う。その理由は国立衛生研究所（NIH）元所長でノーベル賞受賞者のハロルド・ヴァーマスがその言葉を好む理由と同じだ。ヴァーマスの議論によれば、ゲノムやほかの技術的進歩が来る前の時代には、自分の父を治療する医師は、父のために治療を個人化させたという[1]。ヴァーマスは正しい。医師はいつでもそれぞれの個人のために治療を工夫してきた。一般的な原則とか、自分の経験とか、基礎科学とか、集団に対するデータを参照して。医師はつねに個人化医療を実践してきたのだ。いま話題になっているのは、治療上の判断の手がかりとしてゲノム情報を使うことが広まってきたことだ。この理由で、この先ではただ「プレシジョン・メディシン」

＊59 precision oncology を「プレシジョン・メディシン」と訳した。日本語としてすでに定着していると考えたため。
＊60 パラケルスス『物の本質について』にある言葉。英文から独自に訳した。

という言葉だけを使うことにする。

プレシジョン・メディシンとは何か

私の理解では、またそれを支持するデータも出すつもりだが、プレシジョン・メディシンという言葉は、がん患者に遺伝子解析とかRNA解析とかRNA測定とかタンパク質測定といった「オミクス」[*61]検査の結果に基づいた薬を処方することを意味する。難しいと思うなら、基本的にはこういうことだ。医師が何か特定の薬あるいは、薬の組み合わせを持って、患者のところに現れる。その医師はゲノミクスとか分子生物学の新しい道具を使う。

ここでデータを見よう。経験豊富な腫瘍内科医のロバート・ピーター・ゲイルと私は、時代の中で3期間を取り上げ、各期間の生物医学論文の中から、プレシジョン・メディシンという言葉の用法を収集した。3期間とは2005年から2010年、2013年、2016年である［原注　プレシジョン・メディシンという言葉は時代とともに多く使われるようになっていったので、各期間のサンプル数を同程度にするために、第1の期間として複数年を含める必要があった］。すべての論文について、著者がプレシジョン・メディシンという言葉をどのような意味で使っているかを分類した。いくつかの発見があった[2]。

第1に、現代(2016年)において、80%の論文が、治療を処方するための「オミクス」(ゲノミクスのような)検査を指してプレシジョン・メディシンと言っていた。言い換えれば、がんがどこから発生したものだろうと、つまり乳がんでも、前立腺がんでも、膵臓がんでも、ゲノムを解析して治療法を決めることができるべきだという意味で使われていた。この定義は、私がプレシジョン・メディシンの理念だと考えるものと一致している。以下ではこの定義を採用する。

第2に、定義が変わってきたこともわかった。2005年から2010年にはプレシジョン・メディシンとは主に異常機能を持つがんのタンパク質を標的とした治療(たとえばイマチニブのような薬剤。第1章参照)を指し、同じ病名を持つ人すべてに当てはまるものとされていた。2013年には、プレシジョン・メディシンとはある特定の種類のがん(肺がんとか大腸がん)を持つ人に対して、特定の薬を使うべき人は誰かを決めるために使われる分子生物学的検査を指していた。たとえば、EGFR(上皮成長因子受容体)の活性変異がある肺がんを持つ人ならばエルロチニブ[*62]を使うといったことだ。2016年までには、プレシジョン・メディシンの意味は、がんの発生組織によらず、治療のために次世代シークエンシングとかその他のオミクスを使う

*61 ゲノム科学(genomics)との連想で語られる学術分野を指して使われる語尾。ゲノム(genome)は遺伝子(gene)と染色体(chromosome)を合成した言葉だが、その「全体」という含みから、-ome という語尾が「全体」という意味で使われるようになった。たとえばプロテオミクス(proteomics)は「タンパク質(protein)の全体(-ome)の学(-ics)」といった意味である。

*62 日本での販売名はタルセバ。

ことを指すようになっていた。時代を追って見ると、高精度なプレシジョン・メディシンという言葉の精度は低いように見えた。

定義は重要だ。定義によって議論の枠組みが決まる。期待が実現したかどうかを評価できるようにするために、定義は前後一貫させなければならない。

プレシジョン・メディシンは広く行われているのか?

2016年の定義に従うなら、プレシジョン・メディシンはきわめて広く支持されている。主な医学研究施設は何万人ものゲノムを解析した。そのひとつのGENIEというグループは1万8000人のゲノムを解析した[3]。私企業も動き出している。何千人という患者のがんから、ファウンデーション・メディシン社(9万個[*63])やガーディアント・ヘルス社(2万個)がゲノムを解析した[4、5]。ファウンデーション・メディシン社は患者1人あたり5800ドルという価格を決めているので、売上は5億ドルほどにもなる計算だ[6]。

プレシジョン・メディシンが機能するための条件は何か?

プレシジョン・メディシンは、がん患者のゲノムが解析されること、そしてがんの種類によらず(乳がんでも、大腸がんでも、肺がんでも)、使える分子標的薬に対応する変異が見つかることを想定している。たとえば、いくつかの種類のがんに共通して、B-Raf(B-Rafプロトオンコジーンセリン／スレオニンキナーゼ）と呼ばれる遺伝子の変異が見つかることがあり、その場合にはベムラフェニブ[*64]またはダブラフェニブ[*65]（ともにB-Raf阻害薬）で治療できる。

プレシジョン・メディシンが機能したと言えるためには、ゲノム解析によって（1）患者のがんと薬をマッチさせられること（理想的には十分に多くのマッチがあること）、（2）マッチした薬でがんが小さくなること（理想的には完全になくなること）、（3）ゲノム解析をせず従来の方法で医師が薬を処方した患者（この場合にもいくらかの奏効はあるわけだが）に比べて余命が長くなること、が条件となる。残念なことに、これらの条件についてのデータははっきりしないか不成功と言うべきものだ。

治療にマッチする患者はどれくらいいるか？

これは動く目標だということを断っておこう。多くの患者をマッチしたければ、最も簡単な方法は、マッチの基準を非常にゆるくすることだ。さらに、薬が開発されて増えることにより、マッチは増える。それでも、論文に載ったうち最も信頼できそうなマッチ率の推定値（2017

*63 がんの個数を指す。がん治療薬の選択に関わるゲノムの変異の多くは、がん組織に固有のものであって、患者がもともと持っていたものではない。すなわち同じ人で複数のがんが異なるゲノム情報を持つこともある。
*64 日本での販売名はゼルボラフ。
*65 日本での販売名はタフィンラー。

年夏時点)を見れば、夢はしぼんでしまう。

プレシジョン・メディシンについて全米で進行中の、NCIマッチ試験と呼ばれる大規模研究によれば、2017年3月12日までに、次世代シークエンシング(NGS)を受けた患者4702人のうちたった495人(10・5%)しか、治療薬とマッチしなかった[7]。つまり、89・5%は対応する薬がなかった。マッチしなかった患者にはこんな治療戦略は何の役にも立たない。マッチ率が10%というのはひどいもので、もし今後改善がなければ、プレシジョン・メディシンという考えそのものがつまずくことになる。

もちろんNCIマッチ試験はそうした努力のうち最も知られたものにすぎない。がん研究センターは個別に独自のマッチングプログラムを持っている。ある施設は患者の25%もマッチしたと報告した[8]。ただし、この施設は「マッチ」の定義をゆるくしていた。その施設では、ある薬が患者に見つかった変異に反応するかもしれないという実験室でのデータさえあれば、その薬がその変異に対して承認されていなくても、本来その変異を標的としたものではなくても、その薬を使った。また、NCIマッチ試験はマッチと判定するものをあらかじめリストにしてあったが、こちらの施設の研究は同様にしっかりと計画されてはいなかった。マッチの基準はあらかじめ決めておく必要がある。研究者がやっきになってマッチを探しまくること、特にマッチとは言いがたいものを拾おうとすることがないと保証するためだ。

マッチすればがんは小さくなるのか？

分子標的薬にマッチしたとして、がんは小さくなるのだろうか？　最近論文になったMOSCATO－1と呼ばれる試験（うん、実においしそうな名前だ）がこの問いに答えているようだ。200人近く（n＝199）、1000人あまりの患者がゲノム解析を受けるべく研究に参加した。おおむね20％が薬とマッチし、22人の患者が完全奏効または部分奏効に至った。

要するに、この試験に参加した人はおよそ2％（1000分の22）の確率で、マッチした薬によりがんが小さくなった。読者にはわからないかもしれないが、この確率は低い。常識的には、古いタイプの細胞障害性抗がん剤で、がんが再発した人に対する奏効率は10％から20％だ。

がん組織を2種類の検査に出すと、同じ薬にマッチするか？

ここまでの話はあることを当たり前のように前提している。ゲノム解析の結果（その患者のがんについて何か基本的なことを教えてくれるはずの解析結果）はある程度信頼できるものだと仮定しているのだ。その信頼性を試す簡単な方法は、同じ患者からとった標本を（血液でも、組織でも）複数の検査に出すことだ。

この本を書いている時点で、私が知る限り3件の研究がそれをやっている[9－11]。それらの結果を合わせてみると当惑してしまう。56人の患者からとった標本について、両方の検査で見つかった変異はたったの17％（217件中36件）だった。3件の研究の結果を組み合わせることで、もうひとつの問いに答えることができる：2種類の違う検査によって同じ薬が提案されることはどれくらいあるか？　答えは25％だ（36件中9件）[9]。

この不一致の理由の一部は、血液に現れる変異とがん組織に現れる変異が違うことだ。しかし、がん組織を使った2回の検査を比較したときでさえ、不一致は目立った[12]。

すばらしい成功例があるではないか？

こうした事実は、新聞や雑誌や毎晩のニュースをいつまでも埋め尽くす逸話に矛盾するように思える。しかし残念ながら、そうした話は氷山の一角、成功物語しか考えていない。

すべての事例を体系的に見ればどうなるか？　2015年にドクター・アンドレイ・ヴァンドロスと私は、がんの論文全体を探してプレシジョン・メディシンの成功物語、いわゆる著効例の報告を32件見つけた。そうした症例報告の多くは奇妙な話に思えた。ある患者が、マッチした薬でとても具合が良くなった。それは事実としよう。ところが、その人は「プレシジョン」治療よりも前からとびきり具合が良かった。仮にある人がゲノム解析をされる前から平均的な余命よりもはるかに長く生きられる状態だったとしたら、新しい薬がどれくらい役立ったかは疑問だ。ある程度までは、長く生きていたのはもともと成長が遅いか薬が効きやすいがんだったからかもしれない[13]。

また、そうした報告の多くは、決定的なデータを省いていた。患者が以前に何種類の治療を受けていたかを載せていない報告が20％あった。16％は、がんが小さくなったかどうか（すなわち奏効があったかどうか）を載せていなかった。著効例が現れるまでに同様の治療を受けた人が何人いたか（つまり、何人がゲノム解析を受けたか）を載せていないものが62％だった。これは決定的に重要な情報だ。それによって、1人の著効例を取り上げるために何人が治療の負担と偽りの希望をあてがわれたかがわかるのだから。

2017年にジア・ルオとゴウ・ニシカワと私はこの調査をアップデートした。今度は180件見つかった[14]。前回と似た観察結果がいくつかあり、我々はさらに掘り下げた。そうした成功物語で取り上げられた患者のうち完全奏効があった人は3分の1だけだった。私の理解では、著効例になるにはその程度の効果で十分だということだ。奏効が持続した期間の中央値は14か月だった。悪くない。しかし、それより前に受けていた治療のあとの奏効期間が報告されていた例を見ると、その中央値は8か月だった。8か月というのはそれなりに長い。ここからは、その患者たちのがんの多くはもともと成長が遅い性質を持っていたことが示唆される。

こうした状況で役に立つ解析方法のひとつが、無増悪生存期間（PFS）の「フォン・ホッフ比」というものだ。フォン・ホッフ比は、ある薬のPFSが前の薬のPFSの1・3倍長ければ、その薬の利益はより確かだろうというものだ。この基準をすべての症例報告に当てはめると、基準に合った例は50％をわずかに下回った。言っておくが、この基準はそれほど厳しいものではない。それで合格は半分未満だったのだ。私の理解では、この事実が示すのは、こうした症例の多くはニュースになるほどすばらしい例ではなかったということだ。

経済的利益相反についても検討した。薬剤または遺伝子検査と経済的結びつきのある著者は、そうした結びつきのない著者よりも情報を省くことが多かった。もちろん、提示する情報を少なくするほど、成功を宣言して反論されずにいることは簡単になる。

最後にもうひとつ考えるべきことがある。それは「フェルミ推定」と呼ばれるものだ。エンリコ・フェルミは高名な数学者で、とっつきにくい問題に推定値を与えるうまい方法を考え出した。コンサルティング会社の採用面接でよく使われている。基本的な方法は、複雑な数量を細かい要素に分解して、それらすべての要素を桁が違わない程度の近似値に丸めることで推定するというものだ。近似値というのは、10か、100か、1000といった数字のうちで知りたい数字に一番近いものということだ。たとえば88に近いのは100だ。この方法によって、推定によるランダムな誤差の多くが（大きすぎても、小さすぎても）相殺される。

この方法を著効例に当てはめると次のようになる：10万人（近似値）がゲノムを解析され、100人（近似値）の症例報告が見つかった。ここからゲノム解析を受けた人のうち1000分の1未満が著効例であることが示唆される。このフェルミ推定はさほど大きく外れてはいないだろうと思っている。

プレシジョン・メディシンはどのように評価すればいいのか?

プレシジョン・メディシンはランダム化試験（RCT）を行って良いと言えるための主な基準2点を満たしている。第1に、それは患者の利益になると仮定された治療である。第2に、その効果量（用語集参照）は大きめに見積もっても極小または小だ。それを試す合理的な方法はRCTだ。そして実際に1件のRCTが行われた。SHIVAランダム化試験は、薬とマッチできる3種類の作用経路のうち1種に分子的変異がある患者を、対応する薬（11種の薬が使用可能とされた）または臨床医が変異を知らされることなく選んだ治療に割り当てた。対象となった195人のうち、治療戦略の違いによって無増悪生存期間の中央値に違いはなかった[15]。ほかに現時点でも進行中のRCTが少なくとも1件ある。IMPACT－2試験というのがそれだ。

プレシジョン・メディシンを支持する人の一部は後ろ向き研究（用語集参照）を好む。第9章で見るように、そうしたアプローチには落とし穴がいくつかある。後ろ向き研究は、変異が見つかって分子標的薬を使った患者と、変異に対応する分子標的薬がない患者を比較する[16、17]。この場合、ふたつのグループは根本的に違っている。一方は薬のある変異を持つ患者だけで、他方は対応する薬のない変異を持つ患者だけなのだ。薬のない変異はおそらく、何か理由があって薬ができていない。つまり、p53の欠失とかRas活性化変異といった、悪質で厄介な性質の変異だと思われる。こういう遺伝子の名前を知らなければ、そんな枝葉は無視していい。しかし結論はこうだ。薬を使った、特定の変異を持つ人たちを、まったく違った変異を持つ人たちと比較することはできない。これは本質的にリンゴとオレンジを比べているようなものだ。

知るべきことは何か?

いつか未来には、すべての種類のがんに対して、ゲノム解析とそれに対応した治療が、現在の標準治療に勝るようになるかもしれない。しかし、現時点で手に入る情報すべてを元にして言えば、その日は今日ではない。そんないま、商業的検査会社と医学研究機関がゲノム解析を売り込むやりかたは、これから検証を必要としているものを売るやりかたではない。いかにも奇蹟のように宣伝している。私はこのことを、がん患者にガマの油を売るようなものだと思う。その宣伝は、商品がそんなに良いものかどうかもわからないのに、健康効果がありそうな幻想を植えつけることで、病人を食い物にしているのだ。プレシジョン・メディシンが臨床的エンドポイントに及ぼす効果を理解するには、またプレシジョン・メディシンをエビデンスに基づく医学の世界に持ち込むには、ランダム化試験が必要だ。私はランダム化試験を2通り提案する。どちらかをやってみたらいい(図8－1)。

プレシジョン・メディシンについての観察研究は、意図せずRCTへの道を開いている。観察研究によって予想された推定値を使って、私はRCTを行うために必要なサンプルサイズ[*66]を設計した。いくつか言っておくべきことがある。第1に、プレシジョン・メディシンの利益は、

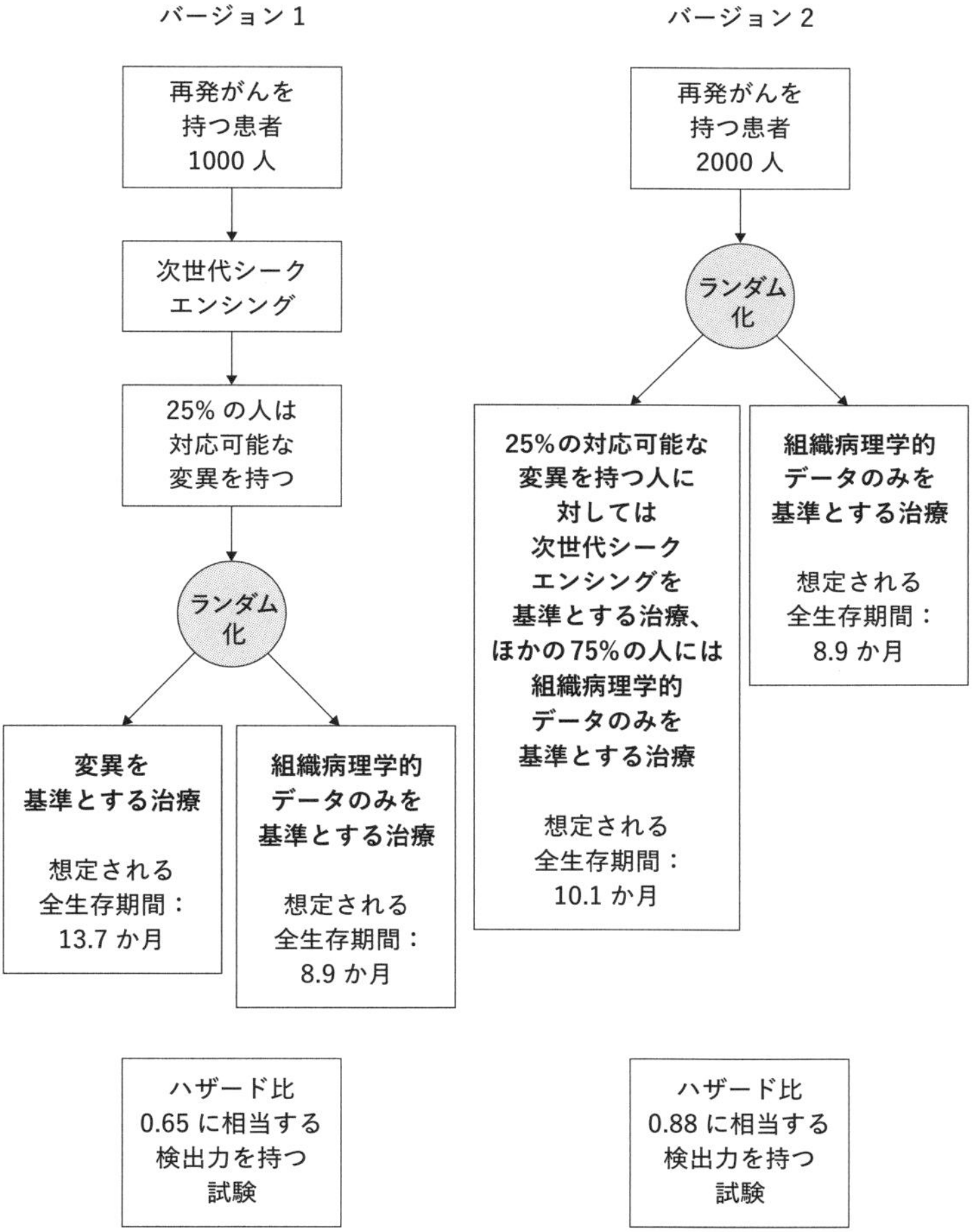

図8-1　プレシジョン・メディシン戦略のためのランダム化試験の提案2種類。オックスフォード大学出版会『腫瘍学紀要』の許可を得て転載

有効の方向に偏った観察研究のデータを使っていてさえ、医師が患者のために治療に望むものを大きく下回っている。ゲノム解析をすれば8・9か月の余命を10・1か月にできるとは? その1・2か月という成績からすれば、プレシジョン・メディシンというものはたいていの平凡ながん治療薬と似たようなものだ。それも試験結果が良かったとしての話だ。第2の注意は、ゲノム解析を受けた患者のうち100人あたり数人ほどしか、プレシジョン・メディシンの真価を試す対象者にはなれないということだ。

とはいえ、結果によらず、プレシジョン・メディシン戦略の有効性を試す試験は患者と社会にとって高い価値がある。プレシジョン・メディシンについては、人の役に立つというはっきりした証拠もないのに、いまだに金が注ぎ込まれている。プレシジョン・メディシンにかかる費用が雪だるま式に膨れ上がっていることに比べれば、この問題に決着をつけるためのコストはかわいいものだ。プレシジョン・メディシンの支持者の一部は信念を硬直化させてしまっている(そこに経済的利益相反が寄与している)が、多くの医師はまだ開かれた心を持っていて、データがあれば考えを変えるだろう。こうした理由で、私が提案するランダム化試験は資源の有効利用だと言える。

結論

プレシジョン・メディシンは、がんを持つ人すべてのゲノム解析という意味では、ひとつの仮説にすぎない。その仮説には魅力がある。自分だけのために工夫された治療を望まない患者や医師がいるだろうか？　しかし現実は、ほとんどの患者が薬にマッチせず、ほとんどの患者が奏効に至らず、一部の患者は違う検査を使えば違う薬に当たり、奏効してもほとんどは長続きせず、平均的には、その戦略がほかのやりかたより優れているかどうかもまだよくわかっていない。いつかプレシジョン・メディシン戦略の成功を見る日が来るのかもしれない。成功かどうかをはっきり知る唯一の方法は、お定まりのランダム化試験だ。プレシジョン・メディシンは批判を必要とする仮説だ。しかし、この現実的な結論は、道を誤った多くの人たちにとっては気に障るものでもある。

＊66　ここでは、試験に参加する患者の人数。

第3部

がん治療のエビデンスと臨床試験を解釈する方法

第9章　研究デザイン201

ランダムに対照群に割り付けられたことで利益を得た患者がどれほど多いかを知りたければ、使われなくなった治療法の墓場を訪ねてみるだけでよい。

——トマス・チャーマーズ

対がん政策の理解を深めるには、がん治療の臨床試験に関わる用語と概念をざっと知っておかなければならない。私はこの知識を研究デザイン201と呼ぶ。[*67]アダム・シフと私は、共著『医学の手戻りを終わらせる：アウトカムを改善すること、命を救うこと』の第9章で研究デザイン101を書いた。ここではがん治療の研究に使われる研究デザインを中心に説明する。

最も多く使われる研究デザインは、観察研究とランダム化試験の2種類に分類できる。ランダム化試験の中にはいくつか、ほとんどがんの医学でしか使われない手法がある。ランダム化の主な利点は、ほかにがんの研究で多く使われる2種類の研究方法と比較することで浮かび上がってくる。

話を始める前に、臨床医と研究医の違いを考えておこう。『医学の手戻りを終わらせる』では科学者を2種類に分けた。第1の科学者が研究者だ。研究者はなぜ世界はこのように動いているのかについて根本的な疑問を抱いている。第2に臨床家がいる。臨床家は診療所でがんを持つ患者と付き合う中で、判断を迫られる問題に対する実用的な答えを求めている。

研究者はいろいろな疑問を持つ。研究者にとって正しい研究デザインは、個々の疑問に答えられるものだ。たとえばこんな疑問があるかもしれない：がんはなぜあるのか？　がんの原因のうち何%が遺伝ではなく環境によるのだろう？　体の中でがんになりやすい組織とそうでない組織があるのはなぜか？　こうした疑問のいくつかは信じられないほど答えにくいもので、その多くについて私も答えを知らない。しかし、がんを持つ人を治療する人が最も多く突きつけられる疑問、臨床家にとって最も重要で関係がある疑問はひとつだけだ：この薬、処置、手術、あるいは放射線療法が効くだろうか？　私の患者にすすめるべきだろうか？　この章ではこうした疑問に集中する。何かをすることで人の具合が良くなるかどうかを評価するために知っておくべきことが、この章にある。

＊67 この数字は、「101よりも高度な内容」を意味する。アメリカの大学で講座名によく使われる番号表示から転じて、「101」は「入門篇」という意味でさまざまな場面に使われる。

ナッツ狂時代

2017年5月に、ある話が全国ニュースになった。見出しには「大腸がん治療後にナッツが効くのか?」[1]とか「木のナッツを食べると大腸がんの再発のリスクが減る」[2]と書いてあった。

研究によれば、限局[*68]した大腸がんを手術で取り除けた患者が1日あたり2オンス[*69]を超えるナッツを食べていた場合、がんの再発のリスクが小さかったという。

なぜナッツなのかを説明する前に、ランダム化試験で大腸がんの再発リスクを減らすことが証明されている薬とそうでない薬について少し説明しておこう。がんの再発を減らす薬には共通点がある。

あるメタアナリシスによると、抗がん剤の5-FUは手術後の大腸がん患者の死亡率を22%減らす(3年生存率は78%から83%に増やす)[3]。もうひとつの抗がん剤のオキサリプラチンを加えると再発のリスクは(ステージ3のがんについては)さらに20%減り、死亡率は16%減る[4]。ベバシズマブという、転移があるがんには若干の利益があるとも言われる薬は、術後の補助療法として試した少なくとも3件の試験で失敗に終わっている[5-8]。転移のあるがんに対して役に立つイリノテカンもまた、補助療法としては再発リスクを減らせなかった[9-11]。セツキシマブもそうだった。転移があるがんに対しては少しばかり余命を延ばせる薬なのだが[12、

13]。

　さて、教訓は何だろう？　単純に言って、転移があるがんに対して有効だった薬が、術後の補助療法でも効くとは限らない。そして私の見たところ、転移のあるがんを小さくしないが補助療法では再発リスクを減らすという薬は地上に存在しない。

　ここでナッツの話に戻ろう。２オンスの木のナッツで転移のあるがんが小さくなるだろうか？　絶対にそんなことはない。もしそんなことがあるなら、医学論文を探せばアーモンドを手のひら２杯ほど食べたあと元気もりもりになったという逸話の報告が見つかるはずだ。そんな報告はない。ナッツのようなおとなしい物質ががん細胞を殺すという考えはありそうにすら思えない。そもそもあんな研究結果で、大腸がんの手術という生物学的に大変な試練を乗り越えたあとにナッツが効く可能性について、何がわかるというのか？

　ここで研究結果をよく見てみよう。２オンスのナッツを食べることでがんの再発リスクは42%低く、死亡のリスクは57%低くなった[1]。

　意味がわかるだろうか？　第１に、ナッツはがんの再発を減らしただけでなく、死亡を減らす効果はさらに大きかったのだ！　仮にナッツでがんの再発が減ると信じたとしても、それだ

＊68 転移がないということ。
＊69 およそ57グラム。

けでは死亡率の改善を完全に説明することができない。さらに15％上乗せの効果があると考えなければならないのだ！

第2に、ナッツのバリュー、すなわちナッツから得られた利益は、あらゆる抗がん剤を上回っているように見える。ナッツは大腸がんの再発を減らすための唯一最大の治療だったようだ。しかし、「研究者代表によれば、この利益は木のナッツに限られていたという。たとえばブラジルナッツ、カシューナッツ、ペカン、クルミ、ピスタチオだ」。その研究者代表という人はハーバード大学の臨床研究員だ［1］。あたかもその補足によって報告された数字がさらに納得できるかのように語っている。むしろ怪しく見えそうなものだが。

オーケー、実際のところ、何が起こっていたのか？　1日あたり2オンスの木のナッツを（ピーナッツではなく）食べる人たちは特別な人たちだ。平均的な人よりも具合が良さそうな人たちだ。その人たちは木のナッツの習慣を続けられるだけの金があるだけでなく、戸棚に木のナッツを蓄えておけるだけの時間と豊かな生活がある。毎日の習慣として木のナッツを忘れないだけの心の平安もある。私が学生のころも、研修医のころも、研究員のころも、木のナッツを買う金があったかどうかはよくわからない。いまでは医師になったので1日2オンスの木のナッツの習慣に金を出すことはできるが、毎日食べるだけの時間と気力はない。

どんな人が2オンスのナッツを食べているのか？　特別な、それは特別な人たちだ。社会経済的に豊かで、自分の健康に集中するための時間と気力がある人たちだ。もしかしたら、そういう人は木のナッツなど食べない人よりも少し早くがんを発見したかもしれない［原注　ナッツを食べる人も食べない人も同じステージのがんを持っていたという事実にかかわらず、こういうことは起こりうる。ステージというのは広い分類で、同じステージの中にも違いがある。所得階層と同じだ。同じ階層にいるからといって、所得金額が同じとは限らない］。もしかしたら、こうした裕福な患者たちはがんの性質も違っていたのかもしれない。もしかしたら、この人たちはほかにもリスクを下げる行動を取っていたかもしれない。

　理由がどうあれ、2オンスのナッツを食べるのは特別な人たちだ。ほかの人とは違う。また、がんの再発を防ぐ効果よりも死亡を防ぐ効果のほうが大きいという事実は、その効果の元になっているのがナッツではなくその人たちに関係する何かだと説明したほうがよさそうだ。何と言っても、がんの再発が減ったことでは長生きの説明がつかないのだから。

　しかし、ここで得られる真の教訓はむしろ、研究者もまちがえるということだ。注目されたいからか、業界で名を挙げたいからか、あるいは単に愚かさからかもしれないが、ハーバード大学の研究者がほとんど確実にまちがいだとわかるものに名前を貸すこともあるのだ［14、15］。

効果の振動

　こうした研究にはさらに深い問題がある。それは多重比較の問題だ。つまり、何かを検定する回数の問題だ。この先ではランダム化試験の利点のひとつが多重比較を制限できることだという話をする。研究方法にいろいろある中で、ランダム化試験の対極にあるのがあれだ：栄養学の疫学研究。ナッツとかベリーとかワインとかコーヒーについてのランダム化試験は非常に少ない。ほとんどないと言ってもいい。私たちに差し出される研究はどれも観察研究だ。観察研究の問題は大きく2点ある。第1に、その研究が注目した何かを食べる人と食べない人に違いがある。毎日2オンスの木のナッツを食べる人たちはそうでない人とは違っている。第2の問題は、同じ解析が、あるいは似たような解析が、とんでもない回数にわたって繰り返されているのだが、その回数を制限するルールが非常に少ないということだ。

紅茶、コーヒー、メトホルミン、[70]スタチン、アスピリン、ビタミンEを例に取ってみよう。新聞を開くとビタミンEが全死因死亡率を上げるという記事が載っていたとしても、驚くべきことではない。来週にはビタミンEで長生きできると書いてあるかもしれないのだから！　同じことが、こうしたよくある口から入るものの研究すべてに当てはまる。コーヒーは偉大だ。いや、毒だ。明らかに、ニュースはこうした話題についていつまでも意見をコロコロ変えている。

2015年にチラグ・パテルらはなぜこれほど相反する栄養学研究が多いのかを説明しようとした[16]。パテル論文を理解するには、口から入るものについての研究がどのようになされているかを理解している必要がある。コーヒーを多く飲むか少なく飲むかをランダムに割り当てる大規模研究は行われたことがないので、研究者は観察データベースを使う。広く使えて人気のデータベースが、NHANES（全国健康栄養調査）というものだ。多くの研究者がNHANESのアクセス権を持っていて、NHANESのデータを解析できる。特に流行の話題についての解析だ。その方法はこうだ。データをさかのぼって過去の時点で特定の曝露[*71]（たとえばコーヒー）があった人をなかった人と比較する。一方のグループでそのイベントが、たとえば死亡とか発がんとか、なんでも好きな何事かが、他方のグループよりも多いか少ないかを計算する。最後に、関係する変数で調整する。調整として年齢、性別、社会経済的因子を計算に入れる。ほかにも人種とか心臓病の家族歴について調整するかもしれない。調整をするのは、こういう疑問があるからだ：ほかのすべての要因が一定だとして、コーヒーの消費量が寿命と関係するだろうか？

パテルらが考えたのは、多重比較を計算に入れるとこうした栄養学研究の結果がどうなるかを調べるということだ。ポートランドの研究者が年齢と性別を調整したらどうなるか？　トロントの研究者は年齢と性別と社会経済的因子を調整した［原注　**カナダではこうした因子を気にする傾向があるようだ**］。アトランタの研究者はほかに4変数を調整した。ボストンの人は6変数。

パテルらは、個々の研究者が少数の変数あるいはその組み合わせしか調整しなかったとして

＊70　標準的な糖尿病治療薬。
＊71　ここでは特定の食品を口に入れること。疫学用語としては一般に、何かの原因になりうるとみなされた食品、薬剤、環境、社会的地位などを指す。

も、ほかの研究者が別の少数を調整することを知っていた。世界中の研究者を集めれば、調整が考えられる変数のほとんどすべての組み合わせに対して、仮説検定を実行しているかもしれない。パテルらはこの状況を再現することにした。

パテルらは、人気の栄養学的変数をいくつか選び、それらが死亡率に及ぼす影響を検定した。コンピュータを使って、13種のよく使われる調整変数（年齢、人種、性別、社会経済的因子など）の可能な組み合わせすべてに対して、調整した結果を計算した。試した栄養学的変数の31％が、ただ調整する変数の組み合わせを変えただけで、死亡率に対して正の関連を示すこともあれば、負の関連を示すこともあった。ビタミンEのような何かが、ほかの何を計算式に入れるかによって、命を守るとも言われるし、早死にの原因になるとも言われるのだ。パテルらはこの現象を効果の振動と呼んだ。

効果の振動は、観察研究における深い問題だ。よくある曝露とよくあるアウトカム（たとえば、がん）の関連の多くは、おそらく中立なのだ。つまり、その食品は長期的な死亡リスクを大して変えないのだ。これで話がわかるようになる。考えてみてほしいのだが、1日にコーヒー1杯か2杯飲んだことが寿命に関係するという話が、本当にありそうなことだろうか？　ニンジン1皿だったらどうだろう？　真実はこうだ。よくある曝露のほとんどは、長生きに大きく影響することなどありはしない。同時に、大勢の研究者がそうした考えを追い回し、派手な発見を報告すれば有名になれるという事実に促されれば、いずれはこのありさまに似たようなところに行きつくのかもしれない。つまり、解析結果が毎度大騒ぎされ、しばしば互いに矛盾する現状に。公表される論文はどれもこれも、膨大にある退屈な解析結果という氷山のうち、統計的に有意という水面から顔を出した一角にすぎないのだ。

観察研究に続いてランダム化試験が行われるとき

同じ話題に対して、観察研究とランダム化試験の両方が行われたらどうなるだろう。ＦＤＡに承認され発売されていない薬剤については、観察研究はありえない。なぜなら、観察するべき、その薬を使用している対象者が存在しないからだ。ただし、少なくともひとつの用途についてすでに承認された薬であれば、その用途が研究者の調べたい用途ではなかったとしても、観察研究は可能になる。これは、その薬が発売されてさえいれば、医師は承認された用途以外にも使うことが多いからだ。これは適応外使用[*72]と呼ばれる。また、オバマ政権の末期に制定された連邦法の21世紀治療法によって、ＦＤＡは実質的に適応外使用の観察研究に基づいて承認することを認められている。この章を終わりまで読めば、これが良い考えなのかどうかを自分で判断できるようになる。

第1章と第2章で取り上げたがん治療薬のベバシズマブを例に取ろう。覚えているかもしれ

＊72 日本でも適応外使用が認められる場合はあるが、アメリカほど一般的ではない。

ないが、ベバシズマブは転移のある大腸がんに対する最初の治療として、化学療法と組み合わせて使うことを承認されている。ベバシズマブは広く使われているのだが、そこには疑問がないわけでもない。実際には、ベバシズマブは承認されたものと違う化学療法と組み合わせて使われていて、その組み合わせは試験で無効だったからだ。だが、2000年代半ばに研究者が関心を持っていたのは違うことだった。当時は、最初にベバシズマブ+化学療法を使ったがんが進行してしまった患者に対して、ベバシズマブが有効かどうかを示すデータは存在しなかった。標準的な考えかたなら、違う化学療法に切り替えるべきだ。そのときベバシズマブはやめるべきか、続けるべきか？

2008年に1件の観察研究がこの問いに答えようとした。その研究は「ベバシズマブのレジメン：治療効果と安全性の調査」という名前を略してBRiTE研究と呼ばれている[17]

［原注　研究の名前に目を引く頭文字言葉をつけたがる人は多い。ある明敏な臨床医はあるとき、7の大罪*73のうち6までが臨床試験の頭文字言葉に現れていることを指摘した。「CASANOVA*74」「PASTA」「MIDAS*75」「SWORD」「CADILLAC*76」「PARAGON*77」[18]、いずれも臨床試験の名前だ。怠惰を代表する臨床試験はなかった。「これらの試験は、複数の変数を調整したのちでさえ、引用されやすかった」[19]］。BRiTE研究は単純な試験だ。3種類の患者のグループを比較したのだ：(1)一度進行があってから何の治療もしなかった人たち（このグループの患者は非常に状態が悪かったと思われる）、(2)ベバシズマブは継続することなく、ほかの化学療法を行った人たち、(3)ほかの化学療法に加えてベバシズ

マブを使った人たち。その結果は劇的なものだった。何もしなかったグループで生存期間の中央値は12・6か月(驚くべき数字ではない)、化学療法のみのグループで19・9か月、化学療法とベバシズマブのグループでは31・8か月だった。BR・iTE研究を信じるなら、ベバシズマブはなんと11・9か月も寿命を延ばしたことになる。1年近くの改善効果であり、ベバシズマブを使わないより60%の延長だ[原注 私はここに挙げた60%の変化という相対リスク*78の数字を使うのがとても嫌いだ。相対リスクは「統計で嘘をつくこと」だという正当な悪名がある。私がここに相対リスクを挙げたのは、この章で続いて出てくるもうひとつの相対リスクと比較するためでしかなく、読者に薬を売り込むためではない]。第1章を思い出してほしい。平均的ながん治療薬の利益はおよそ2・1か月だった。もしBR・iTE研究が本当なら、この効果は驚くべきものだ。

＊73 諸説あるが、傲慢、強欲、嫉妬、憤怒、淫蕩、貪食、怠惰を指すのだろう。
＊74 イタリアの作家ジャコモ・カサノヴァは淫蕩で知られる。
＊75 ギリシア神話に登場するミダス王は、強欲のため触れたものすべてを黄金に変える力を望んだ。
＊76 高級自動車のキャデラック。嫉妬に相当するか。
＊77 「模範」を意味する語。傲慢に相当するか。
＊78 統計学用語の相対リスクの意味ではなく、31・8か月が19・9か月のおよそ1・6倍であることを指す。

ランダム化試験

時は流れて2012年、ベバシズマブの有効性についての疑問が再来した時代まで進む。BRiTE研究は現実の世界で患者に何が起こるかを問う観察研究だったのだが、ML18147試験［原注　舌がもつれそうな名前だ。AVASTIN4EVERとでもいうトレンディな名前だったらよかったのにと思えてくる］はランダム化試験で、セカンドラインの化学療法にベバシズマブを加えるか加えないかを比較した。この研究はこの問いに答えようとしている：転移のある大腸がんに対してセカンドラインの化学療法に進む患者にとって、ベバシズマブを続けることの価値は何か？観察研究とは違って、ランダム化試験は形式の決まった実験だ。参加者は登録され、どちらの治療を受けているかは知らされない。どちらの治療に当たるかはランダムで、しばしばコンピュータのプログラムを使って割り当てられる。ある患者はベバシズマブあり、別の患者はベバシズマブなしだ。そして2グループの結果を比較するのだ。

第8章で少し触れたように、ランダム化試験には前提が2点ある。第1に、治療の効果が均衡していなければならない。ランダム化試験は、非常に効果が大きい治療については必要ない。第2に、その治療は患者の利益になるだろうという仮説のもとで使われるものでなければならない。

もしその治療が、たとえばパラシュートを背負って飛行機から飛び降りるようなものなら、つまりパラシュートがなければ死は確実であって、パラシュートがあれば死なないことが保証されるといったものならどうか。おわかりだろう。常識を働かせればいい。実際のところ、医療においてはパラシュートほど確実なものはほとんどない。医療として私たちがしていることのうち、生存率を０％から１００％近くまで変えるものはほとんどない。だから、第１の前提によって対象外となる医学的治療はそれほど多くない。

第２の前提は、研究者がその治療は利益があるはずだと信じている必要があるということだ。このことは当たり前のようだが強く言っておきたい。ランダム化試験は、潜在的な害を試すために行われるのではない。害を加えるかどうかをランダムに決めようとするのは戦争犯罪者だけだ。もし研究者が工業用の溶剤はがんの原因になると考えたなら、人に溶剤を与えるかどうかについてランダム化試験は行わない。喫煙についても同じことだ。銃で撃つのも同じことだ。それなのに、「喫煙（加害行為）についてランダム化試験は行われていないのだから、**「好きな治療を入れて読んでほしい」**についてのランダム化試験はできない」と言い出す偉い人たちは多い。

しかし、独創的な人なら、研究方法をひっくり返すことによって、倫理的に正しい方法で疑問に答えることは簡単にできる。たとえば人に喫煙をさせるかさせないかのランダム化試験はできないが、習慣の固まったヘビースモーカーを連れてきて、禁煙戦略についてランダム化することはできる。ランダム化試験が医学で役に立つのは、医者がすることのほとんどが、良くてもほどほどの効果しかなく、かつ、それらすべてが世界をより良くしようとする努力だからだ。

さて、ランダム化試験が可能になる条件を明らかにしたので、次にランダム化試験の利点を考えてみよう。第1の利点は、ランダム化試験で作られる2グループが、アウトカムに影響しうる無数の変数について同じ条件にあるということだ。がんの進行したあとでベバシズマブを使う患者は、使わない患者よりも金持ち(あるいは、良い保険に入っている)かもしれない。もしかしたら、アウトカムを改善したのはベバシズマブではなく、その富と充実したケアだったのかもしれない。こういうことはベバシズマブをランダムに割り当てれば起こらない。この場合、どちらのグループにもさまざまな社会経済的地位の人が入り、その分布は似たようなものになることが期待できる。

ランダム化試験の第2の利点は、多重比較を制限できることだ。多重比較とは本質的には何かを試せる回数のことだ。ランダム化試験を実行するには特有のコストがかかるので、何かを試せる回数の総計は限られてくる。こういうコストは観察研究には存在しない。解析はしたいだけ何回でもできる。前述のとおり、多重性が効果の振動の鍵になるのだった。理想的には少数のランダム化試験が似たような結果を出していると良いのだが、実際にも、同じ話題について1万件のランダム化試験が行われ、その中から研究者が予断に合うものだけをチェリー・ピッキング[*79]できるということはない。

本来の問題に戻ろう：ベバシズマブはがんが進行したら続けるべきか？ ML18147試験はBRiTE研究とまったく同じ問いに答えようとした[20]。ML18147試験において、すべての患者は化学療法で治療され、ベバシズマブを使うか使わないかがランダムに分けられた。化学療法だけの患者の生存期間は9・8か月、対して化学療法にベバシズマブを加えたグループでは11・2か月だった。ベバシズマブは生存期間を1・4か月、つまり14%延ばしたことになる。思い出してほしいのだが、BRiTE研究ではこの差は12か月近かった。なぜBRiTE研究とML18147試験の結果はこんなに違っていたのか？

これら2件の研究は、がんの医学における観察研究にありがちな問題をよく表している。現実の世界で、一部の患者がある治療薬を使い、ほかの患者が使わないことには、複雑な社会的理由と生物学的理由がある。身体的に頑丈な患者はしばしば、病弱そうな患者よりもそうした治療薬を使いそうである。このため、ある治療を使った人と使わなかった人を比較することは問題含みだ。ベバシズマブの場合なら、ランダム化によって交絡[*80]の影響が最小化されれば、11・9か月の効果は1・4か月の効果になってしまった。そうすることで、利益はほとんど消えかかったのだ。ランダム化試験で示された1・4か月の利益すら疑わしい理由を後述するが、その前に、がんの医学で使われる研究デザインをもうひとつだけ取り上げておこう：歴史を対照とする研究だ。

＊79 都合のいいものだけを拾い集めること。臨床統計においてはこの文にある意味で使われることが多い。

＊80 本文にあるように、原因とされること（ベバシズマブ）と結果とされること（生存期間）に共通する別の原因（治療前の体力や経済力）があること。

歴史を対照とする研究すなわち対照のない研究

観察データを使う後ろ向き(過去のデータを見る)研究デザインと、ランダム化試験と、その両方の要素を含む混合的な研究デザインがある。それが歴史を対照とする研究だ。歴史を対照とする研究は実験なのだが、ランダム化試験とは違って、全員が同じ治療をする。たとえば研究に参加して試されるべき治療を受けた70人の患者を、過去に治療されたがいま試されている治療は使わなかった患者と比較する。

非ホジキンリンパ腫(NHL)という、比較的よくあるがんの例を考えよう。1960年代以来、進行したNHLの標準治療は3種類の抗がん剤とプレドニゾン[*81]を組み合わせたCHOP療法(シクロホスファミド、ダウノルビシン、ビンクリスチン、プレドニゾン)というものだ。これらの薬によって完全奏効はおよそ45%から55%で得られ、長期の無病率[原注 完治率とも言われるが、私はその言葉を使わないよう厳重に注意している。その理由は以前の章で述べたとおりだ]はおよそ30%から35%だ[21]。

1980年代に多くの野心あるがん研究者が、もっと上を目指せるかもしれないと考えた。当時は世界のがん研究のメッカだった国立がん研究所[原注 利益相反を完全に開示しておく：私は国立がん研究所の血液腫瘍学科で訓練された。あの場所には言葉にできないほど懐かしい思い出がある]で、研究者はもっと複雑な、ProMACE-cytaBOMとかの仰々しい名前をつけた多剤療法を開発した。こうした組み合わせは明らかに毒性が強くなっていたのだが、それでもより多くの命を救えるだろうと信じられていた。また、その名前ははるかに印象的だった。一緒に声に出してほしい。Pro-Mace-Cy-Ta-Bom！

1991年に、国立がん研究所は自ら行ったProMACE-cytaBOMの試験［原注 **正確に言うと、この報告は190人の患者に対するランダム化試験の一部だ。ランダム化はProMACE-cytaBOMか当時の標準治療かではなく、ProMACE療法の2種類の方法についてなされた。著者らはProMACE療法を完璧に磨き上げようとしただけだった。事実上はProMACE-cytaBOM群は単群試験として使われていた。また、数年前にも南西部腫瘍学グループによる似た研究の報告があった**］の結果を報告した[22]。この試験は非ホジキンリンパ腫を持つ94人の患者にProMACE-cytaBOM療法を行った。結果は驚くべきものだった。86％の患者に完全奏効があり、長期の奏効は69％近くもあるようだった。この結果は、歴史的にCHOP療法で得られてきたものよりも明らかに大きく優れていた。国立がん研究所の研究者の一部は留保をつけたが[23]、それでもProMACE-cytaBOMは多くの人に神のお告げのように受け取られた。

ある国立衛生研究所の施設の職員が以前、私にProMACE-cytaBOMの話をしてくれた。1980年代はじめにその人は中西部の名高い病院から国立衛生研究所に移った。そのとき

＊81 代表的なステロイド薬。日本では同様の効果があるとされるプレドニゾロンを代わりに使うことが多い。

ProMACE療法を率先して使っていた人が、元の病院ではリンパ腫を持つ人の治療にどんな療法を使っていたかと尋ねた。その人はCHOP療法だと答えた。先輩研究者が笑って言った。「あそこはまだCHOPなんかやってるの？」と、バカにした調子で。10年後にその人は自分のまちがいを知ったことだろう。

1993年にその問題を解決するためのランダム化試験が行われた[21]。900人近くの患者が、CHOP療法、ProMACE-cytaBOM療法、そのほか2種類の有望とされた組み合わせの療法にランダム化された。結果は驚くべきものだった。3年時点でどのグループも、生存してリンパ腫がなくなっている確率はおよそ44%だった。ProMACE-cytaBOM療法の完全奏効率は56%だった。国立がん研究所が以前に報告したより30ポイントも低かったのだ！ 一部の研究者は、その格差がランダム化試験では薬剤を減量して使ったせいではないかと考えた。しかし、この点に限って言えば、用量は国立がん研究所の試験で使われた量と同じだったのだ。

ProMACE-cytaBOMの教訓は2点ある。第1に、歴史を対照とする研究は不正確なことで悪名高い。1982年に3人の研究者が、同じ臨床上の問いについての歴史を対照とする研究とランダム化試験を比較した。その結果、歴史を対照とする研究の77%が治療は有益と判定していたが、ランダム化試験では20%でしかなかった[24]。教訓は明らかだ。歴史を対照とする研究は眉に唾をつけて見よ。

第2の教訓は、またも奏効率についてだ。ProMACE-cytaBOMによる完全奏効率は、国立がん研究所の試験では大規模ランダム化試験よりも30ポイント高かった。こんなことがよくあるのだろうか？　この例からもわかるが、よくあるどころか、いつものことだ。そのせいもあって、奏効率はよく注意して考えないといけないのだ。ジアらは同じがんに対して同じ薬を使ったランダム化試験（第3相試験）と以前の研究（第2相試験）における奏効率を比較した。その結果、ランダム化試験よりも以前の研究のほうが平均して12・9％高い奏効率が出ていた[25]。国立がん研究所の専門家たちはある点で正しかった。ProMACE-cytaBOMにはたしかにきわだった特徴があったのだ。ランダム化試験をすると奏効率がきわだって下がるという特徴が。

クロスオーバー

がんのランダム化試験でときどき使われる特別な手法がある。これを知っておくことは欠かせない。その手法はクロスオーバー、または単一方向クロスオーバーと呼ばれるものだ[26、27]。クロスオーバーとは、研究のある段階で、対照群（確立された標準治療またはプラセボを使う群）に割り当てられた患者が、がんの進行があれば新しい薬を使えるということだ（図9－1）。クロスオーバーはわかりにくい方法だ。ＲＣＴではクロスオーバーが適する場合も適しない場合もある。さまざまな状況に対して、クロスオーバーが適切かどうかをはっきり説明できるようになったら、がんの試験は高いレベルで理解したと言える[28]。

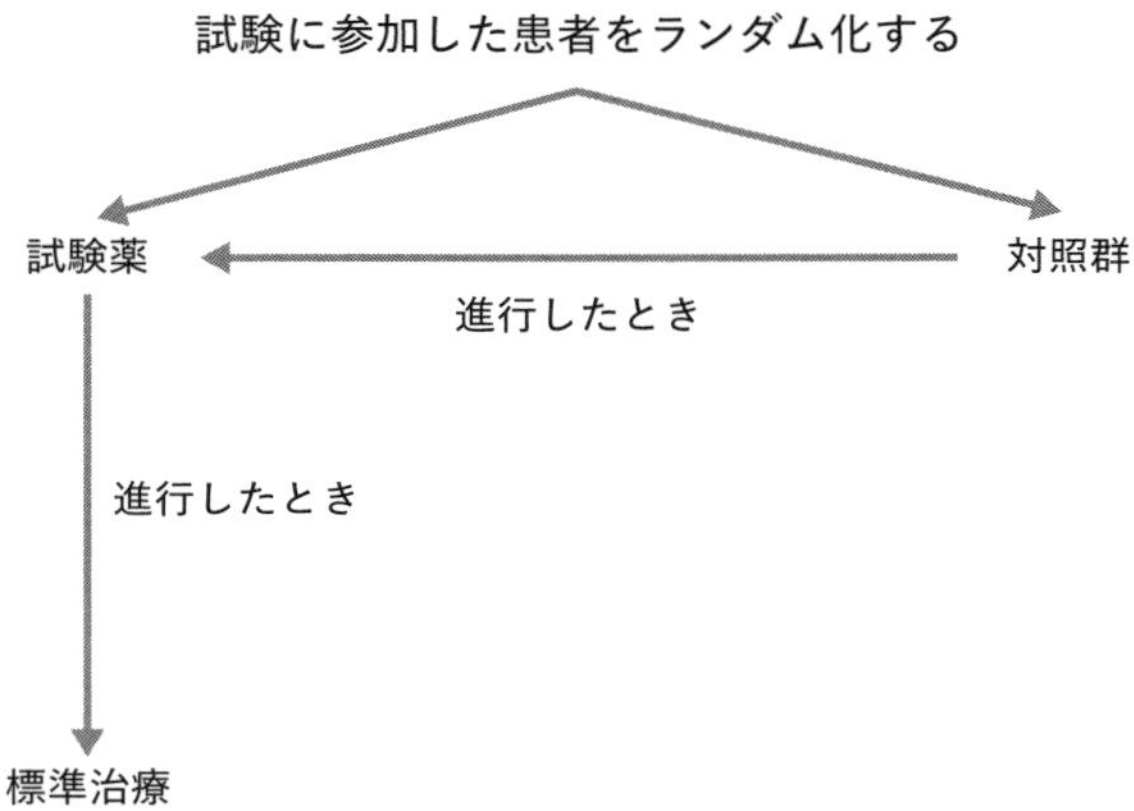

図9-1　ランダム化試験におけるクロスオーバー

クロスオーバーが必要な場合とは？

ある薬がセカンドラインまたはサードラインで利益をすでに示していて、その薬をファーストラインに格上げして使えるかどうかを試したい場合には、クロスオーバーが必要だ［原注　研究者によっては、この方法はクロスオーバーではなく適切な後治療と呼ぶ。それは理由のあることなのだが、ここでの議論は変わらない］。

たとえば、Ｋｅｙｎｏｔｅ－０２４試験というランダム化試験ではこの方法が正しく行われた［29］。試されたペムブロリズマブという薬は、最近流行りの免疫療法薬のひとつで、すでにＰＤ－Ｌ１高発現の非小細胞肺がんに対するセカンドラインとして優れた結果を示していた（もし外国語のように聞こえるなら、要するに「肺がんの一種に対して効果を示していた」ということだ）。研究者は、ペムブロリズマブをファーストラインとして使ったほうがいいのかどうかを知ろうとした。もちろんこの問いは妥当だ。それを試す正しい方法は、最初にペムブロリズマブを使う治療法（試験群）と、現在最善とされる治療法、すなわちペムブロリズマブを2番目に使う方法とで患者をランダムに分けることだ。この試験ではクロスオーバーを許容した。それは正しい方法だった。そして生存期間の改善が示された。このタイプの肺がんに対しては最初にペムブロリズマブを使うのが最善だと、医師は確信できるようになった

［原注　この試験についてほかに何の問題もなかったと仮定するなら、だ。いまのところ私は何も見つけていないが、歴史の教えに従い、開かれた心を保ち、最終的に断言することは控えている。とはいえ現時点で私はここで示された患者にペムブロリズマブを使っている］。

本当はクロスオーバーをするべきなのに研究者がしなかったという例もある。こういうことは、アメリカにおける治療上の判断に役立てるための試験が、アメリカとは違った治療慣習のある国で行われる場合によく起こる。すべてのランダム化試験は原理的に対照群を必要とする。対照群は標準治療を受けるべきだ。しかし一部の国では資源の制約のため、アメリカで使っているものと同じ薬が使えない。ほかの国の医療慣行そのものが悪いものとは限らない。しかしこれによって、もしアメリカでの標準治療と比較したらその新しい薬がどんな結果を出したかはわからないままになるかもしれない。このため、製薬企業に対して「アメリカで規制機関から承認を取ろうと思ったら、バカバカしいと思うかもしれないが、アメリカで試験をしないといけないのだよ」と言ってもまちがいではない。

例として、前立腺がんの治療にアビラテロンという高価な新しい薬を「格上げする」ことを狙ったLATITUDE試験[30]を考えてみよう。アメリカではアビラテロンはすでに、前立腺がんのより深刻な状況に対して使われていた。LATITUDE試験では当時の一般的な用途よりもはるかに早い段階でアビラテロンを使った。結果は余命が延びるというものだった。私はその報告を読んで「オーケー、信用できそうだ」と思ったのを覚えている。しかし、その試験で対照群に割り当てられた患者が、がんが進行した場合には、試験以外でなされているのと同じように、アビラテロンを使っていたかどうか、私はチェックするのを忘れていた。数週後に私は編集者への書簡[*82]が載ったのを読んで、クロスオーバーがなされていなかったことを知った。

ドボノらは「STAMPEDE試験およびLATITUDE試験で対照群に割りつけられた男性の多数は、アビラテロンまたはエンザルタミドを使うことなく死亡した。すなわち、これらの対照群で使われた薬剤は現在通用する標準治療に反している。このことは試験の結論に影響するものであり、すべての試験参加者に利益があったかどうかを疑わせる」[30]と書いた。

なんてこった！　この患者たちはクロスオーバーが許されるはずだったのに、実際は許されなかったのだ。これはちょっとしたまちがいではない。この種の誤りは研究をまったく無効のものにし、その研究から何かの結論を導こうとしても無意味になってしまう。

クロスオーバーをすると問題になる場合とは？

腫瘍学ではクロスオーバーを行うと問題になる状況もある。一般的に言うと、まだどんな場合についても有効性を証明されていない新しい薬があって、患者をその未検証の薬にクロスオーバーする場合がそうだ。なぜそんな研究が出てきてしまうのか？　理由はふたつある。ただし私の意地悪な想像では第3の理由もある。第1の理由は、クロスオーバーによって患者が試験に参加する動機が増えることだ。エマソン・チェンと私は、おそらくこの理由は事実でないことを示した。クロスオーバーを設定した試験に参加者が集まるスピードは、クロスオーバーのない試験と同じだった[31]。第2の理由は、研究者の議論によればそれが倫理的だからというものだ。国立衛生研究所の生命倫理学部長のクリスティーン・グレイディと私は、このことが正しくないと主張した[27]。こうした状況でクロスオーバーを行うことは全生存期間の解釈を不可能にする。すなわちその試験によって意味のある問いに答えることができなくなる。意味のある問いにひとつも答えられない試験は、参加者すべての時間の無駄遣いであり、したがって非倫理的としか言えない。第3の理由は、クロスオーバーによってその薬の無効が示されにくくなることだ。クロスオーバーをしたのに生存期間が延びたなら、成功を祝おう。延びな

＊82　科学誌に掲載された論文に読者が疑いを持った場合、書簡（letter または correspondence）という自由形式の論文を投書して指摘することがある。書簡は論文の著者に宛てられる場合も、編集者に宛てられる場合もある。

ければ、クロスオーバーがなければ違ったはずだと言おう。新薬を使ったグループのほうが死亡が多いのでない限り、もっともらしいお話を聞かせることができる。どちらにしても勝つのだ！

クロスオーバーがなされるべきではなかった極端な例をひとつ挙げよう。話のはじめに、がん治療ワクチンという種類の薬はずっと失敗続きだったことを知っておいてほしい。何十年ものあいだ、がん治療ワクチンが規制当局から承認されたことは一度もなかった。そして2010年にはじめてのがん治療ワクチンが承認された。それはシプリューセルT、商品名ではプロベンジというものだ。それは前立腺がんに対して使い、男性の体が自らがんを攻撃するように作用するものだった。面白いことに、その薬の承認の根拠になった試験では奏効さえ1人もいなかった。無増悪生存期間も改善しなかった。それでも全生存期間が21・7か月から25・8か月まで延びたのだ[32]。

なぜこんなことが起こったのか？　ありうる説明は、その薬が効きはじめるまでに長い時間がかかるからというものだ。もし第2の進行、第3の進行を測定できていたら、ワクチンを打った患者のほうが進行は遅かっただろう。別の可能性は、このシナリオを呼び起こしたのがクロスオーバーされた何かだったということだ。

医療研究・品質調査機構（AHRQ）のレポートがこのように議論している[33]。AHRQは、シプリューセルTの試験でクロスオーバーが行われていたことを指摘している。ワクチンに割り当てられた患者でがんが進行すると、患者はドセタキセルという薬で治療された。ドセタキセルは前立腺がんに対して余命を延ばすことがすでに証明されていた。ところが、プラセボに割り当てられた患者でがんが進行したときはワクチンがまず使われ、さらに進行が続けばドセタキセルが使われた。この試験の設計によって、がんが進行した場合にはワクチン群よりもプラセボ群のほうが標準治療のドセタキセルを使えた患者が少なかった。このため、この試験結果で利益と見えたものが、本当にワクチンが効いたからなのか、プラセボ群が頼れるはずのドセタキセルを使えなかったから、あるいは使うのが遅れたからなのか、はっきりとはわからない。そうした不確実さに出会ったとき、以前に試されたほかのすべてのがん治療ワクチンは無効だったという事実は深く肝に銘じておかなければならない。

２０１７年に、別の前立腺がん治療ワクチン（ＰＲＯＳＴＶＡＣ）が１２００人の患者に対するランダム化試験で無効の結果を出した[34]。この試験がクロスオーバーを使わなかったことは注記に値する。

クロスオーバーの誤用の例をもうひとつ挙げよう。甲状腺髄様がん（ＭＴＣ）は比較的進行が遅いがんだ。一部の患者では甲状腺髄様がんが進行するまでに数年から数十年かかる。転移があってもそうなのだ[35]。転移がある甲状腺髄様がんの治療について承認されている薬のひとつがバンデタニブ[*83]だ。バンデタニブはランダム化試験で無増悪生存期間を延長した。お察しのとおり、クロスオーバーありの試験だ。全生存期間は延びなかった[36]。こうした試験を、つまり不適切なクロスオーバーが行われた試験で生存期間の延長が示されなかった結果を、どう解釈すればいいだろう？

クロスオーバーがなければ生存期間に差がついたはずだと考えたくなるかもしれない。しかし本当にそうかどうかはわからない。実際にはクロスオーバーがなければ起こった可能性があることは3通り考えられる。

1　薬は本当に余命を延ばす。当たり前のことだが、誰もがこう考えたがる。その帰結も同時に受け入れなければならないことは忘れて：もしその薬が余命を延ばすものであり、その改善効果がクロスオーバーによって隠されたのだとすれば、その薬の改善効果を手にするために今すぐ薬を使う必要はない。薬を使うのは待っていい。セカンドラインで使えばいい。

2　薬は実は余命を縮める。クロスオーバーは利益を隠すこともあるが、害を隠すこともある。バンデタニブの場合には、承認当時の添付文書で、その薬は心臓による突然死や肺毒性による突然死を引き起こすかもしれないと警告されていた[37、38]。仮に進行を遅らせる効果がそうした死亡によって相殺されるとしてみよう。クロスオーバーがなく、十分に長い追跡期間がなければ、その薬は実際には死亡を増やしているのかもしれない。しかし、そのあとでクロスオーバーが行われ、害は隠される。これがクロスオーバーによる効果のもうひとつの可能性だ。

3　薬は寿命に関係ない。がんの進行が遅くなったことによってどんな利益があったとしても、毒性によって相殺される。バンデタニブの試験のような試験に対しては、これら3通りのすべての解釈がありえる。

教訓は何か？　クロスオーバーは、有効な薬をより手前の治療ラインでも使えるかどうかを知ろうとするときには絶対に必要だ。新しい物質の効力を確認しようとする最初の試験、唯一の試験でクロスオーバーを行うのはめちゃくちゃなことだ。これらははっきり区別するべきなのだが、どちらの場合についてもまちがった例がある：クロスオーバーは不要なときに行われ、必要なときに行われていないのだ。

サンプルサイズと多重性

この章の最後に、がんのランダム化試験で比較的最近言われるようになったふたつの問題について議論しておこう。第1にサンプルサイズ、第2に多重性だ。このふたつは一緒になって無効な薬や無効すれすれの薬を正当化する。

＊83 日本での販売名はカプレルサ。

ケイらは、がんの医学におけるランダム化試験を時系列で調べた結果、時代とともにランダム化される患者の人数は一貫して増え続けていることを示した[39]。サンプルサイズが大きいことは、効果量をより精密に推定できるという点で良いことだが、がんの試験においては、統計的に有意だが臨床的に意味のない生存期間の差を検出させてもいる。たとえば、エルロチニブは膵臓がんに対して500人を超える試験で試された。この試験は生存期間が中央値で10日から11日延びるという統計的に有意な結果を出した[40]。この効果はどう見ても、患者にとって満足できるほどの効果ではない。面白いことに、試験参加者が増え続けることは、これらの試験に対する企業からの出資が増え続けることと歩みをともにしていて、それは私の考えでは現代の動機づけの構造の結果だ。製薬企業は統計的に有意だが無に近い効果によって数十億ドルを稼ごうとする。こうした巨大な試験を遂行するには金がかかるのだが（詳しくは後述）、懸かっている金があまりに巨額なので、どうでもいい差を追い回す大規模試験を遂行する誘惑は決して逆らえないほど強い。

サンプルサイズがそういうわけなら、多重性についてはどうか？　多重性とは、何かを検定する回数のことだ。青い砂糖玉を白い砂糖玉と20回比較してp値が0・05（片側）[*84]という有意水準を使うなら、青い砂糖玉が1回でも勝つ[*85]確率は3分の2近くもある。これが多重性だ。何かを何度も、何度も、繰り返して検定すれば、ただ偶然によって、いくつかの試験の結果が有意差ありとなる可能性はある。最近になってこのことを真剣に考える動きが出てきている。キメルマンらは、薬はポートフォリオとして考えるべきだと唱えている。つまり、実行されているすべての試験を一望のもとに評価するべきだと[41]。言い換えれば、個別の試験の結果を解釈するには、その論点について、あるいはその薬について、行われているすべての試験を視野に入れて解釈しなければならない。

例として抗PD－1抗体、つまりニュースでよく見る免疫療法薬を考えよう。このタイプの薬は２０１６年時点で20種類研究されていて、８０３件の試験で試され、合計15万人にものぼる患者が試験に参加している[42]。有意差ありの結果をひとつ読むときにも、より多くの試験が行われていることに思いを至らせるべきなのだろうか？　答えはほとんどまちがいなく、イエスだ。

私は共同研究者とともに、この考えを前述の薬に当てはめてみた。ベバシズマブだ。ベバシズマブは少なくとも48件のランダム化試験で試されていた[15]。これらの試験を別々に見れば、30件（64％）[*86]がＰＦＳの有意な延長を、７件（15％）が全生存期間の改善を報告していた。しかし、ここで48件の試験があるという事実に合わせて、その一部はただ偶然によって有意な結

＊84　薬剤承認の基準としては通常、両側検定で０・05を有意水準とする。片側検定なら０・０２５である。

＊85　青い砂糖玉と白い砂糖玉を比較するランダム化試験を20回行うと、20回のうち1回以上は青い砂糖玉のほうが優れているという結果が（偶然に）出る確率が高いということ。

＊86　48件のうちＰＦＳを全生存期間と報告した47件を分母としている。

果となったかもしれないと仮定して調整すると、PFSの改善について有意なままだったのは21件（45％）、生存期間については1件（2％）だけだった。しかも、ベバシズマブの試験はここで見つかった以外にもある可能性が大きい。これが何を意味するか？　ベバシズマブは多くの治療法と組み合わせることができる薬であって、がんのスキャン画像では見た目を改善するが、余命を延ばす効果はないかあってもわずかで、試験からときどき有効の結果が出ていることも多くの試験が行われたことによるノイズより少しはマシな程度だと、そんなことがありえるだろうか？　私はその答えを知らない。ただ私はこういう疑問について考えている。

要約しよう。かつてランダム化試験は交絡を最小限にとどめ、多重性に制約をかけた。いまではあまりに多くの試験が行われるようになったので、試験はただ交絡を最小化する役にしか立っていないかもしれない。この状況は試験の価値を損ねているが、因果関係を評価するほかの方法に比べれば、いまだにランダム化試験が頭ひとつ、肩ひとつ抜きん出て優れた方法なのだ。

結論

歴史を対照とする（すなわち対照群のない）試験、観察研究、ランダム化試験はがん治療がまともに使えるものかどうかを決めるために使われる手段だ。ランダム化試験のすべてが良い試験ではない。サンプルサイズについて、効果量について、クロスオーバーの使用について、類似の試験の数についても考えなければならない。この章では対照治療の選びかた、参加者の選択基準、除外基準といった話題には触れなかったが、それらは第13章で取り上げる。いつか近いうちに、がんの医学に登場する新製品の多くが良質なランダム化試験に基づいて評価されるようになってほしいものだ。第４部ではこの未来像を現実にするための戦略を議論する。

第10章 がん診療の原則

自分の鼻の前にあるものを見るには絶えざる努力が必要だ。

――ジョージ・オーウェル

長年のうちに私は多くの専門的医師からがんの医学の基本的な原則を教わってきた。その多くは教科書に載っていないもので、腫瘍学の暗黙のカリキュラムに含まれているものだった。以後、私はそうした原則を言葉にして残す努力をしている。この先に書いてあることの一部は私の意見だが、はるかに多くの部分が、長年がん患者を治療してきたほかの人たちの語られざる知恵だ。こうした知恵が、最近になって、新しく高価で盛んに宣伝される薬のために忘れられることを、私は恐れている。

補助療法、転移、難治

がんの薬の大きな分類は、第2章で紹介したとおり、術後の補助療法の薬と転移があるときの薬は違うというものだ。復習しておこう。補助療法というのはがんを手術で完全に取り除き、CTスキャンとかほかの慣習的な検査で検出可能ながんはなくなったあとで使う薬のことだ。転移があるときの治療というのは、がんが生まれた臓器からすでに離れて(たとえば肺がんが腎臓にまで広がっていて)、手術が不可能なときに使う薬のことだ。多くの固形がんについて、典型的な場合には、転移があるときの治療というのは致命的あるいは末期のがんの治療と同じことになる。血液のがんとかリンパ腫に対してはほかにも細かい分類がいろいろとできるのだが、ここでは大まかに固形がんを取り上げる。固形がんはがんの中で最も多いからだ。

転移があるときの治療において、治療ラインという概念がある。ファーストラインとは患者に最初に使う薬のことだ。セカンドラインはファーストライン治療のあとでがんが悪くなる(つまりたいていの場合、大きくなる)人のために温存されている治療だ。そのあとにサードラインとかフォースラインが続くこともある。薬を何度も換える患者は、必ずしも最も悪いがんを持つ患者ではない。それだけの薬を使う時間があるほど長く生きられる、成長の遅いがんだった場合が少なくない。本当に悪いがんを持つ人はしばしば、がんが急速に拡大し、ファーストラインかセカンドラインの治療中に、ときには治療開始前に死ぬ。

どんな状況の治療についても、薬で治療する目的は同じだ：患者が平均的に長く、具合良く生きられるようにすること。ただし、補助療法の薬と転移があるときの薬には重要な違いがいくつかある。補助療法の薬はがんを検出できない人に使う。一部の人はすでに完治しているかもしれないが、ほかの一部の人はがんが再発する(または転移する)運命にあり、誰がどちらに当たるかはわからない。補助療法として使われる薬は難しい仕事を要求される。その薬は、がんが再発するであろう人に残っている顕微鏡サイズのがんを根絶すると同時に、毒性は十分に低く、すでに完治した人には害にならない程度でなければならない。すべての患者について利益が害を上回っていなければならない。補助療法の薬はリスクの高い患者(再発率の高い患者)ほど良く効くことが多い。ここから想像がつくように、毒性が非常に強い薬はしばしば、補助療法としては論外になる。補助療法は再発を遅らせるとかがんの成長を遅らせるだけでは足りないのがふつうだ。薬が利益を示すためにはふつう、がんを根絶しなければならない。

転移がある状況では、治療の目的は同じだが、目的にかなう薬はより多くなる。典型的には、転移があるがんの治療において利益を生み出すには、ただがんを小さくするとか、がんの成長を一定期間遅らせるだけでいい。生物学的にはすべてのがん細胞を根絶するよりもはるかに簡単なことだ。だから、補助療法よりも転移があるときの治療のほうが役に立つ薬が多いことに不思議はない。

実際、私の知る限り、補助療法で有効な薬はどれも、転移があるときにも有効だが、その逆はまったく成り立たない。転移があるときに有効な薬の多くは、補助療法として現実に価値があるとはまったく言えない。大腸がんに対するイリノテカン［1］、肝細胞がんに対するソラフェニブ［2］、大腸がんに対するベバシズマブ［3－6］（ベバシズマブについて前に述べた注意はともかくとして）、これらは転移があるときの治療にはいくらかの利益があるが、補助療法としては失敗した。同じことが大腸がんに対するセツキシマブ［7、8］、肺がんに対するエルロチニブ［9］、HER2陽性乳がんに対するラパチニブ[*87]［10、11］にも言えるし、このリストはまだまだ続く。

転移があるときに有効で、少しばかりPFSを改善する一方、補助療法としては無惨な成績だったが、FDAに承認された薬がある［原注　承認のハードルは下がってきている。FDAの改革については第14章で触れる］。その薬は腎臓がんに対するスニチニブ[*88]だ。スニチニブはある試験で補助療法として無病生存期間（DFS）の改善効果を示したが、もうひとつの試験では効果を示せず、それらを足し合わせた解析でも無効の結果だった［12］。もちろんDFSは代理エンドポイントだ。何より大切なこととして、スニチニブは全生存期間を改善しなかったし、実のところ生活の質を悪化させていた。ASSURE試験という臨床試験に参加してスニチニブの標準用量全量（6週のサイクルで最初の28日にわたって毎日50㎎）を使いはじめた患者は、全体のうち44％

＊87　日本での販売名はタイケルブ。
＊88　日本での販売名はスーテント。

（438人中193人）が有害事象[*89]により治療を中止した。さらに、ASSURE試験がスニチニブの開始用量を最初の1サイクルまたは2サイクルでは37・5mgに（毒性を減らすために）減量したあとでさえ、全体の中止率は34％（191人中65人）という高さだった。同じように、S－TRAC試験はスニチニブを使った患者の28・1％（306人中86人）が有害事象により治療中止したことを報告した[13、14]。

補助療法を受ける患者は手術だけですでに完治しているかもしれない。このため、腫瘍学の原則として、補助療法では転移があるときの治療に比べて、全生存期間または生活の質の改善を示すランダム化試験のデータがない薬は使いにくい。無病生存期間は実際のところ、大腸がん、肺がん、頭頸部がんを細胞障害性薬剤で治療するときにしか検証されていない代理エンドポイントである[15]。それなのに一部の腫瘍内科医は前述の原則に違反し、ランダム化試験のデータがない薬を使う。たとえば完全に切除されたあとの小細胞肺がんに対するシスプラチンとエトポシド（データがない）、胆道がんに対する5－FUまたはゲムシタビン（無効のデータがある）[16]、術後の膀胱がんに対するゲムシタビンとシスプラチン（データがない）。

これはもっと大きな問題にもつながる。一般に医学において、悪い結果が予想されるとき、症状があるとき、より良いデータがないときに、弱いエビデンスに基づいて行動することははるかに許容しやすいことと言える。転移があるがんに対するファーストラインの治療と、セカンドライン以下の治療の違いを考えてみてほしい。たいていのがんについて、実際に使われているファーストラインの治療を支持するランダム化試験のデータはある。セカンドラインについてもランダム化試験のデータは多いが、いつもあるわけではない。サードラインについてのランダム化試験のデータはまれにしかない。サードラインの薬をただがんが小さくなったというだけのデータに基づいて使うことは、ファーストラインで同じことをするよりもはるかに理にかなったことだ。CTスキャンでしか見えないがんがあって、何も自覚症状がない患者に対してよりも、症状がある患者に対してなら、がんが小さくなったというだけの薬を使うことははるかに合理的だ。

転移したがんの量が非常に少ない患者の治療を考えよう。その人は偶然に転移を検出されたのかもしれない。すなわち、症状がない。そんな場合に、治療を始める前に慎重に経過を観察することはしばしば、合理的なことと言える。ファーストラインの治療を検証する試験の多くは、がんが何らかの症状とともに現れた人を対象としている。がんが治療され、小さくなり、無症状で再発したとき、知恵ある腫瘍内科医は患者のスキャンを繰り返しながら経過を観察し、いつ治療するべきかを見極めようとするかもしれない。

まとめると、リスクと利益はひとつの連続体としてイメージできる。一方の端は、早期の、小さい、無症状の、あるいは検出不可能ながんがある患者で、反対の端は進行した、大きい、

＊89　薬による副作用かほかの原因によることかを区別せず、治療中に起こった望ましくないことをまとめて呼ぶ言葉。

生活を困難にするがんがある患者だ。前者については後者より厳格なエビデンスを求めなければならない。理由は単純だ。後者よりも前者のほうが、医師のすることが正味で改善よりも害を多くもたらす見込みが大きいからだ。話を化学予防にまで進めるなら、その基準はさらに厳しくしなければならない。すなわち、自覚的には健康でリスクは平均的またはわずかに高いだけの人すべてを対象に、全生存期間の延長が証明されていなければならない(詳しくは後述)[原注 **例外として、強い家族歴をともなうBRCA1の変異など、きわめてリスクが高い遺伝的条件にある人は除く**]。治療は例外なく毒性とコストをともなうことを忘れてはならない。問題はいつもこれだ:利益が害を上回っているか?

進行するまでの治療:それに意味はあるか?

この本は長々と、がんの進行というものが人工的な基準であってしばしば生存期間との相関が乏しいことを説明してきた。それでも、多くの医師が進行を理由に治療を中止したり切り替えたりしている。もちろんこうした場合に医師たちは同じまちがいを犯しているのかもしれない。ある薬をやめる基準が恣意的であるということだ。ときには切り替えが早すぎるかもしれないし、別のときには遅すぎるかもしれない。2009年のRECISTガイドライン(奏効と進行を定義した文書)はこの点を指摘している:「日常の診療に従事する腫瘍内科医の多くは、患者の悪性疾患を画像検査により繰り返し観察し、客観的基準と症状に基づく基準の両方に基づいて治療継続についての判断を下す。RECISTガイドラインがそうした判断に関わることは意図されていない。ただし、主治医である腫瘍内科医が適切と判断した場合にはこの限りでない」[17]。

転移のある腎臓がんに対するスニチニブの例を考えよう（補助療法ではなく転移があるときだ）。転移がある腎臓がんに対してファーストラインでスニチニブを使い、進行があればアキシチニブ[*90]かパゾパニブ[*91]という、類似のチロシンキナーゼ阻害薬ではあるが違った薬に切り替えるのが標準治療だ（この本を書いている時点では）。このやりかたは、コカ・コーラをペプシコーラに替えることをがん治療に置き換えただけだと言えるかもしれない。そこで研究者たちはこの治療法について研究し、いくつかのことを発見した。

第1に、スニチニブは血管内皮増殖因子（VEGF）の信号を阻害する。このメカニズムはスニチニブのあとで使われるいくつかの薬でもほとんど同じだ。第2に、この状況で使われるスニチニブとほかの薬はPFSを少し改善する。その効果の大部分はがんの成長を遅らせることによる。この論文の著者らは次に、がんの成長と死のモデルを作り、がんが進行したときにほかの薬に切り替えるためにスニチニブをやめることに比べて、がんが進行してもスニチニブを

*90 日本での販売名はインライタ。
*91 日本での販売名はヴォトリエント。

続けることでアウトカムはさらに改善するかもしれないと計算した[18]。どういうことか。がんの成長を止められる薬はない。すべての薬ががんの成長を遅くする。ただし、進行という言葉が120%の成長を意味する限り、どんな薬を使ってもいずれは進行する。だから、薬の切り替えに意味があるのは、新しい薬のほうが古い薬よりも成長を遅くする作用が強いときだけだ。しかし、データはその条件に当てはまらない。と、このように考えたわけだ。つまり、切り替えるよりもスニチニブを続けたほうが結果が良いと、この論文は主張した。こうした主張は、切り替えに使われる薬が元の薬とほとんど同じであるときには、まったく驚くべきものではない。たとえばカップごとに入っているコーヒーの銘柄が変わっているようなものだ。同じコーヒーを飲み続けても、たぶん同じだけの覚醒感がある。同じポットから注ぐのをやめて新しいコーヒーを淹れようといった考えは、たぶん無駄なことだ。

別の場合には、進行があった時点ではその薬をやめるのに遅すぎるかもしれない。以前にさんざん薬を使ってきた患者を想像してみよう。すでにいくつも薬を切り替えてきた人だ。多くの人が、以前に使った治療の数が多いほうが患者は重症だと思ってしまうものだが、しばしばこれは逆だ。そうした患者は、長く生きていたからこそ、それほどたくさんの薬を使う時間があったのだ。その人たちのがんは成長が遅い性質だったので、医師には新しい薬を試す時間が存分にあったというわけだ。私はヴォルテールの言葉を思い出す。「医術は自然が癒やすまでのあいだ患者を楽しませることにある」。この場合、がんの成長が遅いおかげでできた時間に、薬が付け足せるものはあまりないのかもしれない。とすると、そうした患者に新しい薬を使うとはどういうことだろうか。がんが小さくなったわけでもないのに、進行するまで薬を続けようと言うのだ。もちろん、その治療によって利益は得られず毒性だけが現れることも考えられる。

要するに、進行とは恣意的な基準であって生存期間をうまく予測する材料にもならないのだから、治療をいつやめて切り替えるかの基準としても当てにならないのだ。質の高いランダム化試験で進行が基準とされていた場合には、多くの腫瘍内科医がその基準を尊重するだろう。おいしいケーキを作れるレシピをわざわざ変えないのと同じことだ。しかし、第2相試験のデータに基づいて治療をするときや、後続ラインの治療をランダム化試験のデータなしに行うとき、あるいは低中所得国で腎臓がんにはスニチニブ以外手に入らないといったとき、医師は根拠がしっかりしていないルールにこだわらなくてもいいと考えるだろう。最後に付け加えると、臨床試験を計画する人は、がんの進行という概念そのものを、個々の事例で詳しく調べた結果によって修正するべきだし、がん治療薬をいつ開始しいつ中止するかの戦略は、別の可能性と比較して検証しなければならない。

薬を組み合わせること、治療を延長すること

ここまでで、無増悪生存期間とは代理エンドポイントであり、生存期間とあまり相関しない

ことも多いことを説明してきた。にもかかわらず、一部の腫瘍内科医は、無増悪生存期間が延びたことを根拠に、実際の治療を変えることができると信じている。とはいえ、そのようにPFSを信じる人でさえ、医学の中ではどう見ても無増悪生存期間だけでは実際の治療を変える理由として足りない場面があるということは認識しているだろう。そのうちふたつが、薬を組み合わせるときと、治療を延長するときだ。

腫瘍学では薬を順に続けて使うことがよくある。多発性骨髄腫に対してはまずボルテゾミブ、レナリドミド、デキサメタゾンの組み合わせ（VRD療法）を使い、その後に避けがたく現れる多発性骨髄腫の再発に対しては、ダラツムマブ（D）を含むほかの薬で治療する。ここで、医師を説得して、最初から4種類の薬すべて（D-VRD）を組み合わせて使うべきだと納得させたいとしよう。そのためにはD-VRDと順番の治療（VRD→D）を比較して、最初から組み合わせたほうが順に使うよりもアウトカムが改善することを示さなければならない。私の考えでは、無増悪生存期間に注目することにはほとんど意味がない。なぜなら、いずれ進行があった場合には、最初に多くの薬を使ったほうが進行までの期間は長くなっているかもしれないが、そのときには薬を使い果たしていることになるからだ。そんなことをしなければ温存できていたかもしれないのに。

ニボルマブとイピリムマブ[*92]を例にしよう。どちらの薬も悪性黒色腫に対して有効で、全生存期間を延長する。ニボルマブを最初に処方して次にイピリムマブを使うのがふつうだ。ラーキンらの研究は、この2剤の併用がニボルマブのみまたはイピリムマブのみの治療よりも優れているかどうかを試そうとした[19]。併用療法でPFSが改善したのは驚くべきことではない。しかし、もし進行してしまったら、残っている薬は何だろう？　第2のPFSは、薬を最初から組み合わせるよりも順に使ったときのほうが勝ってすらいるかもしれない。また、毒性は組み合わせのほうが強くなった。真に問うべき点は、どちらが余命を長くするかだ。いままでのところ、ラーキンの研究から併用療法のほうが余命が延びるという結果は示されていない。[*93]

薬を組み合わせることについて論点をわかりやすくするために、長いハイキングに出かけるとして、昼食と夕食を持って出かけるところを想像してみよう。昼食の時間に両方を一度に食べることもできる。空腹になるまでの時間を測れば、最初に昼食だけを食べるよりも一度に食べたほうが長いかもしれない。しかし夕食の時間には食べるものがなくなっている。最初に昼食、次に夕食を割り当てたほうが、はるかに賢いかもしれない。論点は明らかだと思うのだが、ここでPFSだけ考えればいいと思っている腫瘍内科医がどれほど多いかを知れば驚くかもしれない。

もうひとつ、PFSがどう見ても根拠として不十分になる状況は、決まった治療期間を長

＊92　日本での販売名はヤーボイ。
＊93　この試験の計画ではニボルマブまたはイピリムマブ単剤の群で進行があった際の後治療が指定されていないため、順に使うか同時に使うかの比較はできない。

くするときだ。この中にはさらに、維持療法と地固め療法というものが含まれる（用語集参照）。腫瘍学では、治療を4か月、6か月、あるいは8か月続けたあと休むという状況がいくつもある。次の治療を始めるのはいつかを決めるために、がんが再発するまで待つのだ。この休薬期間はがんを持つ人にとっていくつも利点がある。大切な人たちと一緒に家で過ごせる時間が長くなる。以前の治療の毒性から体力が回復する。自分の人生の目標に集中するチャンスができる。ところが製薬企業は（驚くことではないが）、治療を休むことを支持するのではなく、こんなときにも新しい高価な薬を売る機会を探っているように見えるかもしれない。経過観察か、新しい毎月1万ドルかかる薬かで患者をランダムに分ける試験がいくつも行われている。これは必ずしも科学的にまちがったことではない。ただし大事なこととして、評価項目は全生存期間でなければならない。毒性がより強く、治療の負担がより重くなることが前提なのだから、ただ進行の時期が遅くなるだけでは足りない。進行を遅らせるというのはいわば、どうでもいいことだ。もちろん、有効な治療薬はがんがある恣意的な基準を超えて成長することを防ぐのだが、その結果として余命はより長く、より幸福になるのだろうか？

治療を延長することをたとえて言えば、車で長距離を走るときに間食するようなものだ。長時間の運転のときに食べものを持って行くのは賢いことだ。しかし、その目的は目的地まで早く到着することだ。2種類の戦略を考えてみる。第1は、ずっとグラノーラ・バーとかポテトチップスとかアーモンドを食べ続ける（つまんで取る）。第2は、腹が減るまで待って、車を止めて夕食を食べる。間食を続けていれば食事の時間は遅らせられるだろうが、その代わりに運転しながら食べものを手探りし、袋を開く努力をし、そこらじゅう食べかすだらけにしなければならない。現実には、1時間か2時間先延ばしできたとしても、いずれ止まって夕食を食べなければいけなくなり、最後に目的地に着く時刻（これは全生存期間のたとえだ）は同じかもしれない。それでも間食で移動時間を短くできる可能性もある。この問いは検証可能な仮説であり、答えを決めつけてはいけない。

面白いことに、腫瘍学はこうした論点について葛藤を持っている。1990年代に行われた試験はあるひととおりの、正しいやりかたで解釈された。対して2010年代に行われた試験は別のしかたで解釈された。この例を考えよう。治療を延長することについては、1990年代のある有名な研究が、確立した治療のあとに化学療法を毎日3か月にわたって続けることで無増悪生存期間は延びるが全生存期間は延びないことを示した[20]。この研究によって治療の実際は変わらなかった。ただ進行を遅くするためだけに治療を延長する人はいなかった。

同じように、1990年代に行われた別の有名な試験は、乳がんの薬A、B、その組み合わせ（A＋B）*94を比較した[21]。その結果、A→Bに比べてA＋Bで進行までの期間が長くなったが、余命が長くなることも、生活の質が良くなることもなかった。したがって、その試験は長

＊94　AとBはドキソルビシンとパクリタキセル。

年にわたって、A→Bという1剤ずつの治療を正当化するものとして広く参照されてきた。その論文が2003年に出した結論は、この本のテーマの多くと共鳴する。「同じように、奏効率とTTF（治療失敗までの時間）が向上しても生活の質が改善しなかったことは、そうした治療効果の標準的な指標が生活の質と非常にゆるやかにしか相関しないことを反映しているのかもしれない」（第2章、第3章を参照）。この続きにはこうある。「実際のところ併用療法は、もし奏効に比べて毒性を現すことが多すぎるなら、生活の質を改善するよりも害するかもしれない。真の治療的相乗効果を持つ薬剤が発見されるまで、化学療法を順次行うことが、転移のある乳がんを持つ患者にとって合理的な選択となる」。

では、これをニボルマブとイピリムマブの例に比べてみよう。併用によってニボルマブ単剤よりもPFSは改善したがOSは改善しなかった。この併用療法は、毒性と費用が増し、救援療法[*95]の可能性を失わせ、余命を延ばす効果は示されていないという事実にもかかわらず、悪性黒色腫に対して広く使われるようになっている。何か違う点があるとすれば、2018年には医師を誘導してもっと多くの薬を使わせる技術が以前より有効になっているのかもしれない。

無症状の患者

医学には古いことわざがある。「すでに健康な人をさらに健康にすることは難しい」。もちろんこのことわざは主に、自覚症状がない人に対する治療を指している：がん検診とか化学予防といったことだ。だが、この言葉が暗に言い当てている真実は、進行したがんとか、転移のあるがんにさえ当てはまる。がんが無症状のこともあり、無症状のことがよくあるとさえ言えるのだ。たとえばくすぶり型の多発性骨髄腫、濾胞性リンパ腫、成長が遅い甲状腺髄様がん、高分化型神経内分泌腫瘍などの悪性腫瘍がそうだ。私の考えでは、こうした病気が症状を現さない例を見るにつけても、症状がない人の治療を始める前にはその治療で余命を延ばす効果を示すランダム化試験のデータがあるのが理想的であり、もしそのデータがなければ、患者のがんがすでに進行しているかいまにも進行しそうだという証拠を見つけてから治療を始めるべきだというのが、覚えておくべき原則だ。後半については異論もある。だが原則は確かなものだ……がん患者とはいえ、症状がない人に介入するには理由がなければならない。3種類のがんの例を挙げよう。

第1の例は腎細胞がん、つまり腎臓がんだ[22]。腎臓がんに対する薬で根治は望めないこと、また患者の中にはがんの量が少なくて成長が遅く症状もない人が少数だがいることは古くから知られていた。2016年のリニらの論文は、腎臓がんの患者は慎重に経過観察してもよく、治療を始める時期は主治医が最適と考えたときでよいことを示した。この慎重な観察の実験において、治療開始までには平均14・9か月の時間があった。この結果から、最初の治療戦略と

＊95 salvage therapy。前述のように治療後の再発に対して別の薬を使うこと。

して経過観察は実現可能であることが示唆された。理想的には将来の研究で治療を早く始めるか遅く始めるかをランダム化するべきだ。

第2の例は濾胞性リンパ腫だ。いくつもの研究が、濾胞性リンパ腫による症状や臓器障害が現れていない、かつがんがあまり大きくない人に対する初期戦略としては、治療よりも経過観察を支持している[23-29]。早期治療と治療待機を比較した複数のランダム化試験において、生存期間に差は出なかった。ここから、早期治療はただ治療による負担と毒性を増やすだけで、それに見合うだけの利益がないことが示唆される。

第3の例は大腸がんだ。症状のない大腸がんのある患者に対して、ただちに治療するか、症状が現れた時点で治療するかを比較したランダム化試験が2件行われている[30]。その結果を足し合わせると、生存期間に差はなく(13・0か月対11・0か月、p = 0.49)、症状が現れるまで治療はしないでおくという考えは支持される。

ほかにも早期のがんがあるが症状はない状態で、優秀な医師なら経過観察する場合の例はいくつもある。こうしたパラダイムを変えたければ、早期治療によって長期的にはアウトカムが改善することを証明しなければならない。同時に、病気の初期に治療に踏み切るための基準を引き下げ、高価な薬をもっと使わせる圧力は高まってきている。金もうけと希望的思考よりも現実の結果が優先されることを保証するのは、専門家の責任だ。

どの程度熱心に検査すればいいか

臨床腫瘍学でしばしば出会う問題がある：診断を確定させるためにどの程度の労力を費やすべきかという問題だ。手が届きにくい場所にある腹部の結節を生検するために、どれくらいの危険を冒すべきか？　はっきりしない症状についてどれくらい調べるべきか？　こうした問題がよく表れるのが、「骨髄生検をしたほうがいいでしょうか？」と尋ねられたときだ。

経験の浅い人がこうした難問を解こうとするとき、ただ「この検査で情報は増えるだろうか？」と考える。もう少し訓練された人なら、その検査の陽性尤度比と陰性尤度比[*96]を計算に入れて、検査の労力に見合う変化があるかを考える。一人前の腫瘍内科医ならこうだ。「その検査結果によって私が患者のためにすることは変わるだろうか？　検査結果がある病気なら私は治療Xをしようと思い、別の病気なら治療Yをすすめるだろうか？」。最高の腫瘍内科医はさらに進む。彼らは検査によって出る可能性のあるすべての結果を想定し、それぞれに対して治療方針が変わるかどうかを考え、治療方針を変えたとすると患者にとっては何が変わるかを考える。私がある検査を出し、結果を見たとき、その結果によって行動を変えるなら、その患者はどれほど具合が良くなるだろうか？　こういう医師は、頭の中でディシジョンツリーのすべての枝を考えに入れている。彼らは利益が得られる可能性と害を比較衡量し、検査によってそ

＊96 検査結果によって診断が正しい確率がどの程度変わるかの指標。

の選択肢に導かれる確率を考える。こうした頭の体操をしたうえで最初の問いに戻り、検査の難しさを考え、検査による害を考えるのだ。こうしたプロセスを完了してはじめて、最終的に検査をすすめるかどうかを決めることになる。あるときは「たぶん正常だとは思いますが、それでも調べたほうがいいのです……」と言い、別のときには「検査をしてもあまりいいことはないと思います。なぜなら……」と言うだろう。

どの程度検査にこだわるべきかをうまく判断するためには、結果によってどんな治療をすることになるか、またその治療の利益がどの程度かを知っている必要がある。言い換えれば、優秀な医師である必要がある。このことをいとも簡単にやってのける腫瘍内科医に出会ったなら、まぶしさにたじろぐことだろう。これが良い医学の実践というものだ。そして良い医学はしばしば、将来はもっと良くなろうという熱意を持っているものだ。

化学予防

この章の最後に、がんの医学について誤解されているもうひとつの原則を記しておこう。それは化学予防の役割についてだ。ことわざでは、予防1オンスは治療1ポンド[*97]の価値があるとか言われるもので、実際に多くの人が直感的に、がんはできてしまってから治療するよりも予防したほうが良いと信じている。この直感は理解できるし、私も禁煙、よく運動する生活、そのほか長生きとか健康のための常識的な努力については強く同意する。しかし、多くの人が、薬効とか化学予防薬としての働きを期待して、サプリメントとか薬を探し当てる。がんにならないようにという望みをかけてそうした物質を飲むことについては、もっと視野を広く持とうと言いたい。

健康なのにがん予防になればと薬を飲む人は、その薬を一種の記号として使っているのだ[31]。その人を問い詰めればこんなふうに答えるかもしれない。「私は長く健康に生きられる薬を飲みたいのです。その薬は深刻な副作用がなく、効果の代償となる問題も起こすことなく、がんを予防することによって、長く健康な命をもたらすものであってほしいのです」。たとえば、すべてのがんを予防するけれどもまちがいなく心臓発作を何度も起こし心血管死に至らしめるような薬は、誰もほしがらないし、作ろうとも思わないだろう。

この原則を結論に当てはめれば、人はがんに対する効果が健康とか生活の質の全体にとって利益となるような手段によってがんを予防したいのだと言える。がんに効果があったとしても、標的外作用(ほかの臓器系に対する副作用)によって帳消しになるようなものは要らない。科学的に言えば、がんに対する効果が帳消しにされていないと証明できる唯一の方法は、その効果によって生存期間または生活の質が改善することだ。

ここでもうひとつの論点を付け加えよう。健康な人ががんを心配するのは理解できることか

＊97 およそ454グラム。1ポンドは16オンス。

もしれないが、仮にある薬ががんを少しばかり予防するように、対して心臓発作と脳卒中は大幅に予防するように設計されたとする。その人たち(この薬がなければがんの化学予防を試したはずの人たち)に理屈が通じるなら、この薬も同じように飲むはずだ。がんを予防することによって長寿とか健康になれる薬を飲みたい人なら、脳卒中や心臓発作を予防することで健康長寿をもたらす薬も飲もうと思うのではないだろうか?

こうした観察を総合すると、私にはがんの化学予防というものが必要とは思えない。我々に必要なのは、健康な人を対象とした大規模ランダム化試験で生存期間または生活の質を改善できる薬だ。その作用のしくみががん予防によってというなら、ご立派なことだ。違うしくみであっても、やはりご立派なことだ。この薬の効果を判定する方法と評価項目は全体に当てはまるものであるべきで、がんと関係していなくてもいい。たとえがんと関係する項目がその薬の基礎理論を支えているとか、薬の開発を促す動機になったものだとしても。

結論

がんの医学には言葉にされないルールがいくつもある。ここでは私はそのいくつかを書き記してみた。こうしたルールの多くは常識的で、直感的で、論理的だ。これらのルールによって、エビデンスが作られる方向性とか、試験が遂行されてその結果が解釈される方向性が決まる。経済的動機などさまざまな動機によってこうしたルールを変えたいと思う人がいることは簡単に見て取れるのだが、そういう状況には気をつけなければならない。がんの医学の究極の目的は、副作用を最小化するために薬をなるべく少なく、なるべく短く使いながら、同時に余命と生活の質は最大化することだ。しばしばトレードオフを強いられることになるが、利益が増すわけでもないのに薬の使用量を最大化させようとする状況には注意が要る。そんなことをして助かるのは患者ではなく、金の亡者だけだ。

第11章　腫瘍学における重要な臨床試験

歴史は勝者が書くものだ。

——ウィンストン・チャーチル

がんの医学における議論は、教科書に載っているようないくつかの臨床試験について考えることなしには成り立たない。そうした試験はがん治療を形作っただけでなく、我々ががんというものを思い浮かべるありかたをも規定している。この章では、腫瘍学にさまざまな教えを残した12種の薬とその試験を取り上げる。ほかにもがんの医学には成功した試験が無数にあるのだが、それらを説明するためにこの章の大部分を費やすことはしない。理由は単純で、そういう話を詳しくすれば何千ページにもなってしまうからだ。実際にそういう本はある。『ディヴィタ、ヘルマン、ローゼンバーグのがん：腫瘍学の原則と実践』という本だ。私はその代わりに、がんとかがん治療全体についての考えかたを変えた、奇妙な試験、失敗した試験に注目する。そんな試験はあまり話題にもならないし、私が見たところ、修行中の腫瘍内科医なら知りもしないことも多い。そうした試験について考えることで、常識を突き詰めて考えるとか常識を疑うことができる。この章の最後にはいくつかの成功した試験を挙げて、我々が目指すべきものを思い出すことにしよう。

化学療法の指標として血液マーカーを使うこと

血液の腫瘍マーカーとして長年使われている重要なものはいくつもある。腫瘍抗原125(CA-125)はそのひとつだ。CA-125は卵巣がんが見つかるときに上がっていることが多い。転移がある卵巣がんに対して手術と化学療法を受けた女性では、がんが再発してCTスキャンで見えるようになるか自覚症状を現すより数か月前からCA-125が上がることが多い。こうした女性については、多くの医師ががんの再発を予測するためにCA-125を使うし、CA-125が上がったことを理由に治療を始めることさえある。つまり、症状もなく、スキャン画像でがんが見えてもいないのに、CA-125だけで治療が始まるかもしれないのだ。

2009年にASCO全国集会(別名ビッグステージ)の本会議で、あるランダム化試験の結果が報告された。研究者は再発した卵巣がんの治療と管理についての2種類の戦略を比較した。もう一方では、対象の女性はCA-125が基準値上限の2倍を超えたときに治療を始めた。もう一方では、CA－125についての情報は提供されず、臨床的に再発が見つかったときにだけ(画像か症状に表れたときにだけ)治療された[1]。この試験の計画は利口だった。一部の急進的な医師がしていることと、一部の保守的な医師がしていることを比較したのだ。もちろん、試験を見守る人の多くは内心、腫瘍マーカーを測って早期治療する急進的な戦略の真価が証明されるだろうと思っていた[2]。

試験結果の第1は、CA－125を測ると以後にがん治療がなされる割合はより高く、その時期は早くなるというものだった。CA－125の上昇を基準に治療するよう割り当てられた女性は、保守的戦略のグループよりも5か月近く早い時期に化学療法を始めた。70%近くの人が試験開始から1か月以内に化学療法を始めた(図11－1)。ところが意外なことに、がんの再発は早く発見され、適切な治療が早く開始されたにもかかわらず、全生存期間は変わらなかったのだ(図11－2)。CA－125を測ったことで、化学療法を多く使うことになり、副作用も増えた。研究者は生活の質が悪化するのは早期化学療法のグループのほうが早かったと注記している。また、早期治療によって生活の質の指標のうち「感情的指標、社会的指標、疲労の指標(…)に有意な不利益」を示す証拠があったとも書いている。

研究者たちは、自分たちの仕事が卵巣がんをはるかに超える意味を持つことを理解していた。そしてこう書いた。「我々の結果は、がんの再発に対して治療は早いほど良いに違いないという通念に疑いを投げかける。特に、再発病変が播種性(はしゅ)であって根治的選択肢が少ないがんに対

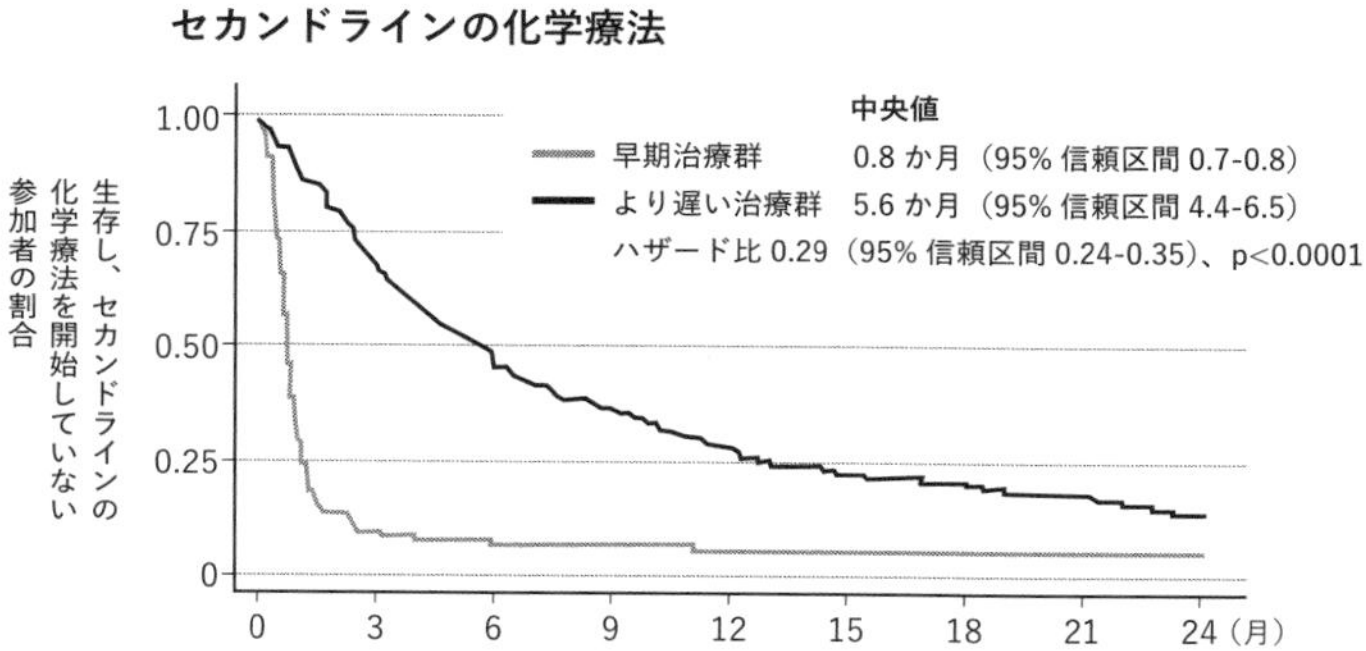

at risk 数

早期治療群	265	23	16	14	11	11	10	10	9
より遅い治療群	264	177	116	91	69	56	49	42	33

図 11-1　セカンドラインの化学療法を始めた時期についてのカプランマイヤー曲線。CA-125 の血中濃度が上昇したことを基準とする早期治療を、より遅い治療と比較している。Lancet の許諾を得て転載

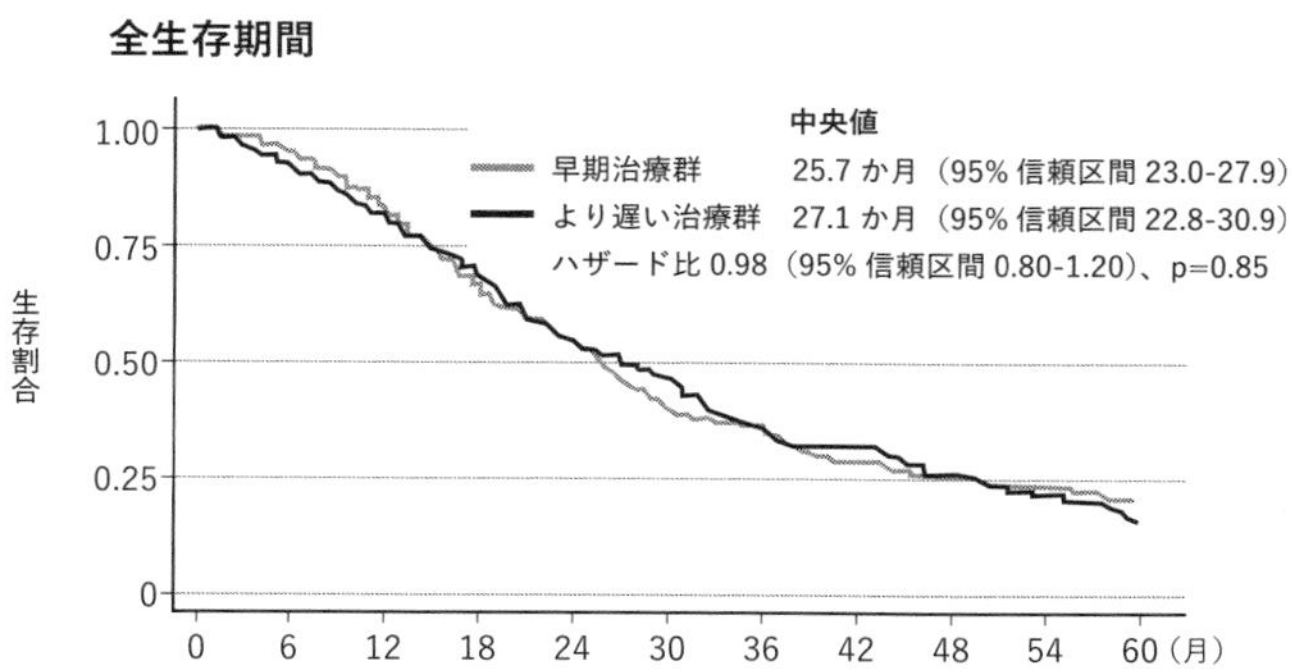

at risk 数

早期治療群	265	247	211	165	131	94	72	39	27	22	15
より遅い治療群	264	236	203	167	129	103	69	46	31	25	16

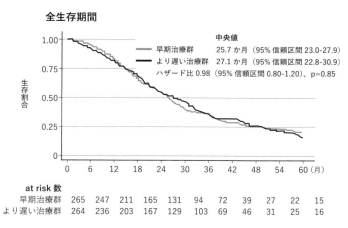

図 11-2　全生存期間についてのカプランマイヤー曲線。CA-125 の血中濃度上昇を基準とする早期治療を、より遅い治療と比較している。Lancet の許諾を得て転載

しては」[3]。このことを第10章で挙げた腎細胞がんの試験や濾胞性リンパ腫の試験と照らし合わせてほしい。治療を開始するタイミング、再開するタイミングはいつが適切なのかについて、まだまだ多くの試験が必要だとわかるだろう。多くのがんについて、特に進行があっても無症状の期間が比較的長いがんについて、待つほうが良いかもしれないのだ。

CA－125の試験の結果が知れ渡ってから7年後まで時間を飛ばそう。医療はどうなっていただろうか？　まったく何も変わっていなかった。エセレンらは、あの試験が知られていなかった2004年から2009年のあいだに86％の女性がCA－125を3回以上測られたこと、そして試験が知れ渡った2010年から2012年のあいだには91％だったことを示した[4]。いくつかの研究が示唆するところでは、我々はがん治療において証明された治療を取り入れるのは早いが、異議が出た治療をやめるのは遅い[5、6]。理由はどうあれ、CA－125の試験は現代のがん治療が時としてどれほど過剰になるかを示している。CA－125を測ると患者の害になると知っていてさえ、やめることができないのだ。

この話がニュースになったとき、ある専門家がこの現象を「検査の根源的な魅惑」[7]と説明したことが引用された。情報は多いほうがいいに決まっているではないか？　その論文に添えられた編集部記事の題名には「死に至る魅惑」という言葉があった。たしかに、がん治療において多く検査をして早く治療をしたほうが良いという考えは、医学の死に至る魅惑の首領の1人なのかもしれない。

ＣＡ－１２５の話をするなら、もうひとつの使いかたにも触れないわけにいかない。症状が始まるより先にがんを見つけられる血液マーカーがあるなら、検診にも使えると思わなかっただろうか。もちろん、前立腺がんに対するＰＳＡとか乳がんに対するマンモグラフィのようながん検診としてもＣＡ－１２５は試された。ここでも結果は夢がしぼむものだった。２０１１年にＰＬＣＯ試験（前立腺、肺、大腸、卵巣の略）というランダム化試験の結果、ＣＡ－１２５と経腟エコーの検査によって、卵巣がんによる死亡は減っていなかった[8]。数年後、ヨーロッパの試験の結果、ＣＡ－１２５検診（その補助としてエコー検査を使う）によって卵巣がんによる死亡は減っていなかった[9]。無効の結果を示した多くの試験がそうであるように、報告の著者は無効を宣言するのではなく、解析方法を変えた結果を強調した。最初の検査で卵巣がんが見つかった人たちを除けば、検診の利益があるかもしれないと言うのだ。しかし、あらかじめ決めた主要な解析方法ではなく、解析方法をいじった結果を強調することは、ダーツを投げてから当たったところの周りに的を書くようなものだ。ＣＡ－１２５検診を認めるためにはもっとエビデンスがないといけないことは明らかだ。その利益が、生検とか精密検査とか過剰診断による害を上回ることを示さなければいけない。この話の教訓は、いまのところ、ＣＡ－１２５は検診にも使えそうにないということだ。

ゴルディロックスとランダム化試験のサンプルサイズ

腫瘍学の重要な試験のいくつかは、断定的な結論を導くためには第2相ランダム化試験よりも第3相ランダム化試験が大事だということを繰り返し教えてくれる。第3相ランダム化試験を第2相ランダム化試験と比べると、典型的には参加者数が多く、主要評価項目には生存期間を使う。第2相試験は仮説生成のための試験だと正しく認識されている。それでも、第2相試験で利益が示されたとき、結果を確認する第3相試験の結果を待つことをせず、その仮説が証明されたかのようにふるまう人は多い。いくつかの重要な試験がこの教訓を痛いほど思い知らせてくれる。

セルメチニブはMAPKキナーゼ(MEK)を標的とする阻害薬だ。2012年にセルメチニブは進行した肺がんに対するドセタキセルとの併用療法として、ドセタキセル単剤と比較された。その試験の結果はちょっと驚きだった。生存期間は5・2か月から9・4か月に延びた。その差は統計的に有意ではなかった。とはいえこの試験は少人数の、ランダム化されたのは100人にも満たない、第2相の試験だった。主要評価項目はもともとPFSだったが、試験計画があとで変更され、全生存期間が主要評価項目になった。研究者によれば「参加者登録が終了し、解析を行う前」だったとのことだ。

偉い人たちはその薬が「有望」[10]だと言った。しかしわずか4年後に、500人の第3相ランダム化試験が、セルメチニブ・ドセタキセル療法がドセタキセル単剤と比べて全生存期間をまったく変えなかったことを示した[11]。報告によれば「この試験の結果は、以前に同じ設計で行われた、より小規模な第2相ランダム化試験と違っている」。第3相試験では対照群の結果は前より良く、試験群の結果は前より悪かった。

同じように、イニパリブは一時、PARP〔原注　ポリ（アデノシン二リン酸ーリボース）ポリメラーゼ〕というものの阻害薬として有望とされていた。2011年に123人の第2相ランダム化試験が、乳がんの中でもとりわけ悪いタイプのトリプルネガティブと呼ばれる乳がんに対して、この薬と化学療法の組み合わせが化学療法のみに比べて勝るかどうかを試した[12]。イニパリブは奏効率で20ポイント勝り（32％から52％へ）、無増悪生存期間を3・6か月から5・9か月に延ばし、全生存期間は7・7か月から12・3か月に延ばした。すべての結果が統計的に有意だった。この試験を取り上げた社説は結果を讃えてこう言った。「注意するべき点はあるが、これはすばらしい結果だ。乳がんを持つ患者の中でも治療の恩恵が少なかったグループの役に立つ治療の進歩を予感させるし、願わくは、細胞障害性化学療法に加えて直接DNA損傷応答を標的とする物質を組み合わせることで『がんをセットアップして次の一撃を効かせる』という新しいアプローチの到来を告げるだろう」[12]。

数年後にはだいぶ話が違っていた。さらに研究を進めた結果、イニパリブがPARPを阻害するかどうかは怪しまれていた[13]。**薬がなぜ効くか**はそれほど重要ではない。**その薬は効く**と示す証拠があることのほうが大事だ。より大人数で行われたランダム化試験が、イニパリブと化学療法の組み合わせを試し、全生存期間にはまったく差がないことを示した。その論文は含蓄の深い言葉で終わっている。

第3相試験での有効性の結果は、第2相試験での有望な結果を裏づけるものとはならなかった。第2相試験と第3相試験で、この一貫しない結果を説明できる明らかな違いは、対象患者集団についても(BRCA1/2の変異の有無についてはデータがないが)、試験の設計にもない。第2相臨床試験の結果は仮説生成であり、その結果を確証または反証するためには第3相試験が必要なのだ。

がん治療ワクチンの試験は、第2相試験がまちがいなく第3相試験の結果を予言するとは限らないという教訓を繰り返すものだ。転移のある前立腺がんに対するワクチンのPROSTVACの例で言えば、このワクチンは免疫系を刺激してがんと戦わせるのだと信じられていて、125人の小さなランダム化試験で全生存期間は劇的に改善した[14]。ところが、それを1000人以上で確認する第3相試験は無効中止された。無効中止というのは統計学用語で、要するにこれ以上対象者の追跡を続けても利益が証明される見込みは極端に小さいという意味だ[15]。言い換えれば、PROSTVACは失敗に終わったのだ[16]。

第4の例が最大の問題だ。それはオララツマブ(ラートルーボ)という薬だ。第2相試験には有効性を証明できるだけの統計的検出力がなく、その結果は偽陽性にも偽陰性にもなりうる。当時のFDA長官のドクター・スコット・ゴットリーブはこのことを正しく評価せず、議会の前で、生存期間を迅速承認の根拠とすることは可能だと言い放った[17]。代理エンドポイントではなく、生存期間だ。これは迅速承認の濫用だ。第3章を思い出してほしい。迅速承認の手続きは、臨床的利益の「予測因子として妥当と考えられる」代理エンドポイントを改善した薬のためにある。ここでドクター・ゴットリーブは、その言葉の意味を広げて、統計的に確認された代理エンドポイントの変化だけでなく、統計的に不確かな臨床的エンドポイントの変化も含めることを提案している。この定義の拡張によって、新しい薬を少人数の第2相試験で試す流行が堰を切ったように始まるかもしれない。なぜなら、製薬企業は今後、新しい薬が期待したように作用する証拠さえなくても、ランダムに分けたうち試験群に偶然にも状態の良い人が偏っていれば、ときには生存期間の延長が示されて市場にすべりこむことができるとわかったのだから。オララツマブはこの戦略のテスト事例となった。生存期間を判定できるようには設計されていない小さい試験で、ある種の肉腫を持つ人の生存期間が中央値で14・7か月から26・5か月に延びた[18]。この結果に基づいてオララツマブは承認された。承認からたった2年後に、対象者数が多い第3相試験の結果が出て、生存期間の延長はまったくなかった[19]。オララツマブが販売されていたわずかな期間に、価格はほかのがん治療薬と同じくらいだったので、製造販売元のイーライ・リリー社は5億ドルの売上を得た[20]。現在に至るまでリリー社はその金を払い戻していない。

ここまでで、第2相試験の結果が有望だったが第3相試験では違う結果あるいはそれほどでもない結果が出た4例を挙げた。なぜそんなことになったのだろう？　ありそうなこととして、第2相試験と第3相試験の差は**平均への回帰**と呼ばれる現象として説明できる。ただ偶然によって、第2相試験はより印象的になったのだが、データが増えると結果は真の効果量に近づいた。つまり、無効の結果になった。面白いことに、この現象はすべての研究に当てはまりそうだ。小さい第2相試験にも、大きい第3相試験にも。第3相試験が覆る例を見かけないのは、第3相試験の再現試験が行われることが、あったとしてもまれだからだ。また、この教訓からはっきり言えるのだが、スコット・ゴットリーブほか迅速承認をこういうやりかたで増やしたい人たちは実質的に、法外な値段の薬をもっと発売させるために、毒性があり高額ながん治療薬についての判断を大幅に不確かにすることを許容しようとしているのだ。

サンプルサイズについて最後に一言：臨床試験は小さすぎることもあるが、同じように大きすぎることもある。膵臓がんに対するエルロチニブを思い出してほしい。エルロチニブは500人を超える試験で試され、余命を10日延ばす効果を示した！　大きすぎる試験の害は少なくとも5点ある。第1に、費用がかかる。第2に、機会費用がかかる。その試験に参加した患者は、その試験がなければほかの試験に参加し、ほかの重要な問いに答えてくれたかもしれない。第3に、統計的に有意でも臨床的には意味のない小さい差が検出されてしまう。第4に、参加者を登録するまで、また結果を公表するまでの時間が長くなる。第5に、害があるかもしれない試験薬を体に入れる人はもっと少なくてもよかったかもしれないのに、多くすることになる。そんなわけで、臨床試験はゴルディロックスの物語*98のようなものだ。ちょうどいいサンプルサイズというものがあるのだ。

何の意味もない奏効

第13章で、薬のある性能、つまりがんを小さくする能力が、発売に向けて開発を進めるための一般的な前提条件となることを説明している。奏効すら得られない薬が大いに患者の役に立つ見込みはなさそうだ。ただし、奏効があっただけでは良い薬かどうかはわからない。最近の薬2種類の例を考えよう。

ブリバニブはかつて、肝臓がんに対して期待された薬だった。55人がブリバニブを使った試験で、4人(7%)に奏効があり、24人(44%)でがんは安定していた[21]。ここで言う安定とは、ただがんが進行しなかったというだけの意味だ。臨床試験に参加すると決めた患者はしばしば平均的な患者よりずっと体力があって、しかもそうした患者と比較するグループがない試験で

*98 イギリスの童話。少女ゴルディロックスは3頭の熊が住む家に迷い込み、熱すぎず冷たすぎない粥、大きすぎず小さすぎない椅子など、「ちょうどいい」ものを選んでいく。

は、がんの安定というのは何の役にも立たないことだ。安定が薬の効果でがんの成長を遅らせた結果なのか、それともただ進行が遅い人を選んできただけなのか、区別できない。それを置いても、奏効率が7％というのは、低いとはいえ、この用途で成功した薬のいくつかには勝っていた。ソラフェニブは奏効率が2％だったが最後には承認されたのだ[22]。

ブリバニブの第3相試験は少なくとも4件行われた。このことからも製薬会社が薬を開発する動機は途方もなく強いことがわかる。第1の試験は、1000人を超える患者をブリバニブかソラフェニブ（当時の標準治療）にランダム化した。その試験で全生存期間は非劣性だった（二重否定の表現を許してほしい）[23]。非劣性という二重否定の表現は、実のところ全生存期間はブリバニブのほうが劣っていたことを意味する。したがって承認の根拠にはならないし、ブリバニブで2000ドルも取ることはできないし、ブリバニブの開発計画は白紙に戻さなければいけないはずだ。第2の試験は、ソラフェニブで治療してもがんが進行した人を対象に、ブリバニブをプラセボと比較した。この試験も失敗で、生存期間の延長は示されなかった[23]。第3の試験は第2の試験と似ているが、アジア人の患者を対象とした。この試験は製造元の会社によって中止された[24]。第4の試験は肝臓がんに対する局所治療のあとにブリバニブを試した。この試験は第1から第3の試験が終わったあとで早期中止された。中止時点での結果から利益は示されなかった[25]。

ブリバニブはアメリカで発売されることがなかったのだが、それとは違い、アテゾリズマブ（テセントリク、ジェネンテック社）は2016年5月に、膀胱がんに対するセカンドラインの治療として迅速承認された。アテゾリズマブは最近のセクシーな免疫チェックポイント阻害薬の一種だ。免疫チェックポイント阻害薬についてはテレビのコマーシャルで見たことがあるかもしれない。アテゾリズマブは、対照群のない小さい試験で示された奏効率を根拠に承認された。奏効率はささやかなもので、たったの14・8%だった[26]のだが、ないよりはマシだ。そして正直に言えば、膀胱がんに対して最初の治療のあとで進行があった場合の治療はあまりないのだ。

しかし、さらに夢のない結果がすぐに続いた。ある薬から奏効があると証明されたということは、その薬ががんに対して作用することが証明されたのだ。それは患者にとって利益になることの証明と同じではない。薬が患者の利益になることを証明するには、ほかに使える最善の治療と比べても、生存期間または生活の質が改善することを示さなければならない。アテゾリズマブを試すためにランダム化試験が行われた。その試験は、患者をアテゾリズマブか医師が選ぶ古い化学療法かにランダム化した。主要評価項目は全生存期間だった。適切なエンドポイントだ。試験開始時点では、私を含む多くの人が、この目標は妥当で達成可能であり、アテゾリズマブは成功するだろうと言っていた。そして2017年に、アテゾリズマブが失敗したことを知った我々は驚いたのだった[27]。FDAがアテゾリズマブの承認を取り消すかどうかは、この本を書いている時点ではわからない。[*99]

2017年9月22日にFDAはペムブロリズマブの迅速承認を認めた。ペムブロリズマブもあのキラキラした免疫療法薬のひとつだ。承認の根拠は、PD-L1を発現した胃がんを持つ人でがんの縮小効果が示されたからというものだった。正確に言うとペムブロリズマブを使った患者の13・3%に奏効があった[28]。そして同じ年の12月にはそれほどでもない結果が出ていた。ペムブロリズマブはパクリタキセルという古い薬と比較して全生存期間を改善できなかったのだ[29]。私の記憶ではこの例は、奏効率を根拠とする承認からランダム化試験で無効というプレスリリースまでの最短記録だったかもしれない。あまりに早かったので、私は「なぜFDAは判断の前にもう数か月先の結果を待たなかったのか」と思わずにいられなかった。

2018年にFDAはこの奇妙な行動のさらに上を行ってみせた。2018年8月16日に、FDAは奏効率12%という結果に基づいて、ニボルマブの単剤療法を再発した小細胞肺がんに対して迅速承認した[30]。その承認が奇妙だったのは、この試験の結果がもともと2016年に報告されていたものであって、2年間もある程度は知られていたことだ[31]。12%の奏効率で迅速承認してよいかも問題だが、それが許されるとして、なぜ2年も待ったのだろう？　そして2018年10月12日（ちょうど2か月後）にはブリストル・マイヤーズ・スクイブ社が、ニボルマブは再発のがんを持つ人に対して化学療法と比較するランダム化試験で生存期間を改善できなかったと告知した[32]。その承認はサードラインの条件で、ランダム化試験はセカンドラインだったが、腫瘍学の慣習として、市販後調査はしばしば先行する治療ラインについて行われる。その結果は、迅速承認のために2年前のデータが使われ、2か月後にはランダム化試験が逆の結果を出すというものだった。[*100] これは薬剤規制のありかたとして奇妙なことだ。

2019年にジェニファー・ジルと私は、奏効率を根拠に迅速承認された免疫チェックポイント阻害薬すべてを調査した[33]。その結果、確認の試験では31件中5件(16%)が生存率で改善なしの結果だった。これらの例すべてにおいて、FDAは対応しなければいけないはずだが、どれも製造販売承認されたままでいる(ここを書いている時点では)。迅速承認についての社会契約は破られたようだ。奏効率に基づいて有望な薬を発売させるのはいい。そこには利点と欠点がある。しかし、奏効率によらず生存期間も生活の質も改善しなかったときに何もしないのは別問題だ。それは義務を怠ることだ。

この章を終える前に、もうひとつだけ例を挙げておこう。劇的な奏効率を示した薬の例だ。奏効率は60%を超えた。それでもいくつかの試験で生存期間が延びなかったので、薬はアメリカの市場から撤退した。その薬はヨウ素131―トシツモマブだ[34]。長い複雑な名前のとおり、複雑な薬だ。これはがん細胞と結合する抗体であって、放射性同位体を運ぶ。腫瘍内科医はそういう薬を放射性物質抗体複合体と呼ぶ。2003年にその薬は再発した悪性リンパ腫に

＊99　2021年3月に、製造販売元が自主的に膀胱がんの適応を取り下げた。
＊100　2021年1月に製造販売元が自主的に小細胞肺がんの適応を取り下げた。

対して68％という奏効率を示し、ＦＤＡに承認された。製造販売元が自主的に販売中止するまで、その薬は10年間市場に残っていた。その間、その薬が2種類の状況において生存期間を延ばさなかったというランダム化試験が出てきた。製造販売元には効果を証明する計画がもうなかった。ヨウ素131─トシツモマブは、奏効率が高かったとしても、新しい薬がすでに使われている薬より勝っていることの保証にはならないという、苦い教訓を残している。

薬は患者に平均して役立つ

２００４年にＦＤＡは大腸がんに対して奏効率を根拠にセツキシマブを承認した。セツキシマブは上皮成長因子受容体（ＥＧＦＲ）を標的とする抗体だ。ＥＧＦＲというのは、ある種のがん細胞が多く持っていて、細胞の増殖と成長を促すタンパク質だ[35]。２００７年にカナダの研究者のグループが、セツキシマブが支持的療法のみに比べて生存期間を延ばしたことを示した。ただし利益は非常に小さかった。生存期間は４・６か月から６・１か月に延びていた[36]。この１・５か月の利益は、セツキシマブがしばしば悲惨な発疹などの副作用を出すことからすれば、ぱっとしないものだ。

２００８年にＡＳＣＯという大きながんの国際会議の本会議で、研究者たちは驚くべき指摘をした[1]。その研究の対象とされた患者にはふたつのグループがあるらしいことに気づいたのだ。セツキシマブから利益を得た人たちは、Ｒａｓという遺伝子が正常だった。利益がなかった人たちはＲａｓ遺伝子に変異があったのだ。正常Ｒａｓ遺伝子を持っていればセツキシマブで余命は5か月延び、変異Ｒａｓ遺伝子があれば何の利益もなかった。その後、薬が役に立たない人を特定できる遺伝子変異はほかにも発見された。

Ｒａｓの教訓は、医学全体に通用するルールで、薬は患者に平均して役立つということだ。あるグループの患者についてはある薬で改善効果が出るかもしれないが、特定の1人にとって薬が利益になるか害になるか、それはどの程度かは、誰にもわからない。薬についての我々の知識はすべて、人々の集団についてのものだ。セツキシマブはすべての患者を平均したときに有効という結果を出したが、我々がふたつのグループを発見したのは時間が経ってからのことだった。一方のグループに対してはセツキシマブは利益がないようだった。他方に対しては利益はより大きいようだった。ただしこれもまた、平均すればの話だ。

一部の人たちは、ある薬がランダム化試験で効いたか効かなかったかによらず、個々の患者については効くかもしれないし効かないかもしれないと指摘する。これは技術的には正しい。しかし、ランダム化試験が問うのはそういうことではない。ある条件で集めた患者集団において、その治療の有無によって結果は平均して良くなるかどうか。これがランダム化試験の問いだ。ＲＣＴで無効の結果が出たとき、人は対象者の一部には利益があるのだと言うかもしれない。たとえば正常Ｒａｓ遺伝子とかほかの遺伝子によって。私にはそんな区別があるのかどうかはわからない。しかし、その因子を特定して、区別した一部のグループの患者にはその治療が有効であることを証明しない限り、そんな話は想像にすぎない。いまの時点では平均的に利益がある人を見つける方法がないのだ。同じように、RCTが有効の結果を出したときにも、対象者全員に利益があったわけではない。もしかしたら一部には無効のグループがあったのかもしれない。それでもこのやりかたで薬を使えば平均的に世界は良くなる。我々ができることはその程度だ。

セツキシマブの例は、患者全体の平均で(少しばかり)有効だったが、のちにその利益が一部の患者に集中していたことがわかった薬の例だ。もしかしたら将来、ますます正確に利益を得られるグループを絞り込めるようになっていくのかもしれない。利益がない患者を特定する指標(Rasのような)を探すことには臨床上のきわめて大きな意義がある。何と言っても、その指標があれば、薬の効果がないとわかった患者に、薬の毒性と費用と不自由を負担させなくて済むのだから。それでも現在のシステムの中ではそうした因子を探す動機づけは限られている。製薬産業は、薬が承認されるために必要な利益がなるべく小さく、対象となる患者集団はなるべく広くしたいという動機づけを持っている。なぜならこの場合に市場規模が最大になるからだ。薬がより良く効く少数の患者の集団と、そうでもない患者の集団を区別することは、売上を下げることにしかならない。だから、連邦が出資する研究費はこうした研究にこそ向けられるべきなのだ。

非劣性試験

非劣性試験とは、腫瘍学で注目されつつある特別な研究デザインだ。非劣性試験では新しい薬が古い薬よりも優れていることを示す必要はない。大きく劣ってはいないことを示せばいいだけだ。非劣性試験は、ある薬が古い薬よりも大幅に劣っている可能性を排除するように設計されている。

たちまち疑問が押し寄せてきたことだろう。「大きく劣る」とはどういうことか？ それはこうだ。試験を開始する前に、許容できないと考えられる差を決めておく。もし新しい薬の効果がこの差までにとどまっていれば、許容範囲内と判定する。この差は⊿(デルタ)と呼ばれる。マージンとも言う(詳しくは後述)。

次の疑問は、いったい誰が非劣性試験などやろうと思うのかだ。非劣性試験は、次のどれかに当てはまる薬についてだけ行われるべきだ。それは古い薬よりも(1)安いか、(2)便利に使えるか、(3)毒性が少ない薬だ。何と言っても、古い薬よりも劣る(しかし大きくは劣らない)可能性を許容しようというのだから、有効性を失う可能性を正当化できるだけの、別の利点がなければならない。

ここでマージンの話に戻ろう。数年前に、私と共同研究者が腫瘍学の17件の非劣性試験を調べたところ、8件(47%)が本質的には恣意的にマージンを決めていた[37]。ある試験では、マージンは「臨床的に適切で妥当なマージンの医学的な判断に基づいて」決めたとされていた

[38]。ふつうの言葉で言えば、「我々にはこれがよさそうに思えた」という意味だ。我々の調査結果は、アベレグらがより大掛かりに行った、医学全体にわたる(腫瘍学に限らない)非劣性試験の調査でも確認された[39]。アベレグらによれば、マージンの58%はなぜその数値にされたのかの説明なしに使われていて、ほかの17%はあいまいな説明がされていた。アリソン・ハスラム、ジェニファー・ジルと私はこの調査を腫瘍学の試験について再現した。人気の医学誌に載った4年分の試験を調べ、68%でマージンの数値には正当な根拠がなかった。非劣性マージンは、横並びの駐車場のようなものだ。上手な運転手なら、あるいは良い薬なら、狭い幅に収まる。最低の運転手でも、最低の薬でも、町の1区画ほどの空き地があれば、どこかに収まるものだ。実際、多くの非劣性試験でマージンはバカバカしいほど広い。そんな条件ならどんな薬でも非劣性になるに決まっている。ほかの研究もある。フラッコらは、製薬企業が出資した57件の非劣性試験のうち55件が望んだとおりの結果を出したことを指摘した[40]。ここで示されたように、非劣性試験がそのうち96%で望ましい結果を出してくれるなら、なぜそんな試験が行われているのか、よく考えてみないといけない。

では劣った効果の代わりになる利点についてはどうだろうか? 試される薬が本当に安く、毒性が少なく、より便利に使えると言える割合はどれくらいか? アベレグらは広範な調査を行った。11%の場合にはそうした利点を何も読み取ることができず、どれかひとつを特定して挙げている報告は70%しかなかった。我々の調査でも同じように、腫瘍学における非劣性試験の28%が、非劣性試験とした理由を挙げていなかった。腫瘍学における非劣性試験の例をいくつか挙げておこう。

レンバチニブ*101は最近、肝臓がんの治療としてソラフェニブに対し非劣性と示された[41]。第1章を覚えているだろうか。ソラフェニブは、切除不能または転移がある肝臓がんに対してFDAがはじめて承認した薬だ。その根拠はランダム化試験でわずかばかりの利益が出たことだった。現実の世界では、ソラフェニブを使った結果は試験の結果よりはるかに悪かった。傾向スコアマッチングを行った統計解析では利益がないという結果だった。レンバチニブは、ソラフェニブより高価で、毒性と便利さは同程度の薬だ。言い換えれば、非劣性試験を正当化する現実の利点が何もない。もちろん、そんなことで出資者はためらわなかったようだ。

レンバチニブの製造販売元のエーザイは、レンバチニブがソラフェニブに対して非劣性かどうかを試した。正確に言うと、その試験はレンバチニブにソラフェニブの60%の効果があるかどうかを試した。60%という数字の説明はなされていない。なぜ50%でも70%でもなく60%なのか？　もちろん、ソラフェニブは偉大な薬とは言えない。だから、この試験は新しい、より高価な薬が、そもそも大したことのない薬の60%効くかどうかという試験だ。常識に反している。レンバチニブはこの低いハードルを超えた。悲しむべきことは、致命的ながんを持つ患者

*101 日本での販売名はレンビマ。

954人がこの試験でランダム化されたことだ。そんな試験で同じ病気を持つ人の治療は進歩しないし、ただひとつの会社の金もうけの役にしか立たないのに。

次に腎細胞がんに対するパゾパニブの例を考えよう[42]。スニチニブと比較した非劣性試験で、パゾパニブの製造販売元はパゾパニブがハザード比1・25という基準よりも劣っていないかを試した。我々が腫瘍学の試験について調べたところでは[37]、ハザード比が1・43であってさえ非劣性とみなされていた。比較した薬が勝った場合にはハザード比が1を下回ることを思い出してほしい。非劣性試験では基準とした薬よりも明らかに劣る薬が許されるのであり、実際にいくつかの薬は明らかに劣っているようだ。

面白いことに、パゾパニブ対スニチニブの試験を報告した研究者たちは、「生活の質の諸指標はパゾパニブが勝っていた」と結論している。ところが、その試験のうちに、有害事象を理由にパゾパニブを中止した患者の割合(24%)は、スニチニブ(20%)より高かった。もちろん、この試験に出資したのがスニチニブの製造販売元ではなくパゾパニブの製造販売元だったということは、驚くべきことではない。

非劣性試験についてまとめよう。ほかの薬より安い、毒性の少ない、便利に使える薬について、おおむね似たような効果を保証できるだけの保守的なマージンを設定して行われる場合にだけ、非劣性試験は役に立つ。悲しいことに、このとおりの非劣性試験はあまり多くないようだ。現実には、特にがんの医学では、マージンは寛大に設定され、あってもなくても大して変わらない薬に対して非劣性で、同じくらい面倒で毒性のある薬が出てきている。これもまた、患者より金の亡者が得をする慣習なのではないだろうか？

何を目指すべきか

この章の終わりに、腫瘍学で我々が目指すべきことの例を少しだけ挙げておこう。がんの医学において我々は何がしたいのだろう？

２００４年に、多発性骨髄腫があるが骨髄移植はできなかった人（年齢またはほかの医学的問題のため）に対する標準治療は、メルファランとプレドニゾンだった[43]。ボルテゾミブという新しい薬が、この標準治療より勝ることを期待され、ランダム化試験にかけられた。中央値で16・3か月の追跡の結果、ボルテゾミブを加えることで死亡リスクは22％から13％に減った。言い換えれば、生存期間中央値が記録される（つまり、患者の50％が死亡する）よりはるか手前で、ボルテゾミブはこの状況の治療として全生存期間を延ばすことを示した。これは疑うことのできない利益だ。人気の賢いやりかたに反して、この試験は優秀な薬が生存期間を延ばす効果を示すには生存期間中央値が出るまで待たなくてもよいことを示した。

１９９８年に、大細胞性リンパ腫のある高齢の患者に対する標準治療は、３種類の抗がん剤とプレドニゾンの組み合わせ、まとめてＣＨＯＰ療法（第９章で説明した）と呼ばれるものだった。そしてリンパ腫細胞を標的とする新しい抗体薬のリツキシマブが開発された。リツキシマブが本当に患者の役に立つかはわからなかった。大細胞性リンパ腫を持つ高齢の患者（平均年齢は69歳だった）を対象とする有名な試験が行われた[44]。これは意欲的な挑戦だった。がんを持つアメリカ人のほとんどは高齢なのだが、前述のとおり、試験は慣例としてははるかに若い年齢層に対して行われる。ある試験が本当に高齢の参加者を集めることは、実に注目するべきことであって、称讃に値する。わずか2年後の追跡結果では、再び生存期間中央値到達にははるか遠く、リツキシマブを加えたことで2年時点の全生存率は対象患者の57％から70％に改善していた。ついに、CHOPをいじり回してもっと良いものに（ProMACE-cytaBOMなどに）しようとしてきた時代を超えて、我々は意味のある違いが出るものを手に入れたのだ。

我々が目指すべきものの最後の例は、脳腫瘍の治療に関することだ。脳にできるがんにはいろいろな種類があり、その重症度も、十分治せるものから非常に悪いものまで大きな幅がある。多形神経膠芽腫は非常に悪いがんのひとつで、ジョン・マケインとテッド・ケネディを冒したものでもある。比較的余命が長いのが、低悪性度神経膠腫（こうしゅ）というものだ。低悪性度神経膠腫は、40歳未満の成人に多く、命に関わる病気ではあるが、何年も生き延びる人もいる。

およそ250人の神経膠腫を持つ患者に対するランダム化試験が、抗がん剤（ロムスチン、プロカルバジン、ビンクリスチン、略称PCV療法）に放射線療法を加えることで結果が改善するかを試した[45]。その適切な人数による試験を長期間追跡した結果、生存期間中央値は7・8年から13・3年に延びていた。平均して命を5・5年延ばしたというのは、腫瘍学でもっと見たい種類の利益だ。これほどの利益に最適化するよう試験の人数を決めることで、サンプルサイズは小さくなり、試験は実行しやすく、さらに意義深いものになるかもしれないのだ。

結論

この章では、腫瘍学において現在の治療を形作っただけでなく、医師ががん治療に抱くイメージをも作った重要な試験の例をいくつか見比べた。卵巣がんを検出するCA－125のように、がんの進行を示す有効な指標があれば、化学療法を早期に開始することはできるが、総合して患者にとっては害になってしまうこともあることを見た。生存期間を評価できるだけの参加者数もないし、そのように設計されてもいない第2相ランダム化試験は、真の全生存期間の推定値を大きく外すことがあることを見た。それでも最近は、そうした試験を迅速承認の根拠にするために飾った言葉が出回っている。そんな話はひいき目に言っても真偽がはっきりしないものだ。また、ある薬の奏効が示されたからといって、その薬が成功と決まったわけではまったくないことを見た。第13章では奏効さえ示さない薬（俗に足引っ張り屋と言う。こういう薬はだいたい、ろくなものではない）についてさらに説明するが、ここでは、奏効だけでは利益の保証にならないことを確かめておく。最後に、腫瘍学において我々が目指すべきものの例をいくつか挙げた。はっきり言おう。すべてのがんの完治を望むのはおそらく現実離れしている。しかし、意味のある長さで余命を延ばせる新しい薬を求めることはしてよいと、私は思う。いくつかのがん治療薬はこの基準にかなっている。そうでない薬もある。規制システムがうまく機能しているかどうかを測るには、新薬がいくつ承認されたかではなく、意味のある利益を持つ薬がいくつ承認されたかが問題だ。こういう考えかたを当たり前にするべき時期に来ている。

第12章　グローバルな腫瘍学

馬が逃げてから納屋の戸を閉める。

——イングランドのことわざ

最近数年のうちで何度か運良く、オレゴン健康科学大学で私たちの血液腫瘍学研究員プログラムを受験した学生を面接する機会に恵まれた。私はあるテーマが繰り返し現れることに気づいた。多くの受験生が「グローバルな腫瘍学」を実践したいと言った。「それは何のことですか？」と私は尋ねた。

いろいろな人がいろいろなものを指して「グローバルな腫瘍学」と呼んでいた。一部の受験生が言う「グローバルな腫瘍学」が意味するのはこういうことだ。その医師はアメリカの都市に住んでそこで働き、ときどき低中所得国に行って高コストの（価値は低い）治療を短期間だけ、彼らがアメリカに帰るまで行う。そしてその国の治療は元どおりに戻る。グローバルな腫瘍学とやらをそのように考えることは、控えめに言っても、失礼だ。ほかの一部の受験生は、私が考えるのと同じ意味でその言葉を使う。私の考えでは、グローバルな腫瘍学とは、世界中の国でがんを持つ人の治療結果を最大限に改善するための戦略とか政策を研究することだ。これはとても大きな意味のあることだ。なぜなら、低中所得国は世界でがん治療に使われる費用の5%しか使っていないのに対して、がんのために失われる障害調整生存年数の80%は低中所得国のものだからだ[1]。

この章では、世界で現れている個別の問題を取り上げる。がんの薬の値段が高いことで、ある意味一番困るのは低中所得国だ。アメリカの規制の中で承認を得るよう計画された試験はときおりアメリカ以外の国々で行われるが、アメリカの水準を下回る治療を対照群とすることが問題視されている。最後に、そんなことの代わりに世界的な研究拠点ならできるはずの試験について考える。その試験の結果は本国にとっても、世界の国々にとっても真に意味のあるものになるはずだ。

がんの薬の値段が高いこと

ダン・ゴールドスタインらの研究は、国別でがんの薬が払える値段になっているかどうかを調べている。その結果、アメリカはがんの薬に最も多く払っているが、1人あたりの所得を考えると、がんの薬が最も手の届かない値段になっているのはアメリカではなかった。薬の相場が最も高いのは低中所得国、インドとか中国だった。薬の値段はアメリカより下げられているが、それでもそうした国のほとんどの人には手が出せないほど高かった[2]。そうした国で幅広く働いている人たちと話すと、治療計画を考えるときには必ず患者がその費用を払えるかも計算するのだと教えてくれる。買えない薬は患者にとって役に立たない。

国が違えば問題に対処する方法も違う。世界保健機関は、いくつかのがんの薬を「必須」と呼んでいる。それらの薬は基本的ながん治療の中で欠かせない薬と考えられていて、そういう薬が全世界に行き渡り、まともな値段で買えるようにするために多くの努力がなされている。国連のミレニアム開発目標のひとつが、そういう薬をまちがいなく使えるようにすることだった。アメリカ以外の国もそうした薬の代金を払うために苦労している。イギリスの苦労の話は見ておく価値がある。

イギリスがん治療薬基金

イギリスは医療のこととなると大胆なことをする。あの国はQALY（第1章参照）あたりの費用を基準に医療行為に優先順位をつけ、一定基準を満たす費用対効果がある医療行為にしか保険を下ろさない。そんな政策はバカげていて残酷だとさえ思うかもしれないが、一歩引いてよく考えてみれば、実は賢い判断なのだ。

医療にかけられる金には限度がある。イギリスの方法に従えば、その金を使って最大限のことができる。イギリスは、信じられないほどの費用がかかる治療によって1人の命を救うより、安い治療で10人を救うことを優先する国だ。言い換えれば、イギリスは持っている金でできる最高のことをする。イギリスのがん治療については高価で大して効かない薬が次々に却下されるので批判もあるのだが、全体としてはイギリス人のためになる判断をしている。その結果が何かわかるだろうか？　イギリスの平均寿命はアメリカより長いのだ[3]。

２０１０年にイギリスは、強い政治的圧力を受けて、がん治療薬の支払いのために独立した基金を作った。この基金はほかの方法ではイギリスのシステムの中でカバーできそうにない薬の支払いに充てられることになっていた。つまり、利益はわずかで値段だけは高い、せこい薬の代金にだ。イギリスは製薬企業とのあいだで秘密の値引き交渉をして、がんを持つ人に薬が届くようにすることになっていた。この提案には意味があるように見えたが、実質的にはがん治療薬基金（ＣＤＦ）に使われた金は価値が低くて値段が高い薬の代金を意味した。ＣＤＦの代わりに、通常の医療システムのためにその金を使うこともできたはずだ。そうすればもっと多くの患者が助かっただろう（イギリスのシステムはそうなっているのだから）。この理由で批判が殺到した。そこではＣＤＦが「有限な医療資源を配分する合理的でエビデンスに基づいた方法の思想全体を台無しにする」とされた。私のお気に入りのフレーズは、ＣＤＦが「すでに知的に破産している」[4]というものだ。

イギリスのＣＤＦは、創設以来ずっと苦境の連続に見舞われてきた。２０１６年には予算オーバーの結果、基金でカバーされる薬のリストから45剤が除かれた。除かれた薬のリストは面白い。38%は生存期間を延ばした薬だ。この割合は、FDAが新しく承認した薬のうち生存期間を延ばした薬の割合よりも高い。言い換えれば、イギリスはアメリカで発売される平均的な薬よりも優れた薬を切り捨てたのだ。この薬が(1)伝統的なイギリスの論理に従って支払われなくなった(すなわち、費用対効果が悪いとされた)、さらに(2)最終的にCDFの泥沼化した支払いからこぼれたという事実は、イギリスほど大きく豊かな国であってさえ、国家ががんの薬の値段を交渉する能力は限られているということを改めて証明している。

CDFについてはお気に入りの名言をいくつか紹介しないではいられない。2014年に『フィナンシャル・タイムズ』紙はCDFが「患者の利益になるような印象を与えつつ、その実低品質の薬に報酬を与える衆愚政治の身振りであって、納税者と国民保健サービスの患者全体を犠牲にして一握りの製薬企業に利益を与える」[5]と書いた。もうひとつ。「国民の税金を横流しするこの仕掛けは、目的もあるのかないのかわからない、ビッグ・ファーマの得にしかならないことから、『製薬会社基金』と呼んだほうがぴったりだろう」[6]。

CDFの苦境をアメリカに当てはめてみると、寒々しい光景が見えてくる。アメリカの医療システムは巨大ながん治療薬基金にすぎず、価格交渉もできなければ拒否権もないとも言えるのだ。言い換えれば、アメリカ人はイギリスで使われているのと同じ薬に法外な金を払っている。それだけではない。ひとつだけ例を挙げよう。アメリカではホジキンリンパ腫に対して骨髄移植を行ったあとのブレンツキシマブベドチン（アドセトリス、シアトル・ジェネティクス社）16回分に対して支払いがある。根拠はPFSが改善したことだ。余命は延びていなかったのだが。第10章で説明した原則に戻って考えるなら、この治療は愚かなことに思える。余命を延ばせない治療を増やしているのだから。一度も余命を延ばす効果を示していないが、費用と毒性はあるのだ。ここで、その薬の費用はおおむね25万ドルという、開いた口が塞がらない金額だ。対してイギリスでは、同じブレンツキシマブベドチンを救援療法として使うことに支払いをしようと努力がなされている。救援療法なら費用ははるかに安く、より大きな利益となる可能性がある。

イギリスのがん治療薬基金の大きな教訓は、薬の代金はつねに誰かが払っていて、それはほかにもっと役に立ちそうなものに払わなくなることを意味するということだ。アメリカでは連邦政府が大して効かないがんの薬に1ドル払うごとに、費用対効果の高い医療にその1ドルが回らなくなる。たとえば肥満や高血圧がある人とか、妊娠している人、出産したばかりの人に対するケアを向上させるといったことに。こうした治療の多くは1ドルかければ1ドル分の値打ちがある。私たちの金を使うにははるかに良い使い道だ。たとえがんを持つ患者の自己負担額が抑えられたとしても、がん治療にかかる恐るべき費用のために私たち全員の保険料が高くなり、もっと賢く使えたはずの公共の金が失われてしまう。

「しかし、末期がんがある人にとってはどうか」と思ったかもしれない。末期がんを持つ人が薬を使わないことで、ほかの誰かが血圧をコントロールできるようになると言われても、慰めにはならないかもしれない。その気持ちはわかるが、私にも考えがある。第1に、アメリカがほんの少ししか効かないがんの薬に金を出すことをやめれば、製薬企業はそんな薬を作らなくなる。そして代わりに研究開発部門全体をすっかり作り変えるかもしれない。開発される薬の数は減り、そして出てくる薬は利益がより大きいものになり、費用対効果についての社会的常識に見合ったものになるかもしれない。そして、個々の患者がだまされたと感じる状況はしだいに減っていくかもしれない。第2に、製薬企業はいつでも値下げによって薬の費用対効果を変えられる。だから、患者は企業に値下げをするよう直接圧力をかけるようになるだろう。いまの崩壊したシステムでは、私たちの多くにとって薬の値段に関心を持つ機会がない。ある薬の費用対効果を上げる最も簡単な方法は値下げだ。第3に、私たちの人生の中で、自分に何が起こるかは誰にもわからない。がんで死ぬ人よりもはるかに多くの人が高血圧になる。公共政策の目的は最大多数の最大幸福を、個人の自由を侵害することなく実現することだ。公共の金を薬に使うのに、支払いに対して最も大きな見返りのある薬を選ぶのはまさにこのとおりのことだ。個人にとってはいつでも、自分の金で自分が最善と思うものを買う自由がある。しかし、ある人の命を1日だけ延ばす薬よりも、1万人の女性の産後のケアに優先して金を使う社会がまちがっているとは言えない。その社会は残酷なのではなく、正しいのだ。

低中所得国で行われる臨床試験

詳しくは第13章と第14章で述べるが、多くの製薬企業の臨床試験が、対照治療または治療後のケアがアメリカの水準に追いついていない国で行われている。言い換えれば、その試験は新しい薬と比べるのに、既存の最善の治療またはプラセボよりも劣っている薬を相手にしているのだ。さらに、試験後には新しい薬のグループも対照グループもともに、アメリカで最善とされる治療よりもはるかに劣るケアを受けることがしばしばある。こうした例では、その試験がアメリカでのがん治療について何かを教えるかどうかがはっきりしない。もしその試験が、試験の場となった国の患者に役立つようにと意図されたものなら、妥当なことだ。だがそうした試験はしばしばＦＤＡから承認を取るために事前に登録された試験なのだ。ＦＤＡは本質的に、がんの薬がアメリカでどの程度役に立つかを示していない試験のデータを受け取っている(付記：ＦＤＡの目的は、薬剤の有効性と安全性を確保することだ。どこで？　アメリカでだ)。

ただし、世界のどこで試験を行うかについての議論を本当に理解するには、まずいくつかのことを区別しないといけない。一部の多国間試験は、前述のがんの薬の試験のようなものだ。つまり、本当はアメリカとヨーロッパの規制から承認を受けることが目的だ。この場合、いくつか考えるべき点がある。ほかの多国間試験には、その国に住む当地の医療に役立てることを目的としたものがある。１９９０年代に後者のタイプの臨床試験がいくつかアフリカで行われ、多国間で行われるがんの臨床試験にとって特別な意味のある長い論争を呼び起こした。

1990年代に、HIVの薬を一定用量だけ使うことで、HIV陽性の母から子供にウイルスが感染する率を減らせることがわかっていた。しかし現実には、アフリカなどの多くの国で、そうした薬はまだ手が届かないほど高価だった。そこでいくつかの試験が行われた。一部はアメリカの国立衛生研究所と疾病管理予防センターが出資した。その試験はHIVの薬による治療期間を短くするとか用量を減らすことで感染率を減らす効果がなくならないかを試すものだった。このために、その試験では対照としてプラセボが使われた。そこから火の嵐が吹き荒れることになった。

すべての試験は何かの問いに答えるように計画される。HIVの薬の規定用量をその半量と比較するなら、半量が非劣性かどうかを試すことができる。しかし、半量が何もしないよりはマシかどうかを知りたければ、半量対プラセボの試験が必要になる。アフリカで行われて論争を呼んだ一連の試験よりも前に、現実にはアフリカで規定用量のHIVの薬が手に入る人などいなかったのだ。だから、こうした試験を計画した人たちは第2の問いに答えることにした。多くの人が、この計画は非倫理的だと考えた。しかし、その試験だけが、その土地の人々にとって実際にある問いに答えられるものだった。この本はがんの本なので、HIVについての議論には深入りしない（それは決着していない）。代わりに、10年以上経って同じ問題ががん研究に再来したことを取り上げる。

子宮頸がん検診の試験

2014年に、ムンバイのスラムで子宮頸部の視診によって子宮頸がんによる死亡率が下がったことを示すランダム化試験が報告された。この試験の対照群は検診なしの群で、研究当時のスラムに住む人の実際の生活そのものだった。対照群で検診がなされなかったことについて、多くの人が憤慨した[7]。

世界は公平ではない。何百万もの人々が基本的な医療を利用できない国に住んでいることは、公平でも、正しいことでもない。だが、現時点ではそれが現実だ。いまのところインドのほとんど全土にわたって、女性の子宮頸がん検診はない。なぜか？　金がかかりすぎるからだ。このためにその土地の女性は子宮頸がんの検査をされずに過ごし、インドの子宮頸がんによる死亡率は高い。実際、全世界で子宮頸がんで死亡する女性のうち7万2000人、すなわち26％が、インドで死亡する人だ[8]。

反発を受けて、ムンバイのタタ記念センターの研究者が、低賃金で働く技術水準の低い地元のスタッフを訓練し、インドのスラムに送り込むランダム化試験を行った[9]。その試験ではスタッフが酢を薄めたもの（酢酸）を使い、自分の目で女性の子宮頸部を観察した。早期の子宮頸がん、あるいは前がん病変は特徴的な見た目がある。何かを見つけたスタッフはその土地の治療をした。その試験の結果、手の届く費用でできてほかの土地にも通用するこのやりかたで、子宮頸がんによる死亡は減った。ある推計によれば、この検診によって毎年2万2000人の命を救えるかもしれないという[10]。ここでもまた、批判する人は、なぜ対照群の女性には何もされなかったのかと言ってきた。

この本をここまで読んできた人には、歴史を対照とする研究とか非ランダム化試験はこの問いに答えられないことがわかるはずだ。ランダム化試験以外のものは何であれ、バイアスがかかり、まちがった結論を出してしまうかもしれない。ランダム化試験が必要だとすれば、できることは2通りだ。酢酸と目視（VIA）を通常の検査と比較するか、何もしないのと比較するか。一部の批判が求めたように第1の試験をするなら、結果は実に幸運なことにVIAが非劣性（そのマージンは妥当な範囲として：第11章参照）となるか、通常の検査よりもさらに優れているとなることもありえる！　とはいえ、そんなことは起こりそうもない。VIAはおそらく通常の検査より劣っている。しかし、何もしないよりはマシではないか？　何もしないのが事実上の標準なのだから。この問いには、VIAを何もしないことと比較しない限り答えられない。それが研究者たちのしたことだ。

2014年に、シャム・マイランコディとヘマンス・クマールと私は『世界腫瘍学ジャーナル』で、この例から一般化できる原則が読み取れると唱えた[7]。低中所得国において、ある治療介入を何もしないこととまたはプラセボと比較してよい条件は、その時点で何もしないことが標準であって、もし試している治療介入が有効だった場合には広めることができるということだ。言い換えれば、その試験の結果が地域の人々に良い影響を及ぼす可能性があるなら、そうした試験は資源の乏しい国で倫理的に行うことができる。ムンバイのスラムに行って、最新鋭の2万ドルもする子宮頸がんの遺伝子検査をしたとして、そんなことに意味があるだろうか？　その土地の女性は通常の検査さえ高くてできないのだから、新しい検査の金など出せるわけがない。しかし、安くてどこでも採用できる何かを試すなら、何かにつながる可能性がある。有効の結果が出れば、本当に世界を良くすることができる。残念ながら、新しいがんの薬の試験の多くは、この原則の後半に当てはまらないのだが。

現代のがんの薬の試験

トラスツズマブ*102はHER2を標的とするモノクローナル抗体だ。乳がんを持つ一部の女性が、HER2を治療標的とすることができる。2001年のランダム化試験で、化学療法にトラスツズマブを加えることで生存期間は5か月延びた（20か月から25か月に）［11］。2005年までに、がんが進行してもトラスツズマブを続けることで引き続き利益があるという証拠が集まっていた［12］。1年後の2006年から2009年にかけて、中国に住むHER2陽性の乳がんを持つ女性400人以上が、化学療法にラパチニブという新しいHER2の薬を足すか足さないかでランダム化された。この患者たちはトラスツズマブを使えなかった。

この試験は、もしラパチニブのほうがトラスツズマブより大幅に安いのなら、許されたかもしれない。しかし事実はそうではなかった。実際には、2014年のレッドブック、つまり薬局卸値平均値のデータベースによれば、1年分の治療にトラスツズマブでは6万6000ドル、ラパチニブでは6万7000ドルかかる。

これはどういうことだろう？　HER2の薬で余命が延びることはすでにわかっていた。その薬とはトラスツズマブだ。年間6万ドルあまり使えて、HER2陽性の乳がんがある人なら、使うべき薬はトラスツズマブだ。数千ドル上乗せしてラパチニブでも同じ効果があると証明することに何の意味があるのだろう？　注記するべき点として、この試験はほかの国では実行できなかった。対照群に割り当てられた患者にトラスツズマブを使わないことを医師は快く思わないはずだからだ。そうではなく、この試験はラパチニブとトラスツズマブを比較して、さらに加わる利益があるかを証明するべきだった。この問題を起こしたのはラパチニブだけではない。疑問のある試験計画のもうひとつの例がアファチニブだ。

アファチニブ[*103]（ドイツのベーリンガー・インゲルハイム社）は、EGFR阻害薬という分子標的薬だ。アファチニブが発売される前にもほかのEGFR阻害薬があった。エルロチニブとゲフィチニブだ[*104]。2009年8月に、EGFRの活性化変異がある患者について、ゲフィチニブは化学療法に勝る［原注　この例では議論の全体が全生存期間ではなく無増悪生存期間を問題にしている。し

＊102　日本での販売名はハーセプチン。
＊103　日本での販売名はジオトリフ。
＊104　日本での販売名はイレッサ。

かし議論の本質は何も変わらない。ここで取り上げる研究すべてが同じ無増悪生存期間をゴールとしているからだ。それでもゲフィチニブで全生存期間が延びるかどうかはわからないと思うなら、アファチニブの試験もまたその問いに答えられるようには計画されていない。両方同時には答えられないのだ」ことを示したランダム化試験の報告が出た[13]。同じ月に、アファチニブのランダム化試験が始まり、実質的にはまったく同じ問いを中国人の患者集団について試した。「アファチニブは化学療法に勝るか?」という問いだ[14]。アファチニブの試験は、よく似た2件の試験の一方だったのだ[15]。

この2件の試験にはどんな意味があるか? 言うまでもなく、アファチニブはゲフィチニブと比較されるべきだった。なぜならゲフィチニブがちょうど化学療法に勝ることを示したのだから。アファチニブの研究者たちは、その試験の計画はほかの試験の結果が公表される前にできていたのだと抗議するかもしれない。オーケー、そのとおりだ。けれども、新しい情報が入ったのだから計画は変えるべきだ。その計画によって対象患者の半分がすでに最善の治療より劣るとすでにわかっている治療に割り当てられるとなれば、前の計画にこだわっている場合ではない。

他方、ゲフィチニブは高価な薬であって、中国のほとんどの人には手が届かないものだと言われるかもしれない。より安価な選択肢を見つける需要は切実だ。したがって、インドのVIAの試験と同じように、アファチニブを試したのだと。ところが、この議論は通用しない。なぜならアファチニブは年間7万9000ドルかかる薬で、ゲフィチニブは年間2万5000ドルだからだ。ゲフィチニブはアファチニブに比べれば安い買い物なのだ。

では、なぜ研究者たちはこんな試験を低中所得国で行ったのか？〔原注　この章では「低中所得国（LMIC）」という言葉を使う。「発展途上国」とか、以前に流行した言葉は使わない（たとえば「第三世界」）。この本を書いている時点で、LMICという言葉が最も妥当で、最も軽蔑の意味合いが少ないと考えられている。ただし、未来の読者はこの言葉でさえ軽蔑的だと考えるかもしれない。現代において「第三世界」が軽蔑的と思えるのと同じように。はっきり言っておこう。私はそうした良い国々に対して含むところはいっさいない。彼らは経済的に不公平な世界で努力している。未来の読者が、そのときまた流行りの言葉が変わっていたとしても、私の用語を許してくれることを願っている〕おそらく、この試験はアメリカとか西欧で行うのが非常に難しいからだ。そこではすでにエルロチニブとゲフィチニブを使い始めている。自尊心のあるアメリカの医師なら、決して患者を化学療法にランダム化することを許しはしないだろう。そんな研究を実行する唯一の方法は、患者がすでに承認されたEGFR阻害薬を手に入れることができない国に行くことだ。

アファチニブとラパチニブはどちらも、我々の倫理的条件の後半に反している。新しい薬を標準未満の治療とかすでに使われなくなった古い薬と比較することは許されない。すでにある薬と同じ分類で2番手以下の薬をもうひとつアメリカで発売するためだけに、低中所得国で試験を行うことは搾取だと私は信じる。もっと良いことができるはずなのだ。

低中所得国で行われるべき試験はどれか？

第3部（そしてグローバルな腫瘍学の議論）の最後に、低中所得国で行われうるすばらしい研究についていくつかの考えを示しておきたい。低中所得国は、重要な仮説を検証する良質なＲＣＴを実行する潜在能力があるのだ。そうした試験は、低中所得国を搾取するものではなく、その国の、あるいは全世界のケアと診療にとって、意味のある問いに答えるものだ。どんな試験が可能なのかを示した試験の例をいくつか選んでみよう。

転移のあるがんの原発巣を取り除く

がんの医学では、固形がんがすでに離れた場所に転移していたら、原発巣、つまりがんが生まれた場所に対する局所治療を行う理由はひとつしかない。原発巣が症状を引き起こしている場合で、そこに対する治療で症状を和らげることができるならば、局所治療は行われる。原発巣が症状の原因でないなら**［原注　この点についてはそれぞれの症状を見ても決められないことがありえる。当たり前のことだが、この点はいかにもグレーゾーンだ］**、そこに対する治療は概して無駄な努力と考えられている。馬が逃げてから納屋のドアを閉めるようなものだ。

ひとつ例外がある。腎臓がんは原発巣が転移巣の成長を促すという長年の仮説がある。もちろんこれは検証されるべき仮説にすぎない。腎臓を取り除くべきか否かを決める良質なランダム化試験で、がんがある腎臓を取り除くことで余命が延びることが示された。このため現在でも転移のある腎臓がんには腎臓の手術が行われる[16]。ただし、この試験は腎臓がんを治療する新しい薬の到来よりも前に行われた。手術と新しい薬を比べる現代版の試験が改めて行われたとき、もはや手術の利益は示されなかった[17]。教訓はふたつある。第1に、転移のあるがんの原発巣を取り除くと余命が延びることの例として私が知っていたものは、歴史の試練に耐えなかった(その有効性はこの本を書いているあいだに変わった)。第2に、医学が変わるにつれて、私たちは信じていたことを再検証しなければならない。1980年には有効だった治療が、2020年の状況の中ではもはや有効ではないかもしれない。逆もまた真だ。

乳がんについて言えば、転移があっても原発巣を取り除くことが有益かという問いは何度も観察研究による回答が試みられてきた。手短に要約しておこう。

2002年に全国がんデータベースによる観察研究で、転移したあとの乳がんの原発巣を取り除くことで生存期間は劇的に改善し、ハザード比は0・61だと報告された[18]。もし本当なら、この利益は2001年にトラスツズマブの効果とされたもののおよそ2倍だ。トラスツズマブは転移がある乳がんには良い薬なのだが[11]。私が言いたいのは、ここで示されたほどの利益はありえないと思えたということだ。がんの一部だけを取り除くことで、効果の高い薬を全身に行き渡らせるよりも高い効果はありそうに思えなかった。

2006年に新しく2件の観察研究の論文が出て、転移した乳がんでも原発巣を取り除くことで余命は延びると示した[19、20]。2007年にはその前例をさらに積み上げる観察研究の論文が2件[21、22]、2008年にも2件出た[23、24]。

そして2012年は重要な年になった。それまで私は長いこと、メタアナリシスとは自動ジューサーのようなものだと言ってきた。ジューサーから出てくるジュースはジューサーに入れたものと同じ味になる。腐った果物をジューサーに入れた例は腐るほどある。その意味で、これらの（弱い）観察研究のメタアナリシスは転移のある乳がんを持つ患者の原発巣を取り除くことで命が救われると示したのだった。ハザード比は0・69。p値には頭にゼロがたくさんついていた[*105][25]！

この手の論文は何がまちがっているのか（正確に言えば、これらの研究が本当に意味のある情報を提示していると信じた研究者たちが何をまちがっていたのか）？　手術が行われた人たちと行われなかった人たちには違いがある。それは医師が挑戦的かどうかという違いかもしれないし、患者に体力があったかどうか、手術を望んだかどうか、その未検証の治療をやってみる動機があったかどうかの違いかもしれない。医師の目に、手術に耐えられそうにないほど元気がないと写った患者は、おそらく手術の対象から除かれただろう。この現象は適応による交絡と呼ばれる。この場合には、その手術を受けた人たちは受けなかった人たちよりも状態が良かった。手術を受けなかった患者が受けた患者と同じくらいの状態ならば、その人たちも手術を受けただろう！　言い換えれば、状態が良いことが手術に結びついたため、手術の結果として状態が良くなったという虚像が現れたのだ。

体を傷つける、あるいは毒性のあるがん治療で余命が延びるかという問いに答える唯一の方法は、ランダム化試験を使うことだ。転移のある乳がんの手術についてはいくつかのランダム化試験が進行中だが、終了して論文にされたものはそのうち1件しかない。その研究はインドのムンバイのタタ・メディカル・センターの研究者によるものだ。タタは低中所得国でもどれほどすばらしい研究がなされうるかを一貫して証明している。

タタの研究者たちは、2005年から2013年にかけて、転移のある乳がんを持つ患者700人以上をランダム化し、乳房と腋窩(えきか)リンパ節*106の切除ののち化学療法を行うか、化学療法のみとするかを比較した。図12-1は、2群の生存曲線だ。どちらのグループも全員が生きているところからスタートし、しだいに患者が死亡していく[26]。

2群にはまったく差がなかった。したがって、過去にあった観察研究と、ゴミを入れてゴミが出てきたメタアナリシスの多くは、どれもこれも見当違いだったことが示唆された。世界中の指導的ながん治療センターが後ろ向き研究を量産して時間を無駄遣いしているうちに、タタ

*105 p値が非常に小さいということ。p値は有意水準よりも大きいか小さいか以上に定量的に解釈できるものではないが、しばしば「p値が非常に小さければ関係性は確実である」と誤解される。また、その誤解を誘発しようとするかのように小ささを強調されることも多い。

*106 腋窩は脇の下。リンパ節は全身に多数ある数㎜ほどの器官。乳がんは腋窩リンパ節に広がることが多いため、乳房と腋窩リンパ節を一緒に取り除く手術がよく行われる。

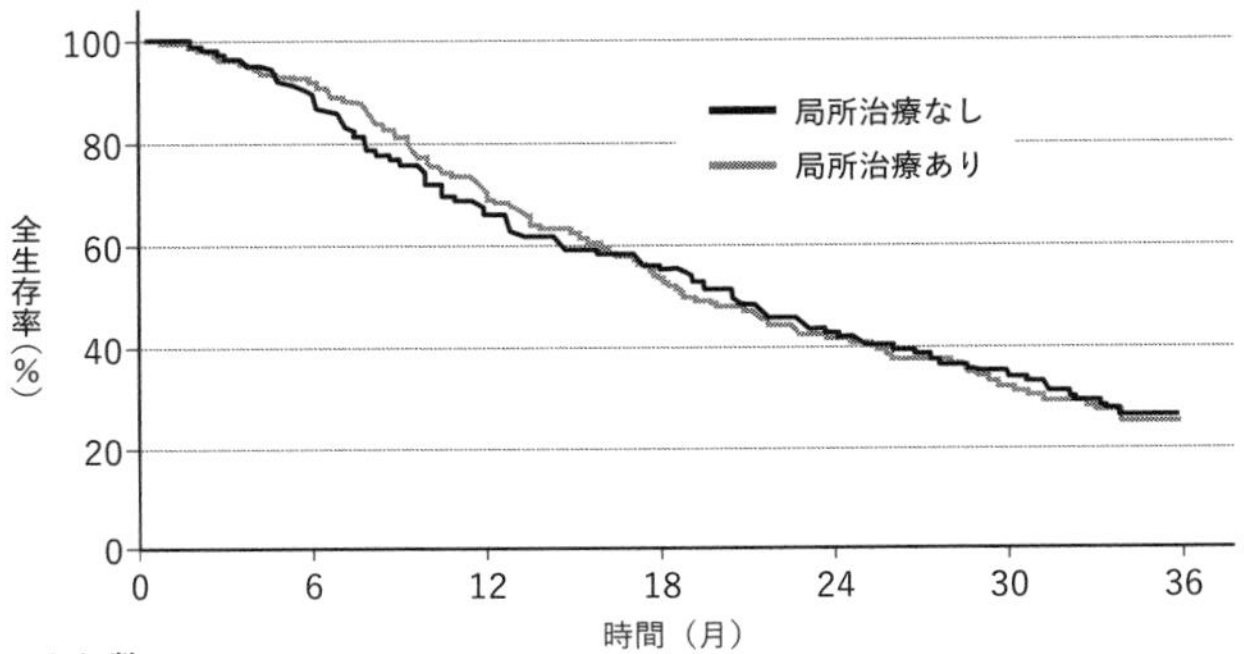

at risk 数

局所治療なし	177	148	101	75	50	36	24
局所治療あり	173	152	105	73	49	32	21

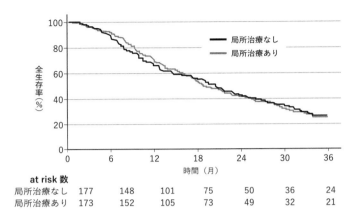

図12-1　全生存期間のカプランマイヤー曲線。転移のある乳がんの原発巣に対する局所治療ありとなしを比較する。『Lancet 腫瘍学』の許諾を得て転載

の研究者たちは局所治療の有効性を問うことができる正しい試験を行ったのだ。

化学療法の用量を比較する

ここで取り上げたい第2の研究もタタのものだ。頭頸部がんの根治を狙う治療において、放射線療法とともにシスプラチンを使う際、用法・用量は2種類ある。第1の方法が3週ごとに高用量を使うものだ。そのあとでできた方法が、毎週低用量で使うというものだ。多くの医師が毎週低用量に乗り換えた。そのほうが患者にとって楽だと思われたからだ。しかし、どちらが効果で勝るかはわかっていなかった。タタの研究者は2種の方法を比較するランダム化試験を行い、3週ごとの方法が勝るといういくつかの示唆を得た[27]。これは些末なことに思えるかもしれないが、前

に説明したとおり（第2章のゲムツズマブオゾガマイシンの例で）、正しい薬でも用量をまちがえれば患者の害になることがあるのだ。

結論

あとに残る教訓は、低中所得国は自国と全世界の市民のためになる重要な研究を実行できるということだ。低中所得国もしだいに、高価なのに利点は小さいハイテク治療に魅惑されるようになっているが、本当に役に立つものに集中することで、最も多くの恩恵を享けることができるだろう。低中所得国は手術の必要性を、よく使われる薬を、用量による違いを、用法（その薬を体に入れる頻度）の違いを検証することができる。がんの医学において本質的な問いに答えるために、新しい派手な薬は必要ない。思考を系統立てること、勤勉であること、ランダム化の大切さを忘れないことだけが必要だ。データのない教義は疑わなければならない。私は近い将来、低中所得国からもっと偉大な研究が出ることを期待している。最後にタタの偉大な試験のほかの例を表で挙げておこう（表12－1）。

表 12-1　インド・ムンバイのタタ記念センターによるがんの試験の例

題名	著者	説明
リンパ節転移陰性の口腔がんにおける選択的郭清対治療的郭清［a］	Anil K. D'Cruz, MS, DNB, Richa Vaish, MS, Neeti Kapre, MS, DNB, Mitali Dandekar, MS, DNB, Sudeep Gupta, MD, DM, Rohi N I H awaldar, BSc, DCM, Jai Prak A S H Agarwal, MD, Gouri Pantvaidya, MS, DNB, Devendra Chaukar, MS, DNB, Anuja Deshmukh, MS, DLO, DORL, Shubhada Kane, MD, Supreeta Arya, MD, DNB, DMRD, et al., for the Head and Neck Disease Management Group	臨床的にリンパ節転移陰性の早期口腔扁平上皮がんに対する、選択的頸部郭清と治療的頸部郭清を比較した、596 人の前向きランダム化試験。3 年後に治療的リンパ節郭清に比べて選択的リンパ節郭清による全生存率（80.0％、95％信頼区間 74.1-85.8）に改善があった（95％信頼区間 0.45-0.92、p = 0.01）。
プライマリ医療従事者によるVIAスクリーニングの効果：インド・ムンバイにおけるランダム化試験［b］	Surendra S. Shastri, Indraneel Mittra, Gauravi A. Mishra, Subhadra Gupta, Rajesh Dikshit, Shalini Singh, Rajendra A. Badwe	パパニコラウ染色による全国的スクリーニングプログラムに代わる、4％酢酸処理後の目視観察（VIA）を試したクラスターランダム化試験。この試験の結果から、プライマリ医療従事者によるVIAスクリーニングはインドで年間 2 万 2000 人、ほか医療資源の乏しい国で年間 7 万 2600 人の子宮頸がんによる死亡を防ぎうると推計された。

[a] D'Cruz AK, Vaish R, Kapre N, et al. Elective versus therapeutic neck dissection in node-negative oral cancer. New England Journal of Medicine. 2015;373(6):521–529.

[b] Shastri SS, Mittra I, Mishra GA, et al. Effect of VIA screening by primary health workers: randomized controlled study in Mumbai, India. JNCI: Journal of the National Cancer Institute. 2014;106(3):dju009–dju009.

第4部

解決

第13章 がんの薬の開発はどのように進むべきか

最初の患者をランダム化せよ。

——トマス・チャーマーズ

ここまでの章で、がんの薬の開発における動機づけによって、建前上の開発の目的にも、さらに重要な患者の最善の利益にもかなわない行為が生まれる可能性があることを見た。薬の開発者が、代理エンドポイントによって可能になるはずのスピードを犠牲にして市場規模を大きくしようとするかもしれないことを見た。特に第2章では、HER2を標的とする2種の薬を取り上げた。ひとつはセカンドラインの治療として余命を延ばす効果を示した。もうひとつはファーストラインでPFSを延ばした。どちらの試験も終了までにかかった時間は同じくらいだったが、一方がより大きな市場を得た。企業はがんが再発した人たちのために薬を早く発売するためではなく、未治療の（ファーストラインの）がんの治療に試してより大きな市場を得るために、代理エンドポイントを使うのかもしれない。

また、がん治療薬開発に懸かっている利潤の大きさ、何十億ドルというその金額は、薬の効果の大きさとは一致しないことも見た。これだけの金もうけになるので、企業はp値を0・0499かそれ以下の統計的に有意な数値にしようと、ますます大人数の試験をする動機がある。生存期間が統計的に有意に、典型的な定義ではp値が0・05未満となる水準で、延長したと示される限り、実際の余命の延び幅が長いか短いかはどうでもいい。それが臨床的に意義のあることかどうかも。だから膵臓がんに対するエルロチニブは、生存期間の中央値を10日延ばしただけでFDAから承認されたのだ。効果の薄い薬がもたらす巨大な富は、企業が大して効きそうな見込みもない薬を追究する動機になる。

最後に、おそらく迅速承認の手続きを使おうとして、がんさえあればほとんどどんな状態だろうと「アンメット・メディカル・ニーズ」と呼ばれる。そのがんに対して何十という治療手段があっても、そのがんが比較的穏やかなものだろうと、至ってありふれたものだろうと、いずれも関係ない。

ここで、この現状に代わる枠組みを提示する。いくつかのちょっとした工夫によって、がんを持つ人の利益を最大化する、もっと合理的な薬剤開発戦略を促すことができる。私の考えでは、このシステムによって、良い薬はより早く発売され、悪い薬はより早く退場するようになるし、製薬企業はただ承認されるのがやっとの薬だけでなく良い薬を作るように、研究開発設備を丸ごと作り変えるかもしれない。

もちろん、最初に断っておくが、あらゆる提言がそうであるように、私のアイディアが実行されればそれは検証されなければならない。理解できるというだけでただちに受け入れられることは求めない。良い試みは経験的に検証されなければならない。ただもっともらしいだけではだめなのだ。

現在のシステムはどれほど悪いのか?

がんの薬の一生は、第1相の、はじめて人間に使う試験に投入されるときに始まる。この瞬間より前には、その薬を支えるデータは動物実験とかがん細胞を満たした培養皿とか、そのほか実験室での実験から来ている。こうした臨床前の研究によってどの薬が効きそうかをピタリと言い当ててほしいと願う人はいるだろうが、現実はほど遠い。だから第5章で、マウスにしか試していない薬を「奇蹟」とか「ゲームチェンジャー」と呼ぶメディアはまちがいだと言ったのだ。動物実験で有望と思われた薬が人間にも効く割合は低い。

第1相試験の建前上の目的は、さらに試験を続けるために最適な用量を決めることだ。しかし本当のことを言うと、試験から望まれることはそれだけではない。理想的には、薬の作用を示す何らかの証拠、たとえばがんが小さくなるといったことが、そうした試験から出てくるかもしれない。がんが小さくなる患者はほんの少人数かもしれない。第1相試験が、未来の試験のために用量を決めることができたという意味では成功しても、がんを持つ人にまったく奏効が現れなければ、多くの腫瘍学者はあまり良い結果とは考えないだろう。

明らかな毒性がなかった薬は第2相に進む。第2相試験は薬が作用する証拠を確立しようとするものだ。第2相試験はしばしば非ランダム化試験で、主要評価項目は奏効率があらかじめ決めた水準を上回るかといったものだ[1]。ある種の議論では、第2相試験ももっとランダム化されるべきであり、もっと早い段階でさえランダム化するべきだとも言われる[2]。これは健全な提言だ。

第3相試験は薬を試す最後の（承認前の）ステップで、典型的には新しい治療が現在の治療よりも優れていることを示すためのランダム化試験としてデザインされる。第3相に進むために第2相試験で何が証明されていなければならないかは決まっていない。第3相試験に進むために適切な第2相試験が必要かどうかさえ、決まった意見はない。この本の全体にわたってほのめかしてきたのだが、現在の動機づけの構造は実際のところ、製薬企業が第3相試験に進める薬をあまり厳しく選ばないよう促している。第3相試験で成功すれば見返りは非常に大きいので、当たり外れの差が大きい賭けになるとしても、賭ける価値はあるのだ。

２０１７年に私は数人の共同研究者とともに、どのように悪いことが起こってきたかを説明する思考実験を行った[3]。その説明の前に、いくつかのことをはっきりさせておこう。我々の研究は、新しいがんの薬を発売するための研究開発費（この本の第1章と第4章で議論した）に着目したものだ。そこで調べた4年間だけで、ひとつのがん治療薬が稼ぐ売上は中央値で16億5000万ドルだった。平均して薬は市場に14年間残り、長く売られるほど売上の数字は大きくなっていく。実際に、世界保健機関の調査によれば、平均的ながんの薬の売上は、アメリカで平均14年の専売期間に100億ドルを超える[4]。大金だ。しかし、試験をするにも大金がかかる。腫瘍学分野でランダム化試験を行うためのコストは2200万ドルに抑えられていることがわかっている[5]。

ここで素朴な思いつきを展開してみよう。現実にはありそうもない、最悪のシナリオだ。私が製薬企業に勤めていたとする。私は化学物質の巨大なリストにアクセスできる。それらの物質のほとんどは、少しの量なら、体に良くも悪くも影響しない。役にも立たないが害にもならないのだ。ここで、私がそうした物質のうち100種を選び、それぞれを大人数の第3相ランダム化試験で試したらどうなるだろう？

こんな考えは気違い沙汰に聞こえるかもしれない。何と言っても、体に何の影響もない薬なのだから。現実にがん患者の役に立つ見込みはない。しかも、100種もの薬を試験にかけるコストは天文学的だ。仮にさきほどの数字のとおり1件のランダム化試験で2200万ドルとして、合計22億ドルだ。何のためにそんなことをするのか？　この一見突拍子もない考えによって、何を得ようとしているのか？

実は、ずいぶんいろいろと得るものがある。100種の影響のない物質をランダム化試験にかけ、片側p値0・05を有意水準とするなら、ただ偶然のばらつきによって、平均して5件の試験で有意な結果が出る。ランダム化試験にバイアスがかかっていればさらに増えるかもしれない。これが意味するのは、22億ドルの投資によって5種類の薬が承認されるということだ。世界保健機関の研究者が指摘するように、平均的な薬が100億ドルの売り上げを稼ぐとすると、その5種類の薬で500億ドルが手に入る。これは特に、FDAが承認のために余命が延びる期間の最低基準を決めていない場合にはうまくいきそうだ。そして実際にそんな基準はない。また、FDAが1件の試験だけに基づいて薬を承認することをためらわないことも条件だ。運良くこの条件も満たされている。

ここで考えてほしい：完全に体に影響のない物質を試験にかけることは、どのような条件があれば経済的に有益となるのだろうか？　薬の効果の強さによらず、またほかの試験の結果にもよらず（第10章のスニチニブの例がある）、1件の試験を行うことで1件の承認が得られるなら、無益な物質を試験にかけないことは愚かだと言える。この場合、まったく効きそうな見込みのない100の化学物質に22億ドルかければ、偽陽性だけで5件の承認が得られる。すると手元には478億ドル残る（5×100億ドル［承認後の売上］－22億ドル［試験実行のコスト］）**［原注　両側p値を使うとすれば、この計算は250億ドル－22億ドルで228億ドルとなる］**。言い換えれば、現在の薬剤承認をめぐる動機づけはあまりにゆがんでいるので、製薬企業はまったく役に立たない物質を試験にかけるだけで金もうけができてしまう。

もちろん、現在の薬剤承認のプロセスがこれほどひどいものだとは私も思わないが、大してマシとも言えないのではないかと思っている。ＥＶＯＬＶＥ－1試験の例を見よう[6]。ＥＶＯＬＶＥ－1試験は、標準治療後に進行した肝臓がんを持つ患者５４６人をランダムにエベロリムスかプラセボに分けた。試験の結果はエベロリムス無効で、出資した企業には大きな痛手になった。ところが、ＥＶＯＬＶＥ－1試験の論文は、これだけ大人数のランダム化試験が立ち上げられた根拠がただ、実験室での研究と、少人数の第１／２相[*107]の試験だけだったことを認めた。言い換えれば、その企業が大人数で費用のかかる第３相試験にゴーを出す前には臨床上の情報があまりなかった。まず少人数で第２相ランダム化試験をするほうが利口だとも思える。なぜそうしなかったのだろうか？

この本を書いている時点で、転移のある肝臓がんに対する第３相の試験は少なくとも10件が論文になっている[7]。ソラフェニブを例外として、ファーストラインでアウトカムを改善したものはない（第11章のブリバニブの例と、第1章でまさにそのソラフェニブが現実世界ではそれほど効かなかったことを思い出してほしい）。肝臓がんに対して有効性を示した試験はほかに1件だけで、セカンドラインでのものだ。レンバチニブは特記すべき比劣性試験だった（第11章）。試された薬の多くはソラフェニブとよく似た成績だった。ソラフェニブの前には、この病気に対していくつかの細胞障害性薬剤が試され、高い奏効率を示すことなく終わっていた。見かたを変えれば、肝細胞がん（ＨＣＣ）がしぶといがんだということは明らかで、私たちが持っている薬の多くは失敗に終わった。同時に、製薬企業は第3相試験にかける合理的根拠がほとんどない物質を試している。エベロリムスがそうだったように。このことは、まぐれ当たりの試験結果による報酬があまりに大きく、たとえ失敗する試験が何十件もあっても元が取れるのでなければ、理解できない。

ビシャル・ギャヴァリとアルフレッド・アディオは、1年間にトップ人気のがん専門誌に載り、無効の結果を知らせた第3相ランダム化試験について調べた[8]。新しいがん治療薬が無効だったランダム化試験は12件あった。そのうち1件(8・3%)は第2相試験なしに行われ、3件(25%)は第2相試験で無効だったにもかかわらず行われ、5件(42%)は第2相試験の結果が有効とも無効とも言えなかったうえで行われた。第2相試験で有効という結果に基づいて行われたものは3件(25%)だけだった。承認の条件が第3相試験で1回だけ有効の結果を出すことであり、承認されれば何十億ドルが手に入る限り、正当な背景をもたずに行われる大人数の臨床試験の計画はこれからも出てくることだろう。

最後に、臨床試験のサンプルサイズについて言っておいたほうがいいだろう。正しい臨床試験は、臨床的に意義のある利益を見逃さないように参加者数を計算されるものだ。エイドリアン・サッチャーらは、腫瘍学の歴史の中で、第3相試験のサンプルサイズの中央値は増加傾向

＊107 第1相と第2相の役割を兼ねた試験。

にあることを指摘した。その結果、試験の費用はより高く、試験が検出する差はより細かくなっていった。すなわち、統計的に有意でも臨床的価値は疑わしい小さな差を検出できるようになった。研究者らは、肺がんの治療が「有効」とみなされるときの利益の大きさは以前より小さくなる傾向にあることを指摘した[9]。このことと、第2章でケイらが指摘した(第2章[6])、腫瘍学で使われる評価項目が変わってきたことを合わせて考えてみれば、わかるはずだ。がんの薬の値段が法外に高く、規制当局が求める水準は低いことによって、製薬企業は少ししか効かない薬を開発するよう促されているのだと。その薬とは、無増悪生存期間に極小の差を生み出す薬だ。

こうした議論に加えて、デル・パッギオらは、科学論文における検出力の計算に着目し、臨床的に意義のある利益を評価しているランダム化試験がいくつあるかを調べた[10]。その結果、一定基準を満たした試験は31%(226件中70件)しかなく、大多数の試験は臨床的に意義のない利益(つまり、小さい利益、あるかなきかの利益)を検出できる設計になっていた。加えて言えば、この数字でさえ楽観的な推定値だ。この研究では評価の基準として信頼区間の下限ではなく効果量の点推定値を基準としているためだ。この文の意味がわからなければ読み飛ばしてほしい。決定的なことではない。要するに単純な話だ。現在の規制システムは、子供を甘やかす親のようなものだ。息子か娘の通知表にD+がついていればBMWやフェラーリを買ってやり、なぜAを取ろうと努力しないのかと不思議がっているわけだ。

どの薬を開発するべきか？

薬の第3相試験が敏感すぎるという証拠はもうひとつある。単剤活性を示さない薬が相変わらず開発されていることだ。単剤活性とは、新しい薬が、効くかもしれないとされる種類のがんを持つ人に対して、その薬だけである程度がんを小さくする（奏効する）ということだ。私は長年にわたって、注目するべき薬は必ず単剤活性を持つと感じている。２０１６年にビシャル・ギャヴァリと私がそのことを検証した[11]。

我々は直前10年間にＦＤＡに承認された薬のうち、ほかに単剤活性を示した薬との併用療法だけで発売され、自身の単剤活性は示されていないものをすべて特定した。この方法によって、単剤活性がないにもかかわらず開発され、うまく承認に漕ぎ着けた薬を突き止められる。そうした薬のほとんどは奏効率が10％未満だった。気をつけてほしいのだが、奏効率というのは、砂糖玉であっても7％くらいになることが知られている。その原因は第2章と第3章で取り上げた問題にある[12]。要するに、そうした薬は単独では大したことをしない薬だ。それでも製薬企業はいつもすでに承認された薬と組み合わせることで、うまく発売に漕ぎ着けた。

このリスト（表13－1）で全生存期間の改善幅の中央値は1・6か月だった。ＰＦＳの改善幅は中央値で2・3か月だった。突出していたのがベバシズマブ（アバスチン、ロシュ社）だが、第9章で説明したように、ベバシズマブの試験のポートフォリオを見れば、この数字は外れ値であり、眉に唾をつけて見ないといけないものだ。こんな薬が成功例とみなされている。単剤活

多発性骨髄腫治療に使われる薬							
2015	エロツズマブ	多発性骨髄腫	レナリドミド＋デキサメタゾン	PFS と ORR	報告なし	4.5 か月	20635255
2015	パノビノスタット	多発性骨髄腫	ボルテゾミブ＋デキサメタゾン	PFS	有意差なし（未到達）	2.8 か月	25242045
2007	リポソーム封入ドキソルビシン	多発性骨髄腫	ボルテゾミブ	TTP	有意差なし	2.8 か月	17679727
膵臓がん治療に使われる薬							
2015	リポソーム封入イリノテカン	膵臓がん	フルオロウラシル＋ホリナート	OS	1.9 か月	1.6 か月	26615328
2013	ナブパクリタキセル	膵臓がん	ゲムシタビン	OS	1.8 か月	1.8 か月	24131140
その他の薬							
2015	ネシツムマブ	非小細胞肺がん	シスプラチン＋ゲムシタビン	OS	1.6 か月	0.2 か月	26045340
2010	トラスツズマブ	胃がんまたは胃食道接合部がん	シスプラチン＋5-FU またはカペシタビン	OS	2.7 か月	1.2 か月	20728210

注：直前 10 年間に FDA の承認を受けたすべての薬剤を調査対象とした [a]。併用療法でのみ承認された薬剤を同定し、同じ病名に対して単剤ですでに承認されていたものを除いた。有効性のデータは FDA の薬剤添付文書または承認根拠とされた試験の報告論文による（PMID 参照）。
5-FU：フルオロウラシル、ドキシル：PEG 化リポソーム封入ドキソルビシン、FOLFIRI：フルオロウラシル＋ホリナート＋イリノテカン、FOLFOX：フルオロウラシル＋ホリナート＋オキサリプラチン、HR：ホルモン受容体、ORR：客観的奏効率、OS：全生存期間、PFS：無増悪生存期間、PMID：PubMed 識別番号、TTP：腫瘍進行までの期間、VEGF：血管内皮増殖因子

[a] US FDA. Hematology/oncology (cancer) approvals & safety notifications. In US H, ed. [Online]: US Food & Drug Administration, 2017.

表 13-1　単剤活性の証拠に乏しい薬が併用療法として承認された例

FDA承認の年	薬剤名	承認された適応（すべて進行したステージに対して）	併用する薬	承認に使われた評価項目	OS の改善幅（中央値）	PFS または TTP の改善幅（中央値）	PMID
VEFG シグナル経路を標的とする薬剤							
2015	ラムシルマブ	大腸がん	FOLFIRI	OS	1.6 か月	1.2 か月	25877855
2014	ラムシルマブ	非小細胞肺がん	ドセタキセル	OS	1.4 か月	1.5 か月	24933332
2014	ベバシズマブ	卵巣がん、卵管がん、腹膜がん	パクリタキセル、ドキシル、またはトポテカン	PFS	有意差なし	3.3 か月	24637997
2014	ベバシズマブ	子宮頸がん	パクリタキセル＋シスプラチンまたはトポテカン	OS	3.7 か月	2.3 か月	24552320
2013	ベバシズマブ	大腸がん	FOLFOX または FOLFIRI	OS	1.4 か月	1.6 か月	23168366
2012	アフリベルセプトベータ	大腸がん	FOLFIRI	OS	1.4 か月	2.2 か月	22949147
2009	ベバシズマブ	腎細胞がん	インターフェロンα	PFS	有意差なし	4.8 か月	18156031
乳がん治療に使われる薬							
2016	パルボシクリブ	HR+HER2-乳がん	フルベストラント	PFS	報告なし	4.9 か月	26947331
2012	エベロリムス	HR+HER2-乳がん	エキセメスタン	PFS	有意差なし	4.1 か月	22149876, 25231953
2010	ラパチニブ	HR+HER2+乳がん	レトロゾール	PFS	有意差なし	5.2 か月	19786658
2007	ラパチニブ	HER2+乳がん	カペシタビン	TTP	有意差なし	1.9 か月	18188694

性を示さず、承認もされなかった薬の成績がどんなものだったか、想像できるだろうか？

そんなわけで、単剤活性を示していない薬は概して開発に値しないと私は考える。ただし、シナジーを証明する格別の証拠があれば別だ［原注　がんの薬を足すことによる利益とシナジーについてもっと知りたい読者には、この論文をおすすめする：Palmer AC, Sorger PK. Combination cancer therapy can confer benefit via patient-to-patient variability without drug additivity or synergy. Cell. 2017;171(7):1678-1691,e1613.］。ふつうは格別の証拠などないものだが。単剤活性を示せない薬を開発中止することで、巨額の節約になる。失われるのは一握りの無効な薬と、いくつかの極めて細かい効果しかない薬だけだ。浮いた金は、代わりにもっと意味のある目標を追うことに使える。

これは私が提案するがん治療薬開発の原則の第一に挙げるべきものだ。薬の活性の証拠は、患者の役に立つことの証明にはならないが、ランダム化試験に進むためには一般に合理的な前提と言える。腫瘍学において本当に画期的な薬はすべて、転移があるがんの治療で単剤活性を示せるものだ。薬を取り巻く動機づけが違っていれば、製薬企業はランダム化試験をする理由が十分にある薬の開発だけを続けるようになるかもしれない。

どの患者を優先して第3相試験の対象とするべきか？

がんの薬はまず、重症で、がんが進行した状態にある人のランダム化試験で試されるべきだ。

ほかの状況について試すべき強い理由があれば別だが、そういうことはあまりない[13]。これにはいくつかの理由がある。第1に、計測するエンドポイントは患者にとって意味のあるもの、たとえば全生存期間とか生活の質であるべきだ。第2に、生存期間を評価する試験は、死亡イベントがより早い状況で行われれば、より早く完了する。言い換えれば、ある薬が生存期間を延ばすことを最も早く証明できるのは、生命を脅かす問題に迫られた人のグループにおいてだ。第3に、潜在的に利益を得られる人を見逃さなくなる。第10章で見たように、補助療法として有効な薬はすべて転移がある場合の治療にも活性を持つが、逆は成り立たない。転移がある場合に有効だった多くの薬が補助療法には失敗している。第4に、最後の治療を手にしようとする患者は、典型的にはほかの証明された治療選択を使い果たしていて、新しい選択肢を最も必要としている人であり、試験のリスクを最も引き受けやすい人たちであるかもしれない。第5の理由は、この方法によって薬を順に上位の治療ラインに進めていくという明確で論理的な順序ができるからだ(詳しくは後述)。

脱線するが、生存期間を評価する試験は死に近い状況ほど結果が早く出るということを説明しておくべきだろう。これは概して最後の治療ラインを意味するが、必ずしも同じではない。試験の選択基準を非常に厳しくすれば、いくつかの治療を使ったあとの患者であっても、生存期間はがん未治療の人たちと同じくらいであるような人たちを選ぶことはできる。たとえば、ソラフェニブ対最良支持療法の試験(肝細胞がんに対するファーストライン治療)での対照群と、レゴラフェニブ対最良支持療法の試験(肝細胞がんに対するセカンドライン治療)での対照群では、生存期間がほとんど同じだった。つまり、生存期間は主に患者をどう選ぶかによって決まっていた。古い教科書のように、がんが再発した患者は新たにがんを診断された患者よりも重症だと教えることは、現実の選択バイアスを考えに入れていない。私が提案する薬剤開発の方法では、選択バイアスは非常に小さくゼロに近くなるはずだ。したがって、試験の対象とされる患者のグループは、がんを持つ人たちの本当の全体像を反映していることが保証される(詳しくは第14章で述べる)。

有望な薬がまず後続ラインで試されるべきだとわかれば、そうした薬がアメリカで使える最善の標準治療と比較されるべきだということもわかるはずだ。その標準治療というのが支持療法であっても、第2相試験から支持される緩和目的の細胞障害性薬剤であっても、分子標的薬だったとしても。

それから、こうした試験の主要評価項目は全生存期間でなければならないと繰り返しておこう。がんは生き死にを決めることがとても多い病気であり、余命を延ばせる薬が必要だ。生活の質もつねに見ておかなければならない。ただし、もしある薬が生活の質を改善するだけで余命は延ばさないという結果があれば、余命が縮んでいないことを確かめるために適切な検出力のある試験がさらに必要だ。また実際のところ、効果の高いがんの薬はふつう、余命も延ばすし生活の質も上げるのだ。

余命を延ばす効果の証拠をいつも要求することで薬の発売が遅れるのではないかという懸念は正当とは言えない。なぜなら、第2章で見たとおり、試験のプロセスを速くするために代理エンドポイントを使うと、逆説的に、製薬企業がファーストラインの治療を狙い、発売までのスピードではなく市場規模を狙うようになるからだ。エマソン・チェンが主導して私も協力した調査の結果では、代理エンドポイントを使ったことに関連して短縮された時間はわずか12％だった[14]。また、最初の試験は最後の治療ラインであるべきだということも前に述べた。最後の治療を使う患者は余命が限られているので、余命を延ばす効果を証明しやすく、そのための時間も短くなる。チェンの研究によれば、最後の治療ラインの試験に対して代理エンドポイントによる時間短縮の効果はなかった。そして何よりも、その治療が本当に効くなら、ただちに承認されるだろう。

エンドポイントは全生存期間が事実上の標準と言うべきだが、本当に「アンメット・メディカル・ニーズ」の名に値する場合、つまり実際に深刻で致命的であり、ほかに治療手段がない状態については、標準どおりでなくてもよい。この場合には迅速承認のために代理エンドポイントを使ってよい。もちろん、発売後に全生存期間を評価する試験が完遂されなければならないことは言うまでもない。ただし、承認の根拠とする試験は1件で十分か、それとも2件必要かは複雑で経験的な問いなので、ここでは脇においておこう。ほかの病気については2件の試験を行うのがふつうだということも押さえておきたい。

また、次の章で詳しく議論することだが、私が提案するモデルに向かって産業を推し進めるよう誘導ないし刺激するためには、現在のシステムをそれほど大きく変える必要はない。もしＦＤＡががんの薬を発売させる条件として、全生存期間が延びなければならない、対照群はアメリカの標準にかなう治療でなければならないと求めるようになれば、製薬企業は私の提案のように動くはずだ。試験はまず最後の治療ラインで行うのが論理的だ。スピードのためにも、助かる人の数のためにも。

どうすれば薬は進歩するのか？

では、最後の治療ラインで成功した薬はどうなるだろう？　発売された薬は、つまり再発したがんに対してアウトカムを改善した薬は、上位の治療ラインに動かすよう試されるべきだ。これらの薬が達成するべき課題は、その薬をより早期に（たとえば、多発性骨髄腫に対するサードラインではなくセカンドラインで、あるいは非小細胞肺がんに対するセカンドラインではなくファーストラインで）使うことにより、あとの治療ラインで使ったときのすでに検証された成績よりも優れた結果を出せると証明することだ。

ここではクロスオーバーが義務づけられなければならない。問うべき点は、がんが進行したときにこの薬を使うよりも、早く使うことでアウトカムが改善するかどうかだ。また、その試験によってアメリカでの薬事承認を目指すなら（ふつうはそうなのだが）、第12章で議論した理由により、標準的な治療がアメリカでの標準治療よりも劣っている国、あとの治療ラインでもその薬が手に入らない国で試験を行うことはできない。

転移があるがんのファーストライン治療で余命を延ばすことに成功した薬は、それが適切な場合には、補助療法として現行の最善の治療と比較されるべきだ。これが薬を最大限に利用するための最も論理的な方法だ。こうすることで、すべての判断は願望と誇張ではなくエビデンスとデータに基づくことが保証される。

最適な用量はどれだけか？　人によって変えるべきか？

がん治療薬の研究の別の課題は、用法・用量を変えて試すことだ。たとえば、すべての患者が効果の証明された薬を使うのだが、承認された用量よりも低用量から始めて増量していくほうがいいのか、承認された3週ごとの用法よりも低用量で毎週のほうがいいのかといったことを調べる。現在の世界では、薬剤の発売後に用量の最適化がなされることは非常に少ない。そこに欠けているものは、生物学的思考によって想像されるべきものだ。しっかりしたシステムがあれば、ランダム化試験でさまざまな用量を試すための一定した方法を作り出せるだろう。

また、新しいバイオマーカーを探索することも課題だ。ある薬が効かない患者を特定できる遺伝子の特徴はないか？　もしあれば、それは次のことをも意味するはずだ：その特徴は平均して効果が**より大きい**患者を特定できる。その方法で、薬が効かない人が対象から除かれるのだから。こうした重要な問いには、連邦が出資して明確に目標を設定した研究によって答えることができる。製薬企業にとって、市場を狭くするだけの検査を開発する動機はほとんどないのだから。

試験はどのように設計されるべきか？

ここまでの章で説明した問題に対して、がん治療の試験の構造を強化する策がいくつかある。第1に、試験は一般的にランダム化試験であるべきだし、主要評価項目は全生存期間であるべきだ[15]。ランダム化試験の中間解析に基づくアダプティブ・デザイン、つまりランダム化の比を偏らせることは最適な方法ではなく、有害になる可能性さえある[15]。第2に、対象患者は現実世界でその薬を使うときと同じように、年齢・併存症・体力の制限なく参加するべきだ。何らかの医学的問題を除外基準とするべき強い生物学的理由がなければ、そしてそんな理由はめったにないものだが[16]、患者は試験に参加できるべきだ。理想的には、ある種のコンピュータで管理されたシステムが全国的に採用され、国のどこにいても、聖なるがんセンターの近くにいなくても、患者が試験に参加できると良い。

対照群は手に入る最善の治療を受けるべきだ。たとえば、イブルチニブの試験で対照群をクロラムブシル単剤とするべきではない（この点については次の章で説明する）。対照群の薬剤の用量は適切であるべきだ。標準的な実際の治療において同時に使われる可能性のある薬を制限するルールはあってはならない。たとえば、吐き気止めの薬を使う可能性があるなら、制限してはならない。

奏効または進行を判定したい場合（たとえそれが主要評価項目ではなかったとしても）、その試験は二重遮蔽法[*108]でなければならない。つまり、患者も医師もどちらの治療に割り当てられたかを知らないようにしなければならない。遮蔽の質は検証されなければならない。非遮蔽試験ではいけない。非遮蔽試験はよく行われているが、結果をゆがめる可能性がある。たとえば、研究者は患者が対照治療を受けたと知っているほうが進行を宣言しやすいかもしれない。そうすれば、研究者がより有効と信じるほかの治療を使うために、試験を早く打ち切れるからだ。

試験の大黒柱となる対照治療は、実際に使われているものでなければならない。かつ、アメリカでの実践に役立てたいなら、実際にアメリカで使われている薬を使わなければならない。たとえば、アメリカでは多発性骨髄腫の標準治療はボルテゾミブ（ベルケイド）とレナリドミド（レブラミド）とデキサメタゾン、つまりVRd療法だ。ボルテゾミブとメルファランとプレドニゾン（VMP療法）ではない。ほかにもフェアプレーの前提となる試験計画の常識的な要素はたくさんある。試験を計画する人は、こうした約束事すべてを守るための鍵を握っている。

*108 従来「二重盲検法」と訳されてきた。

試験の人数はどのように決めるべきか？

試験の参加者数をどの程度にするべきかは大きな問題だ。試験の人数によって、要するに、2群の差がどの程度の大きさなら有意差として検出されるかが決まる。試験は意味のある利益を評価できるだけの人数でなされるべきだ。現在は、試験の参加者数が多すぎ、統計的に有意でも臨床的には意味のない利益を検出できてしまう。がんの試験の参加者数は、アメリカ臨床腫瘍学会（ASCO）と欧州臨床腫瘍学会（ESMO）のガイドラインで提案されている以上の利益を検出する程度であるべきだ。これらの提案はがんの種類ごとに生存期間が最小でどれだけ延びていればいいかを決めている。その意図は、研究者が試験においてもっと本質的な改善、いわゆる意味のある利益を追究するよう促すことだ。

面白いことに、腫瘍学の専門家が生物医学の論文で「意味のある利益」という言葉を使うとき、必ずしも意味のある利益を指してはいない。私と共同研究者は、学術論文で腫瘍学者が「臨床的に意味のある利益」と呼ぶものを、ASCOとESMOの基準と比較した。その結果、腫瘍学研究者がPFSの改善を「意味がある」と言った場合、ASCOとESMOの基準にかなうものはそのうち68%だった。OSの改善が「意味がある」と呼ばれた場合、ASCO基準に合うものは43%、ESMO基準に合うものは29%しかなかった[17]。生物医学の研究者の一部は、限られた効果しかない薬を大きく見せる機会を逃すまいとしているのかもしれない。

誰が試験を計画し実行するべきか？

理想的には、薬剤開発のための臨床試験の計画全体が、利益相反のない団体によってなされるべきだ。現在のシステムでは、どんな試験をするかは製薬企業が決め、そして製薬企業が試験結果を説明する報告書をＦＤＡに提出する。より良いシステムは、利益相反のない学術的専門家のグループを使ってランダム化試験を計画し実行するというものだろう。製薬企業は自分でやった試験の報告を持ってＦＤＡに行くのではなく、薬をビンか袋に入れて、臨床前のデータを添えて、第３相試験をしなかっただけ浮いた金も持って来る。それからＦＤＡやそれに相当する政府機関が、ランダム化試験を計画して実行する。

２０１２年にアダム・シフとジョン・ヨアニディスと私は、『アメリカ医師会ジャーナル』にこう書いた。

新薬の大規模臨床試験は、利益相反のない研究者によって、利益相反のない学術団体の後援のもとで計画され実行されるべきだ。薬剤の製造販売者は、試験を計画し管理し遂行する代わりに、それに相当する予算を中央管理された公的共同資金に提供してもよい。これによって試験の計画と実行は独立を保っていられる。試験に出資する企業に対して、自社製品についての承認を左右する試験を実行することを求めるのは、画家に自分の絵の審査をさせて賞を与えるようなものだ。もし製造販売者が無効な薬剤からブロックバスター商品を生み出せるようシステムを操作するチャンスを与えられていれば、その誘惑には逆らいがたい[18]。

利益相反のない専門家が臨床試験と薬剤承認における問題設定をすることの必要は、かつてなく高まっている[19]。

まれな病気のランダム化試験は可能か？

この章で取り上げる最後の問題が、がんの医学におけるランダム化試験の重要さに対抗してずっと言われてきたことをどう考えるかだ：年間でも発症者数が非常に少ないまれながんに対してランダム化試験は実行可能か？[20] まれな病気を持つ患者の人数が少なすぎてランダム化試験ができないこともある、そうだろう？

第1に、すでに説明したとおり、工夫をこらしてランダム化試験により戦略を試すことができる。たとえば、本当に個人に特化したやりかたで薬と患者を結びつけたいなら、プレシジョン・メディシン戦略とこれまでずっとやってきた治療戦略を比較できる（第8章参照）。ただしここでは、その点は置いて別の問いを考えよう。ある特定のまれなタイプのがんについてデータを作りたいとき、ランダム化試験でデータは作れるか？

FDAによるまれな病気の定義、すなわちオーファン疾患の定義は、患者数がアメリカで20

万人未満だということに気をつけてほしい。この定義そのものはかなりゆるいもので、多くのタイプのがんがこの定義に当てはまる。とはいえ、20万人未満の「まれな」病気がある一方で、ほんの数百人しか患者がいない、非常にまれな病気もある。

ランダム化試験が行われているうち、最もまれながんは何だろう？　ランダム化試験がどの程度実現可能かを理解したければ、まれながんのうちどれについてランダム化試験が行われているかを正確に見ておくといい。私が知る範囲では、最もまれなものは副腎皮質がんだ。FIRM－ACT試験は、300人を超える患者を2種類の違った化学療法にランダム化した。副腎皮質がんはおよそ100万人あたり1人ほどにしか現れない[21]。アメリカで副腎皮質がんを診断される人は年間に200人から500人だけだ[22]。FIRM－ACT試験が実現したのは、全世界の研究者たちに協力する意志があったからだということも知っていてほしい。

では、さらにまれな病気を考えたとき、どこまでランダム化試験が可能なのだろうか？　ある種のがんが、もし世界でも年間に数十人の患者にしか診断されないなら、ランダム化試験は想像することも難しいと認めよう。だが、ランダム化試験の限界が何人以上なのかはわからない。なぜならランダム化試験には研究者の協調という難しい条件が必要だからだ。医師が1件のランダム化試験のために協調したがらない理由のひとつは、そのうち1人しか筆頭著者になれないからだ。代わりに各自が主導して対照のない試験をやれば、それぞれ論文の筆頭著者になれる。「publish or perish（出版せよ、さもなくば滅びよ）」という言葉はいまでも医学研究の分野には強く残っている。FIRM－ACTは2018年に行われたランダム化試験で、最もまれながんに対してなされた例だ。100万人に1人というのは相当にまれだ。もしかしたら、患者紹介のネットワークをもっと広げて、もっと多くの関係者が協力すれば、いつか1000万人に1人の病気にも手が届くかもしれない。それが可能かどうかはわからないが、運命を知ったつもりになるべきではない。

もうひとつだけ、FDA自身が出した、まれながんに対するランダム化試験についてのデータを見ておこう。2012年にFDAはまれながんと薬剤の承認についての自らの経験をまとめた。ある種のがんは10万人あたり6人の割合で発生していた。ほかに10万人あたり5人というものもあった。それから10万人あたり4人。こんな具合に、10万人あたり1人のものもあった。覚えておいてほしいのだが、ある種のがんが10万人あたり1人に発生するとすると、それは10万人あたり6人のものより6倍まれだと言える。ところが、それぞれのがんに対して行われた試験のうちランダム化試験の割合を比較すると、10万人あたり6人未満のがんの合計では33％だったが、そのうち10万人あたり1人未満のがんに限ると30％だった[23]。言い換えれば、それらのがんは6倍まれだったにもかかわらず、比較的まれではないがんとおおむね同じ割合でランダム化試験が行われていた。がんがまれかどうかとランダム化試験がなされるかに目立った関係がないという事実は、この程度にまれな病気に限っては、ランダム化試験は可能であり、実際に行われることがあるということを示唆する。研究者たちが力を合わせさえすれば。

結論

現在のシステムでは、一度だけでもp値を0・05未満にしようという動機づけが大きすぎる。その結果、製薬企業にとっては完全に体に影響のない薬についての試験を行うことが金もうけの種にさえなりうるところまで来てしまった。その戦略は、ただの偶然によっていくつかの試験で有効の結果が出る可能性と、そうした成功に対する経済的報酬があるので、製薬企業の投資のポートフォリオ全体として妥当なものでありうる。もちろん、私はこんなことが本当に行われているとは思わないが、このような動機づけがあることから、どう見ても大したことのなさそうな薬の試験がこれほどたくさん行われている理由、試験のサンプルサイズが一貫して拡大傾向にある理由、そして承認された薬の効果がしばしばほんの少ししかない理由を説明できるかもしれない。

理想的な世界では、有効な薬は規制当局からの承認を得るためランダム化試験で試されるだろう。この試験はまず重症の患者を対象に行われ、参加者数は意味のある余命延長効果を検出できる程度とされる。そうした試験はすみやかに完遂される。なぜなら、残念なことだが、重症患者の死亡率は高いからだ。患者が末期がんと付き合っているときに、命を救う薬なら、その効力（または有効性）が現れるまでに長い時間はかからない［原注　効力（efficacy）はある治療が特定の理想的な状況のもとで機能する証拠。有効性（effectiveness）は現実世界の患者に対してそれが有効である証拠を指す］。同時に、もしその薬が役に立たないなら、利益がないことも早く示される。そのために社会と患者が何十億ドルもつぎこむ必要はない。

次にその薬が進むべき試験は、病気がより早期のうちに薬を使う試験だ。同じ薬を病気が進行してから使う場合と比較する。このような試験だけが、重要な問いに答えることができる：いつも早期治療が有益なのか？　こうした試験には時間がかかりすぎるという意見があるかもしれないが、長い時間がかかるのは、その薬を早期治療に使っても結果が大きく変わらない場合だけだ。もしその薬が患者にとって決定的なものなら、早期治療の有効性はすみやかに示されるはずだ。試験を計画するのは利益相反のないグループであるべきだ。そのグループは対照について、用量について、減量の基準について、また対象とされる患者集団の特徴についてよく考えられる人たちであるべきだ。また、試験が臨床試験管理委員会によって有効中止とされた場合には、その薬は承認される。試験は規制当局が計画したものであり、結果を待ってから審査する必要がないからだ。この方法で承認までの時間が短縮することさえ考えられる。

最後に、薬剤開発についての以上のパラダイムは、ルールであるべきで、例外を許してはならない。私は本当にやむをえない場合には代理エンドポイントを使うことも理解できるし、いくつかのきわめてまれな病気についてこのモデルが成り立たないことも認めるのだが、それらはきわめて例外的な場合だ。現状はこの例外がルールに成り代わっている。そしてがんの薬の開発はめちゃくちゃになっている。そろそろ大掃除を始める時間だ。

第14章　連邦3機関は明日から何ができるか？

良い判断は経験の結果であり、経験は悪い判断の結果である。

——マーク・トウェイン

この本で提起した多くの問題は、解決不能に見えたり、解決のためには政治的な芸当が必要と見えたりする。たしかにいくつかの難問は独創的な策を、ときには法改正さえも必要とするかもしれないのだが、私たちにできることは何もないと考えるのは正しくないだろう。この章では、連邦の3機関が明日からできることの具体的な概要を説明する。3機関というのは食品医薬品局（FDA）、メディケア・メディケイド・サービスセンター（CMS）、国立衛生研究所（NIH）だ。それぞれに独自の判断で実行して状況を改善できることがある。それに加えて、より長期的に効いてくるであろう追加の施策もある。

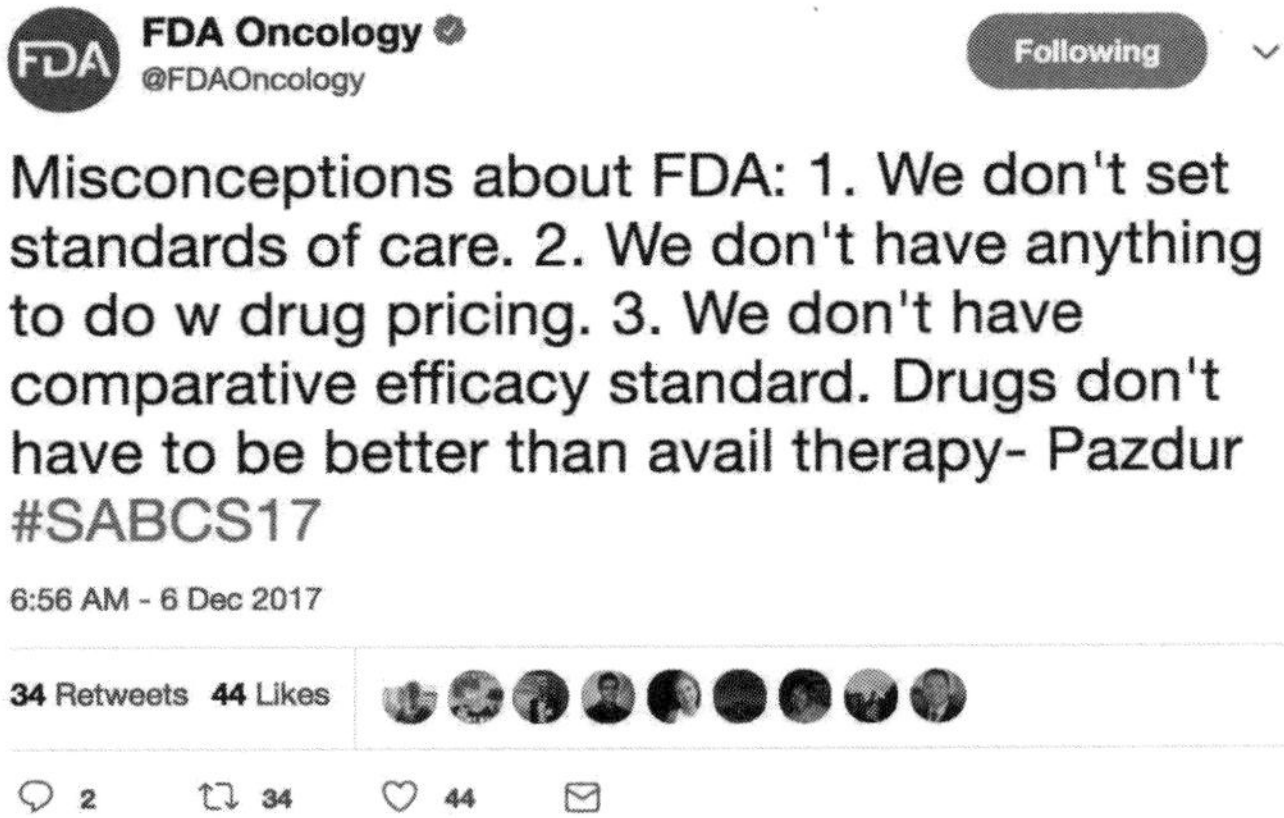

FDA Oncology
@FDAOncology
Following
Misconceptions about FDA: 1. We don't set standards of care. 2. We don't have anything to do w drug pricing. 3. We don't have comparative efficacy standard. Drugs don't have to be better than avail therapy- Pazdur #SABCS17
6:56 AM - 6 Dec 2017
34 Retweets 44 Likes
2
34
44

図 14-1 「FDA についての誤解」を列挙する @FDAOncology のツイート
「FDA についての誤解：1. FDA は標準治療を決めていません。2. FDA は薬の値段に関与していません。3. FDA はどの治療が優れているかの基準を設けていません。ほかの治療より優れた薬でなくても承認されることがあります――リチャード・パズダー FDA 腫瘍学センター長 # サンアントニオ乳がんシンポジウム 2017」

FDAが明日からできること

　FDAが「もっとうまい仕事ができるのではないか?」と問われれば防衛的になるのは理解できることだ。2017年にFDAの公式ツイッターアカウントが、こんなことをツイートした(図14-1)[1]。

　このツイートで[原注　読者は「なぜ査読された文書ではなくツイッターから引用するのか」と思うかもしれない。未来の読者のために言っておくと、2018年は個人のツイートを追っただけのニュースがよく出る年だった。だから、私を責めるのではなく、同じことをCNNに言ってほしい]、FDAは自身が標準治療を決める立場になく、価格を決める立場にもなく、どの治療が優れているかを試す試験を求める権限もないと言った。

この言葉のそれぞれが一応当たってはいるのだが、同時に半分はまちがってもいる。ＦＤＡが既存の権限の範囲内でこうした現場のことに良い影響を及ぼすためにできることはたくさんある。まず事実を語り、次に夢を語ろう。

ＦＤＡは発売される薬が安全で有効であることを保証する責任がある。ＦＤＡは医学がどのように実践されるかを決めるものではない。薬をどのように使うかを決める最高権威でもない。多くの薬が適応外使用されていて、そのうちには懸念があり支持できないものもあるが、ほかのいくらかは良い治療であり、必要なものだ。ＦＤＡは医師に対して、薬をいつ・どのように使うか、誰に手術をするか、あるいはほかの規制のない処置をするべきかを正確に指示することはない。これは専門家の規範とガイドラインの仕事だ。

また、ＦＤＡは製薬企業に対して、ある薬と似た適応がある薬、つまり使いみちが似ている既存の薬を直接比較する試験を行うよう強制することはできない。これが「どの治療が優れているかを試す」権限という言葉の意味だ。実のところ、アメリカの議会はつねに製薬産業から強硬なロビイングを受けていて、ＦＤＡにその権限を決して与えなかったのだ。

最後に、ＦＤＡが言うとおり、ＦＤＡが薬の価格を決めるわけではないし、価格を判断の理由とすることもできない。ＦＤＡは製薬企業が薬にいくらの値段をつけるかをコントロールできない。だから、ＦＤＡが言ったみっつのことはそれぞれ専門用語において正しいのだが、どの例についてもＦＤＡができることはある。それによって(1)医療により良い情報を提供する、

（2）新しい薬を既存の最善の治療と比較する試験を促す、（3）薬の価格を下げることができるだろう。最初に新しい薬をほかの治療と比較する試験について考えよう。

どの治療が優れているかについて、法制度がなくても公正な比較がなされるようにする

ＦＤＡが標準治療を決めるのではなく、どの治療が優れているかを試す試験を義務づけることもできないのはまちがいのない事実だが、ＦＤＡには別の権限がある。ＦＤＡは明らかに甚だしく非倫理的な試験を中止させることができるのだ。新しいがんの薬をほかの新しいがんの薬と比較するよう命じることはできないが、妥当な標準治療と比較するよう命じることはできる。そうすれば、企業が世界のどこか遠く、医療資源が乏しくて患者は本当に何の選択肢も持っていない国に渡って、自社のすてきな新薬をプラセボと比較する動機は大いに損なわれるはずだ（第12章参照）。

２０１８年に『ランセット腫瘍学』で、デリク・タオと私はＦＤＡの承認の根拠とされた臨床試験のうち、対照群として研究当時のアメリカで普及していた標準治療より劣るものを使った4例を挙げた[2]。4例すべてにおいて、ＦＤＡは対照群をアメリカの標準と一致させるよう求める権限があった。そのうち2例をここで要約しよう。

第1の例がイブルチニブだ。２０１６年3月4日にＦＤＡはイブルチニブの適応拡大を承認した。以前にはイブルチニブは慢性リンパ性白血病（ＣＬＬ）を持つ患者に対するセカンドライ

ンとして、または特定の変異(17番染色体短腕欠失)がある場合にしか使えなかった[原注　17番染色体短腕欠失とはある種の遺伝子異常であって、この場合にはがんの悪性度が高いグループに対応する]。FDAはイブルチニブの適応をCLL全体に、ファーストラインで使うことも許すように広げることを認めた。この承認の結果、市場規模は相当に伸びた。そして、FDAがそれを認めた根拠は、1件だけのランダム化試験、RESONATE－2という試験だった[3、4]。

RESONATE－2試験は269人の患者をランダム化し、一方にはクロラムブシルという古い安い薬を、他方にはイブルチニブという新しい高い薬を使った。イブルチニブは無増悪生存期間と全生存期間を延ばした。だからFDAがこの適応拡大を承認したことは試験の結果から自然と導かれることに思われた。では、何が問題なのか?

問題は2点ある。第1に、この試験はアメリカ以外の国に重点を置いて行われた。対象患者のうちアメリカ、イギリス、カナダにいた人は合計37%しかいなかった。アメリカに限ればたったの22%だった(図14－2)。

これが問題なのは、がんが進行してからの標準治療が、アメリカ・イギリス・カナダ以外の国ではアメリカの標準治療と違っているからだ。たとえば、すでにアメリカではがんが進行したら使えるようになっていたが、ほかの国の多くでは実質的に使えなかった薬といえば、イブルチニブがまさにそうだ。だから、ファーストラインでイブルチニブを使うことで、イブルチニブを後続ラインで使った場合よりも余命が延びるのかどうかはわからない。この問いこそが

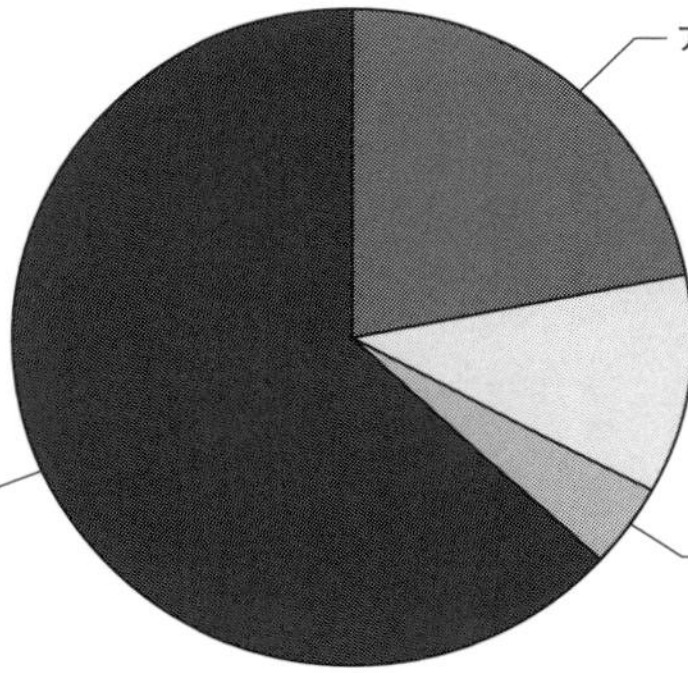

図 14-2　RESONATE-2 試験に参加した患者の住む地域

アメリカに住む人にとっては意味のあるものだ（第9章のクロスオーバーの説明を参照）。

第2の問題は対照群だ。この試験より前にはアメリカでクロラムブシルはめったに使われていなかった。なぜならクロラムブシルはすでにほかのいくつかの薬に負けていたからだ。シャーマンらは、『ニューイングランド医学ジャーナル』に投稿した痛烈な書簡で、「クロラムブシルはベンダムスチン、アレムツズマブ、オファツムマブ、オビヌツズマブの試験で対照として使われ、それぞれの薬がより長い無増悪生存期間を示したことが報告されてきた」と指摘した。言い換えれば、RESONATE-2試験より前に、クロラムブシルがほかの薬に劣ることはわかっていたのだ[5]。もうひとつの論点はさらに嘆かわしいものだ。シャーマンらは自身が持つアメリカにおける登録データベースを解析した。アメリカの患者は実際には4・5%しかクロラムブシルを使っていなかった。結論はこうだ。「ほかにファーストラインでより良い治療があり、クロラムブシル単剤療法はあまり使われないのだから、今後のCLLの試験においてクロラムブシル単剤療法が対照治療となりえるとは思わない」[5]。

クロラムブシルはこのデータベースの研究において対照とされるべきではなかった。クロラムブシルはアメリカではめったに使われず、すでにほかの薬に負けていた。イブルチニブは実際に医師が使っている治療に、つまり普及した標準治療に勝ることを証明しなければならなかった。製薬企業がクロラムブシルを使うことを許すことで、FDAは暗黙のうちに対照群をより劣ったものにすることを支援したことになる。FDAにどの治療が優れているかを要求する権限はないと言っても、こう言う権限はあるのだ。「ちょっと待ってくださいよ。アメリカより低いレベルの治療しかできない国で、わら人形みたいな対照群と比較して、余命が延びると言ってアメリカの承認を求めるのはだめですよ」。FDAは明日からこれを言ってもいいはずなのだが、そうしないことを選んでいる。

FDAが拒否するべきだった、ひどい研究計画のもうひとつの例が、ニボルマブの試験だ。2014年12月22日にFDAは転移のある悪性黒色腫に対してニボルマブを承認した。ニボルマブは第3相ランダム化試験で対照群のダカルバジンに比べて余命を延ばす効果を示したのだが、迅速承認がなされた。なぜか? ランダム化試験で全生存期間が延びたなら、なぜ通常承認ではなく、迅速承認になるのか?

まず背景を少しばかり言っておこう。2006年から2008年のあいだに、500人を超える患者がランダム化され、ダカルバジンという悪性黒色腫に広く使われる薬とプラセボの組か、ダカルバジンとイピリムマブの組で治療された。イピリムマブは新しい免疫療法薬だ。2011年にその試験が『ニューイングランド医学ジャーナル』で報告された。未治療の転移がある悪性黒色腫に対して、イピリムマブとダカルバジンの併用療法で余命が延びたというものだった。それから2年後、ニボルマブがダカルバジンと比較された。試験には500人を超える患者が、ヨーロッパ、イスラエル、オーストラリア、カナダ、南米諸国から参加したが、アメリカからは参加しなかった。なぜアメリカは除かれたのか？　おそらく、誰もダカルバジン単剤を使おうとは思わなかったからだ。ニボルマブ対ダカルバジンの試験は2014年11月に『ニューイングランド医学ジャーナル』で報告された[6]。

ここでなされたことを要約しよう。転移がある悪性黒色腫に対して、ダカルバジンよりも優れたほかの治療薬があるとわかってから何年もあとに、新しい薬をダカルバジンと比較する試験が行われた。そしてその結果がアメリカでの承認を求めるために使われた。その試験にはアメリカの患者が1人も参加していなかったのだが。

それから、2014年12月22日に、FDAはこのランダム化試験のデータに基づいて、ただしニボルマブ群のデータだけを使って、ニボルマブを承認した。その承認は「試験1においてオプジーボ（ニボルマブ）を使用し、フォローアップ期間が最短6か月あった最初の120人の患者に対しての、単群の、比較のない、予定されていた中間解析」[7]（14ページより）に基づいていた。言い換えれば、FDAはランダム化試験のデータを受け取り、ランダム化した部分を捨てて、承認を、それも迅速承認を、奏効率に基づいて、出した。行間を読むなら、FDAはこのでたらめな試験に不満があったかもしれないが、それでも法律をないがしろにはできず、承認するための言い逃れを考え出したのかもしれない。第6章に戻って考えてみよう。いつか自分が相手の立場に立つ見込みが2分の1か3分の1あるとすれば、真剣勝負をしようと思うだろうか？

それでも、FDAは承認してやるために知恵を絞るのではなく、その会社に対して言ってやることができたはずだし、言うべきだった。アメリカの規制のもとで承認を取りたければ、アメリカでニボルマブのランダム化試験をしないといけないし、アメリカでいまの人が使っている薬と比較しなければならない、と。外国に行って、古くなった、すでに敗れている薬とニボルマブを比較する試験をするのではいけない。ここでこんな疑問が浮かぶかもしれない（ただし、この本の第13章をすでに読んだ読者にはそんなことを考えないでほしいが）：その会社はなぜ、単群で対照のない試験をやらなかったのか？　私の想像では、単群試験では悪性黒色腫のファーストラインとして不十分だと思われたのかもしれない。現在の標準治療はすでに第3相試験のデータに基づいているのだから。

この本の執筆中に、タラル・ヒラールとモハマド・ソンボルと私はこのことを正式に研究しようと決めた。我々は2013年1月から2018年7月のあいだにFDAが承認したすべての薬を調べた。薬剤承認に至った95件のランダム化試験のうち、標準治療を対照群としたものは16件(17%)だった[8]。この本に書いた懸念は構造的な問題の一角にすぎなかったようだ。

全体にわたって言えるのは、FDAはどの治療が優れているかを決める権限がないと言っても、非倫理的な試験を止める権限はあるということだ。すでにほかの治療よりも劣っているとわかっている治療を対照とする試験は非倫理的だ。これではわら人形と比較しているようなものだ。第12章で見たとおり、このような試験は低中所得国で行われる傾向にある。FDAは立ち上がって「そんな試験のデータは受け取らない」と言うべきだ。一度でもそれをやれば、製薬産業は考えかたをすっかり変えてくれるはずだ。

適切な後治療を確保する

第9章でクロスオーバーについて重要な点を説明した。新しい薬が根本的に効力を持つかどうかを評価する試験ではクロスオーバーは必要ない。しかし、後続ラインですでに使われている薬を手前に昇格させようとする試験ではクロスオーバーが必須だ。

想像がつくと思うが、製薬企業には自社の薬を特定の病気のファーストラインに向けて昇格させたい理由がいくつもある。多くの場合、理由は何十億とある。ファーストラインの市場規模、つまり新しく診断されたかまだ治療されていないがんを持つ人の数は、再発とか難治のがんがある人よりはるかに多い。それはがんが見つかった人のうち一部だけが再発や難治になるからだし、またファーストラインの治療のほうが長期間続くからでもある。だが、この状況で研究するべき点は、後続ラインに使われる薬をファーストラインで使うほうが患者の利益になるのかどうかだ。

第13章で説明したように、適切ながん治療薬の開発においては、まず最後の治療として薬が効くことを（患者にとって意味のあるエンドポイントによって）証明し、次にしだいに前の治療に進めていくことを試すべきだ。この手順の中で、試験中にがんが進行した場合には対照群の患者も試験薬を使えることを保証しなければ公正とは言えない。言い換えれば、こうした試験にはクロスオーバーが必要だ。理由は単純で、がんが進行した場合の治療はアメリカにおける標準治療でなければならないからだ。

製薬企業がこの方針から抜け駆けをできそうなひとつの方法が、ぜんぜん薬が手に入らない国で試験をすることだ。例を挙げる前に、ひとつだけはっきり言っておこう。この種のバイアス、つまり不公正な後治療は、最初の進行のタイミングつまりＰＦＳ（つまり、患者が後治療を受けるより前の時間）を変えることはないが、その後のさらなる進行、第3の進行、そして全生存期間を変える。第10章で言ったとおり、薬を早期治療に使うためには、それで余命が延びるのでなければならない。

マントル細胞リンパ腫に対するボルテゾミブの例を考えよう。２０１４年にＦＤＡはマントトル細胞リンパ腫のファーストライン治療としてボルテゾミブを承認した。新しい、高価な薬だ。ボルテゾミブはVR-CAP療法（Vはボルテゾミブの販売名のベルケイドに由来する）という多剤併用療法として承認された[9]。VR-CAPは多国間の試験でPFSとOSがR-CHOP療法（リツキシマブとCHOP療法の併用：第9章参照）に勝っていた[10]。何が問題なのか？

問題は、ボルテゾミブがアメリカではすでにマントル細胞リンパ腫の再発があった患者の救援療法として承認されていたことだ。この用途でボルテゾミブはすでにアメリカで広く使われていた。ただし高価だったため世界の多くの国では普及していなかった。だから、2014年において決定的な問い、FDAが製造販売元に対して求めるべきだった問いは、VR-CAP療法がR-CHOP療法に勝るかどうかではなかった。R-CHOP療法で進行があった患者はボルテゾミブを使えるという条件で、VR-CAP療法がR-CHOP療法に勝るかだ。

VR-CAP療法の試験では、対象患者は4大陸の28か国にある128の施設で募集された。そのうちR-CHOP療法を使ったあと進行があり、ボルテゾミブを使えた患者は7%しかいなかった[11]。VR-CAP療法はR-CHOP療法よりPFSが優れているかもしれない。しかし、R-CHOP療法を使った患者があとでボルテゾミブを使えたとすれば、OSに差があっただろうか？　対照群が進行後の後治療としてアメリカにおける標準治療を使えるのでない限り、はっきりとはわからない。ここでもFDAは規制の水準を上げることができる。FDAは後治療がアメリカの標準治療より劣っている国で試験された薬の承認を拒否することができる。こう言えばいいだけだ。「アメリカで承認されたいなら、後治療はアメリカの標準治療でなければならない」。プロのアドバイスを付け加えてもいい：アメリカで試験をやれば簡単だ。

まだまだほかの話もあるのだが、この点についてもうひとつだけ例を挙げておこう。この例では、私はその薬が本当に有益だろうと思うのだが、試験を見る限り、費用対効果は悪い。言い換えれば、余命を1年延ばすための追加費用が高い。正しく試されていればもっと高かったかもしれない。

第1章に戻って、ペルツズマブという抗HER2抗体を乳がんに使うと、余命を1年延ばすために47万ドルかかると言ったことを覚えているだろうか？　この数字は費用対効果の研究論文[12]から取ったものだった。その論文ではペルツズマブにより余命は中央値で15・7か月延びると推定された。この推定値はCLEOPATRA試験[13]の結果をそのまま使ったもので、妥当なものだ。CLEOPATRA試験はトラスツズマブとタキサン系薬にプラセボを加えるかペルツズマブを加えるかを比較した。ただし、CLEOPATRA試験の重要な限界は、患者のがんが進行したときのことだ。進行があった患者の68%しか、トラスツズマブ（あるいはほかのHER2を標的とする治療）を使っていなかった。この割合は、アメリカでだけ試験が行われていたらありそうもなかったものだ。アメリカなら100%近くの患者がHER2を標的とする薬を使っていたはずだ。

アメリカでは、乳がんが進行したときに使えるHER2を標的とした治療は3種類ある。トラスツズマブを続けるか、T－DM1か、ラパチニブだ。それぞれを支持するいくつかの試験があり、そのうちいくつかで余命が延びることが示されている。だから、CLEOPATRA試験の15か月という効果のうち、どれだけがペルツズマブによるものであり、どれだけが対照群でアメリカの標準治療を受けられず悪い結果を迎えたためなのだろうか？〔原注　ここでは後治療が不十分なのであって、試験薬へのクロスオーバーが問題なのではない。クロスオーバーに関係なく、対照群のほうが多く進行により対照治療打ち切りとされ、後治療を要したのだから、後治療の影響は対照群に偏る。この点は複雑で、すべての読者が理解することは重要ではないので、注として指摘するにとどめる〕この試験がもしアメリカの標準治療に沿って行われていたら、ペルツズマブの利益はやや小さく出ていたかもしれないし、したがって費用対効果はやや劣っていたかもしれない（だがそのことを証明はできない）。とはいえ、ペルツズマブの成功には違いなかったろうと思う。

似た薬は急がなくてよい

ＦＤＡはどの治療が優れているかを決める権限がないが、似たような薬をいくつも、まったく同じ適応に対して、それも対照のないデータに基づいて、承認する義務もない。ここでもＦＤＡはノーと言えるのだ。

膀胱がんの例を考えよう。膀胱がんが最初の治療のあとで進行した場合、治療として承認されている抗ＰＤ－1抗体と抗ＰＤ－Ｌ1抗体が5種類ある（２０１７年6月時点）。アテゾリズマブ（２０１６年5月18日に単群試験に基づいて承認された）、ニボルマブ（２０１７年2月2日に単群試験に基づいて承認された）、デュルバルマブ[*109]（２０１７年5月1日に単群試験に基づいて承認された）、アベルマブ[*110]（２０１７年5月9日に単群試験に基づいて承認された）、ペムブロリズマブだ（２０１７年5月18日に、ランダム化試験で化学療法よりも余命が延びたというデータに基づいて承認された）。

何が起こっているのか？　もちろん、同じ目的のために同じ種類の薬は5種類も必要ないと、たいていの人は思うだろう。値段が安くなるのでもない限りは。ところが結論から言って、そうでもないのだ。ＦＤＡ曰く、ＦＤＡにはどの治療が優れているかを決める権限がないから、製造販売元に対してこれらの薬を比較するよう命令することもできないのだそうだ。それでもＦＤＡはここで、奏効率に基づいて迅速承認を受けることのできるＰＤ－1の薬は1種類だけだと決めることもできたはずだ。奏効率が劇的に優れているのでない限り、続く薬は余命を延ばす効果を示すランダム化試験の土俵に上がらなければならない。一度はアンメット・メディカル・ニーズだったものは、本当にそうだったかもさることながら［原注　私がアンメット・メディカル・ニーズなどないのではないかと言えば暴論に聞こえるかもしれない。膀胱がんに対するセカンドライ

＊109　日本での販売名はイミフィンジ。
＊110　日本での販売名はバベンチオ。

ンの化学療法はそれほどひどいものではないのだが。いくつか言えることがある。第1に、この状況についての試験で、最も優れた単群試験のデータを持つペメトレキセドとナブパクリタキセルの併用療法を、免疫療法と比較したものはない。第2に、免疫療法の奏効率は化学療法より5％から10％ほど勝っている。副作用を考えれば、免疫療法のほうが優れていることは喜んで認めるが、その差は大した差ではない」、もう解決したのだから。アテゾリズマブを対照のないデータに基づいて承認したのは良かった。だがニボルマブ、デュルバルマブ、アベルマブはもはやアンメット・メディカル・ニーズに応えるものではなくなっていたのだから、却下されてもよかった。もちろんペムブロリズマブはランダム化試験による全生存期間のデータがあるのだから、通常承認されてしかるべきだ。

アメリカ人と似た患者

前述のとおり、ＦＤＡが認めた試験で対象とされた患者の年齢は、アメリカのがん患者の平均年齢を大きく下回っている。また、試験の患者は平均的ながん患者よりも健康状態が良く、医学的問題が少ない。一例として第1章ではカイザー・パーマネンテの患者のうち現代の試験に参加資格がある人がいかに少ないかを説明した。

ＦＤＡがアメリカの薬と医療機器産業を規制するために存在しているのは、国民のためであって、理想の患者のためではないことを忘れてはいけない。ＦＤＡは平均的な患者とまったく似ていない患者に試された薬の承認は却下できるし、そうするべきだ。何回かものさしでぴし

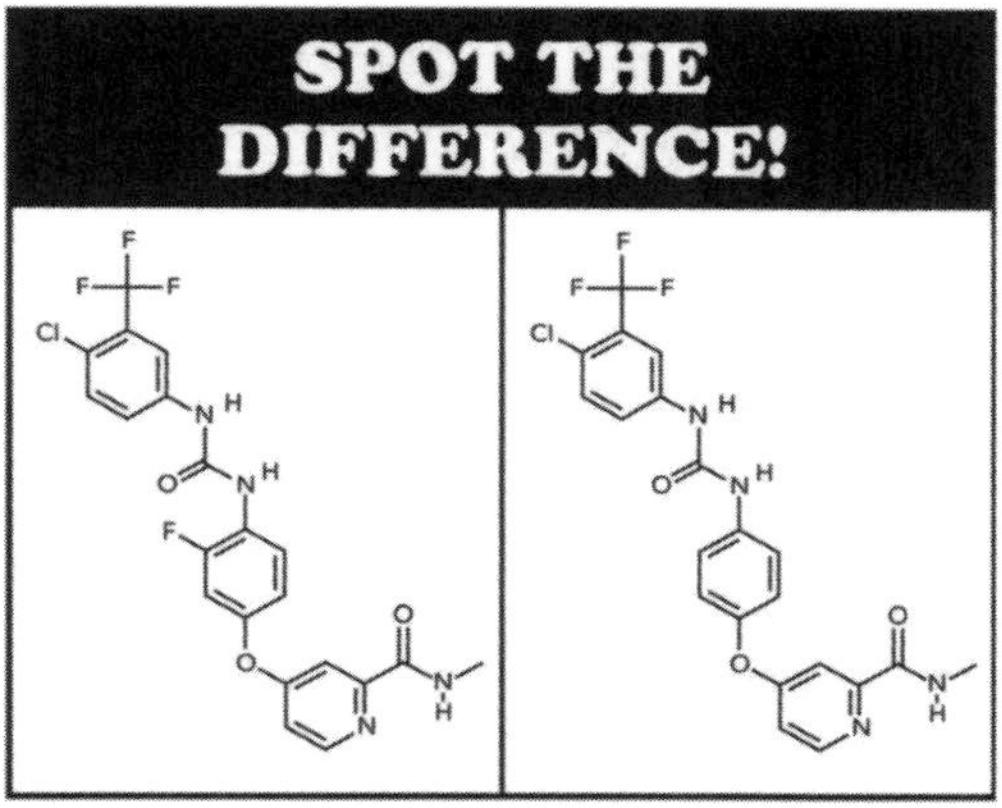

図 14-3　Me-too ドラッグ。ソラフェニブとレゴラフェニブを比べてみよう。微妙な違いがわかるだろうか？　『ネイチャー臨床腫瘍学レビュー』から許諾を得て転載

っと叩きさえすれば、臨床試験はアメリカの患者を代表するような患者を対象とするように急速に変わり始めるはずだ。

私ならレゴラフェニブから始める[14]。レゴラフェニブは化学的にソラフェニブとよく似た2番手の薬、つまりme-tooドラッグだ。実際、レゴラフェニブとソラフェニブは驚くほど似ている(図14－3)。

ソラフェニブは2007年のSHARP試験という試験に基づいて、肝細胞がんに対してFDAから承認された。ソラフェニブについては第1章で説明した。ソラフェニブについての現実世界のデータはがっかりするものだと指摘した。承認の根拠とされた試験では、ソラフェニブで余命が3か月ほど延びる(8か月から11か月に)ようだったが、現実世界では、まったく余命が延びないようだし(傾向スコアマッチングによ

る分析)、現実世界でソラフェニブで治療された患者の経過は臨床試験で支持療法を受けた患者よりも悪かった。

数年後にレゴラフェニブが、ソラフェニブを使っていて進行があった患者に対する試験で、支持療法に勝ることを示された。この試験の選択基準は奇妙なものだった:患者は「ソラフェニブ(中止前の28日間に少なくとも20日は1日あたり400mg以上)に忍容性を示し、ランダム化前の10週以内にソラフェニブの最終投与を受けていなければならない。肝機能はChild-Pugh分類Aでなければならない。ソラフェニブを毒性により中止していれば(…)除外される」[15]。

どこから手を付ければいいのだろう? レゴラフェニブの試験によってFDAの承認が下りた。しかし、この試験はよくある現実からずれた試験よりはるかに悪かった。よくある試験はただ平均的なアメリカ人よりも若くてほかの病気が少ない患者を対象とするだけだ。この試験はその先を行った。第1に、レゴラフェニブを使うためには先にソラフェニブを使っていなければならなかった。このこと自体が具合の悪い患者を除くことになる。

第2に、ソラフェニブを使ったうえで無事でいなければいけなかった。それも28日のうち20日というのは厳しい条件だ。このことによって、具合の悪い患者はさらに除かれる。肝機能は非常に良い患者に限られた。以前の治療が毒性で中止になっていてはいけなかった。補足資料にはさらに条件が書いてあり、余命は最低でも3か月ないといけなかった! どの条件も、ますます厳しく患者を絞り込むものだ。

データによれば、転移のある肝臓がんを持つアメリカ人の27％しか、実際にソラフェニブを使う人はいないことが示唆される[16]。台湾の登録データベースによれば、ソラフェニブのあとほかの治療を考慮しうる患者は多くても30％だった[17]。これが意味するのは、良く言っても、レゴラフェニブは肝臓がんを持つ患者の８％にしか使えないということだ。ただし、試験に参加するための厳しい制約を考えれば、実際の割合はさらに低いと思われる。

もし読者がＦＤＡで働いているなら、法律など乗り越えてほしい。試験の参加者がアメリカの平均的な人と違っているなら、承認の範囲は実際に研究された患者の条件（年齢、がんのステージなど）に合わせて制限してほしい。承認の範囲は試験の選択基準にまで制限するべきで、それができないならためらわず承認を却下してほしい。ＦＤＡがこれを一度か二度やれば、製薬産業全体が変わるはずだ。ところが実際には、レゴラフェニブの承認にはソラフェニブをせっせと飲んでいるときに進行があったとか、目立った副作用がないままだったとか、その間にも元気はあったという条件はまったく付けられなかったのだ。

代理エンドポイント

第２章と第３章で詳しく説明したことだが、ＦＤＡは代理エンドポイントを使うことについて、法制度上の言葉を強く主張することができるはずだ。通常承認に使える代理エンドポイントは、試験レベルの解析*111において検証されたものに限るべきだ。迅速承認は本当にアンメット・メディカル・ニーズがあるとき、つまりまれで深刻で本当に治療法がないがんに対してだけ認められるべきだ。こうした場合に、市販後に余命を延ばす効力を示すという条件が必須でなければならない。

FDAがなぜこんなに代理エンドポイントを多用するのかについてしつこく言っていることのひとつは、薬の奏効率が高くて均衡が崩れたから、つまり合理的な腫瘍内科医も患者もランダムにプラセボに当たることは決して納得しないだろうから、というものだ。その理屈では、奏効率がとても高いから、薬は効くに違いない、となる。第11章でヨウ素131トシツモマブの例を見たとおり、ある薬の奏効率が高いがアウトカムは改善しないということはある。より正確に言えば、FDAが奏効率に基づいて承認する薬の奏効率は、概してそれほど高くもない。エマソン・チェンが主導した我々の研究で、奏効率に基づいて承認された薬の奏効率の中央値は41%であり、完全奏効率の中央値は6%だった[18]。本当にがん治療を変えた薬と比べてみるといい。第1章を思い出してほしいのだが、イマチニブは第1相試験で完全奏効率がほとんど100%だった。奏効を根拠に承認される薬のほとんどはまったくイマチニブのような薬ではない。

最後に、迅速承認によって薬が発売されたあとには、必ず全生存期間または生活の質が改善されることを証明しなければならない。第3章で見たとおり、FDAがこの責任を果たしていないことは散々なものだ。FDAは期限を決めて(たとえば5年)このルールを厳しく遂行し、ルールを守らなかった会社には承認を取り消すべきだ。最後に、ＦＤＡは迅速承認を通常承認に変えるために同じ代理エンドポイントを使ってはいけない。このことは当たり前に思えるかもしれないが、実際に問題になっている。ハーバード大学の研究者によれば、ＦＤＡが迅速承認を通常承認に変えるときの37％において、全生存期間でも生活の質でもなく、同じ代理エンドポイントを測った試験が根拠とされている[19]。言うまでもなく、これは常識に反することだ。代理エンドポイントがそもそも「予測因子として妥当と考えられる」だけなら、それを２回測っても、がんを持つ人が薬のおかげで長く生きられるとも、楽に生きられるとも保証されたことにはならない。

最低限の利益

ＦＤＡが明日から実行できるもうひとつの策は、ペンシルバニア大学のジャスティン・ベケルマンとスティーヴン・ジョフが提言したものだ。この２人は、ＦＤＡが現状でも承認の根拠となりうる利益の大きさを決める権限を持っていると指摘する。この権限によって、簡単に臨床的に意味のある利益を定義することができる[20]。たとえば、膵臓がんに対して余命を10日

＊111 第2章でなされたように、1件の試験を1点として臨床的エンドポイントと代理エンドポイントの相関を検証する解析。代理エンドポイントの検証にはほかに1件の試験の中で群または患者を1点とする方法があるが、試験レベルの解析が最も信頼性が高いと考えられる。

延ばす効果は、患者にとって本当に意味があると言うには小さすぎると思われる。現実的で妥当な最低限の利益を定義することで、製薬産業はもっと革新的な薬を追究するよう促される。さらには、サンプルサイズを小さくし、臨床試験のコストを抑えることにもつながるかもしれない。アメリカ臨床腫瘍学会と欧州臨床腫瘍学会がどちらもすでにガイドラインを提示して、がんの種類ごとに、意味のある利益を定義している。この提言はただちに実行できる。

法的解決

以上の解決策は、法改正がない場合にFDAが取りうる軌道修正と私が考えるものだ。しかし、真の解決にはFDAを改革するための法改正を議会に求めることが必要かもしれない。

私が探究してきたテーマをふまえて言えば、すぐにも手が届きそうな果実は、FDAに対して公式に、どの治療が優れているかを決める権限を与えることだ。そうすれば、FDAは開発中の薬を互いに比較するよう求めることができる。ただし、現状を法的に解決しようと思うなら、大きく考えても良い。根本的な解決はこうだ：臨床試験を計画し実行する役目を製薬企業から中立の機関に移す(第13章参照)。それはFDAでなくてもよいが、連邦が出資する機関であって、利益相反のない相談員を投票権のある委員に登用するべきだ(たとえば、製薬産業に結びつきのない患者、医師、研究方法論者)。利益相反のある専門家は、助言を提供してもよいが、投票権を持たない。このグループは利益相反がなく、薬剤承認のための試験の計画、遂行、報告に責任を持つ。現在のシステムでは製薬企業が試験を計画し実行することが許されていて、試験はしばしば質が低いうえに、ＦＤＡに提出される研究報告に添えて、数百万ドルの審査料が支払われている。そうではなく、製薬企業には試したい物質と、臨床前のデータと、第１相のデータと、試験にかかる諸経費を出してもらえばいいのではないか？

この提言には多くの利点がある。第１に、試験を計画するグループは試験の内容をすでに詳しく調べて検証しているだろうから、試験から有効の結果が出ればただちに承認できる。このことによって、薬剤発売までの時間は短くなるだろう。現在のシステムよりも３００日早くなるはずだ[21]。言い換えれば、ＦＤＡに試験が終わってから試験計画を評価してもらう必要がなくなる。ＦＤＡは試験前に計画に同意しているはずだ。

第２に、利益相反のない専門家が薬品をどのように、何と比較して試すかを決めることができる。膀胱がんの例で言えば、この方法によって、５種類のＰＤ－１／ＰＤ－Ｌ１関連薬が第２相のデータとともに発売を目指すとき、互いとの比較が確実になされるようになる。そうすれば今世紀のうちにどれが一番かを本当に知ることができるかもしれない。

第３に、試験の参加者数を臨床的に意味のある利益を検出するように設定できる。その試験は、数日単位で測られる延命効果を調べる試験ではないだろう。患者にとって意味のある利益を調べているだろう。少なくとも、アメリカとヨーロッパの専門家集団による助言は採用できるようになる。

第4に、試験の対象患者の条件、対照治療、試験薬の用量、後治療はすべてアメリカの患者全体を反映するように設計されるだろう。製薬企業とは違い、利益相反のない専門機関は試験をアメリカ人に最適化させることを目指すだろう。

第5に、製薬企業は承認の審査から排除されなくてもよく、投票権のない委員として参加できる。製薬産業も、利益相反のある専門家も、企業の利益を代弁する機会を与えられるが、最後の投票は利益相反のない委員だけで行われる。さらに、試験の方法論を探究している代表的な学者集団から証言を求めることもできる。この本の第7章で、利益相反のない専門家をもっと増やすことを提言した。これを実現するには、利益相反を持つ動機を失わせる要素を増やしていくことだ。投票権を認めないこともその一環となる。究極的には研究方法や臨床試験の専門家が、進める価値のある試験はどれかを判定するべきだ［原注　この点についてさらに詳しい議論はこちらを参照。https://www.bmj.com/content/345/bmj.e7031］。

ＦＤＡがもたもたして迅速な試験の遂行ができないのではないかと思う読者もいるかもしれない。ＦＤＡが薬を承認する締め切りをきっちり守れることは自ら証明しているわけだが。資源が十分に与えられる限り、ＦＤＡが試験の締め切りも同じように守れることを疑う理由はない。

もちろん、私の提言はほかの団体が試験を行うことを禁止するものではない。政策上の最善の解決は、現在のシステムを穏やかに方向転換するものだろう。企業も連邦資金による研究も、いまと同じように、薬と医療機器の試験は続けられる。

CMSに何ができるか?

メディケア・メディケイド・サービスセンター(CMS)が何をするべきかを説明する前に、現状がどれほどひどくなってしまったかを少し振り返っておきたい。法律上の穴があるせいで、CMSは価格交渉ができない。FDAが承認した治療にはすべて支払わなければならない。しかも、NCCNのガイドライン(第6章参照)のように、専門家によるガイドラインとか綱領が適応外使用をすすめていればどんな薬だろうと支払わなければならない。

なぜだ、と即座に思うだろう。適応外使用をすすめられている薬に対して、CMSが支払うこと自体が、なぜありえるのか? 断っておくと、これにはもともと意味があった。1980年代末から1990年代はじめにかけて、がんの薬の大多数は細胞障害性薬剤であり、比較的安価だった。患者が承認された薬を使い果たし、適応外使用のジェネリック薬を使いたいということはよくあった。医師はそうした薬をさまざまながんに使った。そのすべてがFDAに承認された用途とは限らなかった。にもかかわらず、適応外使用を支持する強いデータがある場合もあった。そうした薬は古くて安い薬だったので、製薬企業にはFDAから正式に承認される動機がほとんどなかったのだ。だから適応外使用は多かったし、ガイドラインは合理的と考えられる用途とそうでないものの例をいくらか提示していた。ここで25年後まで時間を飛ばそう。状況は変わった。新しいがん治療薬のほとんどは年間10万ドルを超える値段になっていた。そうした薬はしばしばブランドで（特許で）守られていて、製造販売元には早くFDAの承認を取る動機と能力が極端に高まっていた。こうして、薬が安かった時代に作られたシステムが、薬がバカ高い時代に使われることになった。古いシステムはもはや意味をなさなくなっているかもしれない。

2017年に私と共同研究者は、NCCNの推奨を幅広く点検した。我々の問いはこうだ……NCCNがFDAの承認した治療をすすめる頻度と、FDAに承認されていないものをすすめる頻度はどれほどか？　NCCNがFDAの承認範囲よりも広くすすめる治療については、どんなエビデンスが提示されているか？〔22〕

我々はFDAから合計69の用途を認められた47種の薬を調べた。69件の承認すべてがNCCNのガイドラインに含まれていた。ここまでは良い。驚いたのは、NCCNがさらに別の用途または使用範囲の拡大を44件提示していたことだ。言い換えれば、NCCNの推奨のうち39%が拡大された使用だった。つまり、FDAの承認した範囲から外れていた。

次に、そこで提示されたデータの質を検証した。根拠として最も多く提示されていたデータの種類は……「データなし」だった。推奨の36%がデータなしだった。ランダム化試験のデータに基づいていたものは16%しかなかった。短く言えば、NCCNはしばしば、質の低いデータに基づいて、FDAが承認した内容よりも広い範囲を推奨していた。このガイドラインの著者に多くの利益相反があるという事実がなければ（第6章参照）、またこの文書によってCMSがそうした薬に支払いをする義務が発生するという事実がなければ、それも納得できたのかもしれない。要するにCMSはデータがほとんどないか、ぜんぜんない薬に対して支払うことを強制されているのだ。

これを解決する方法は簡単だ。CMSが参照文献からNCCNを除けばいいのだ。CMSは利益相反のない腫瘍学者から意見を求め、独自のガイドラインを編成することができる。製薬企業の支払先リストに載っている腫瘍学者のグループが、データもろくに参照しないですすめる薬に、CMSが支払いをするよう強制されるべきではない。

FDAの改革がなされていればCMSの仕事もしやすくなるはずだ。発売された薬が平均してもっと効くようになれば、CMSも気持ちよく払えるだろう。CMSは費用対効果を参照して妥当な価格を求め、自由に交渉する権限を与えられるべきだ。ノーと言える権利がないといけないのだ。がん治療の試験を計画し実行する主体が利益相反のないグループに移れば、発売を目指す薬は意味のある利益を生み出すものだけになり、ノーと言う必要がある場面はいっそう少なくなるはずだ。

NIHに何ができるか？

この本はがんの生物学の本ではないと最初に書いたが、がんの性質に対抗して打ち勝つことは、有効な治療を開発するための鍵だ。科学の進歩は予想しにくいもので、洞察はしばしば思ってもみないところから偶然に生まれる[23]のだが、がん研究の進歩の助けになりそうな政策的イニシアチブとして実行しうるものもいくつかある。ここではみっつのアイディアを紹介しよう：科学への投資を増やし続けること、研究費の支出を見直すこと、利益相反のない臨床試験のポートフォリオを構築すること。

がんの生物学の研究に投資される金額は、がんが経済と人生に及ぼす影響に比べれば微々たるものだ。米国国立がん研究所は年間予算50億ドルを受け取っているが、がんの生物学の研究にはおそらく十分とは言えない。理由は単純で、がんによる経済負荷とがん治療にかかっている費用はそれより2桁多いからだ。がん研究への投資は安定して増やしていくことを提言する。年々増やしていくことは保証されなければならない。政府がどんな状況にあろうと、政治的優先課題が変わってもだ。予算の一部は「青空の」科学に向けられるべきだ。青空の科学というのは、世界がどうなっているかをもっと理解するという目的だけで進む科学のことだ。現在の環境は、がんの生物学の研究者にとっては刑罰のようなものだ。R01資金を受け取ることはキャリアの節目に当たるのだが、その年齢の中央値は上がる一方で、いまや50歳近くになっている（初のR01が45歳）[24]。博士課程の卒業生の数に比べて大学で研究のキャリアを積む機会はあまりに少なく、そのシステムは一部で「ポンジ・スキーム」[*112]と呼ばれている[25]。したがって、研究への投資を大幅に一貫して増やし続けることで、若い科学者をがん研究に引きつけられるかもしれない。

青空の科学ではなく、むしろ決まったゴールのある科学、あるいは橋渡し研究と呼ばれるものについては、いま研究費が出されているありかたに問題がある。研究費は影響の大きい科学研究をなしとげた人に与えられるとは限らず[26]、一部のデータによれば、最も多くの資金を得ている一握りの研究者たちは、資金が増えたわりに成果は増やしていない[27]。言い換えれば、少数の科学者が研究費の大きな部分を消費するが、成果はそれほど多いわけではない。実のところ、複雑な社会的問題とかシステムの問題がいつもそうであるように、この問題を解決できる確かな方法は誰も知らない。どんな提言をしても、意図しない、予期しない影響はあるかもしれない。こうした状況にあって、前に進む最善の道は、未検証の薬とか治療についてと同じものだ。つまり、ランダム化試験をするのだ。ジョン・ヨアニディスは、現在の出資システムに代わるいくつかの案を示している。たとえば抽選、1件あたりの研究費を減らして対象人数を増やすこと[28]。どれが最善かを深く考える必要はない。複数の出資戦略を現実に実験し、生産性とか影響力の指標などを追跡評価すればいい。

最後に、NIHの領域についてなしうる第3の改革は、利益相反なしに試験を担当する機関

＊112 投資詐欺の一種。新たな出資者から受け取った出資金を、配当金と偽って以前からの出資者に配分する。ごく一部の人に利益が集中し、大多数の出資者が損害を被ることになる。

を作ることだ。これはＦＤＡについて前に述べた提言以上のことで、その機関のために相応の資金（たとえば連邦の医療費の２％から５％）を割り当てることを意味する。この資金は医師と患者が毎日迫られている臨床的に意味のある無数の問いに答えるために使われる。医療費はおよそ１兆ドルかかっていて、その多くは本当に患者にとって利益になるのかわからない治療に費やされている（この議論の全容については、私の以前の共著『医学の手戻りを終わらせる』を読んでほしい）。連邦が支える強力な試験機関によって、そうした問いに対応できるし、現在の世界では決して解決されることのない、薬をどの順番で、どれくらいの量で使うかといった問題にも答えられる。ほかの改革と同じように、この機関のための予算は小さく始めるべきだが、ゆっくりと、持続して、一貫して、増やしていくべきだ。

結論

画期的でもっと妥当な値段のがん治療薬を探究し、開発し、販売するよう促すために、ＦＤＡとＣＭＳとＮＩＨについてなしうる短期的および長期的改革を提案した。この領域においてはＦＤＡの担う役割が重要だと考えたので、ＦＤＡに重点を置いた。がん治療薬の開発がより良い有効成分を求めるよう動機づけられれば、そこで生まれた薬に支払いをする判断はより簡単になるだろう。究極的には、現状に対してできることはないという議論は当たっていない。現行の規制の枠組みの中でも多くの解決策は可能だ。もし私たちの社会がそれを望むなら。

第15章 がんを持つ人には何ができるか？

木を切るために6時間あったとすれば、私はまず4時間かけて斧を研ぐ。
――エイブラハム・リンカーン

第13章と第14章で、薬剤開発をどのように進めるべきかを説明し、ＦＤＡとＣＭＳががんを持つ人の代理としてがん治療薬の指針を確実に機能させるためにできることを具体的に提言した。これらの提言の多くは視野の大きいもので、いくつかは明日にも実行できることだが、ほとんどは数年単位の時間をかけてやっと効果が出ることだ。薬の開発のシステム全体が改革によって生まれ変わるのだから。その間、がんを持つ患者は自分のための治療が目的と自分の価値観にかなうようにするために何ができるだろう？　この章では、腫瘍内科に紹介された患者が実践できることをいくつかおすすめする。

初診

腫瘍内科医の診察を受ける人は、自分が置かれた状況を正確に理解している必要がある。血液検査で疑わしい結果があったので紹介されたのか、それとも疑わしい塊が見つかったからか？　診断は未確定なのか？　そうではなくて、がんの診断がすでに下されているのか？　自分の中で、がんの専門家の診察を受ける理由は明確にしておく必要がある。はっきりしなければ、それが最初に尋ねるべき質問だ。

すでにがんの診断がついているならば、初診で聞いておかなければいけないことがいくつかある。私の病名は何ですか？　この病気について調べるときにはどこを探せばいいですか（たとえば病名について、リスク分類について、ステージについて）？　治療したほうがいいですか、それとも様子を見たほうがいいでしょうか？　治療を決めるために必要な検査は何ですか？

もし治療をすすめられたら、その治療の目的ががんを完治させることなのか、成長を遅くすること（緩和的）にとどまるのかを理解しなければならない。治療が緩和目的なのか、完治目的なのかをはっきりさせておくことは重要だ。情報が足りなければ、主治医と改めて話し合ってほしい。

たいてい、がん治療医の初診で先の見通しについて話すのはタイミングがよくない。その話題を切り出す前に、医師との関係を作り、信頼できると思ってからのほうが良い。同時に見通しは重要だ。先の話が出たときには（ふつうは2回目か3回目の診察で出るはずだ）、必ずひとつの数字だけでなく、幅を聞くことだ。長くてどれくらい、短くてどれくらいと聞くことで、この先におおむね何が起こるかを理解できる。

診断

自分がどうやってがんと診断されたかを知ることは大切だ。生検をしたなら、報告書のコピーをもらっておくといい。診断がどの程度確かなのか、主治医に聞いてみよう。病理医は信頼できる人だろうか？　セカンドオピニオンをもらうために生検で作ったプレパラートを送ってもらうことはいつも必要なことではないが、理屈にはかなっている。特に近くの大学病院でセカンドオピニオンを聞くときには。もし診断が不確かだと言われていたら、必ず生検標本も見直してもらわないといけない。

画像検査

画像検査の報告書はいつもコピーをもらって保管しておくべきだし、できればＣＤに焼いてもらうといい。カルテにある情報はすべて自分のものだ。自分のものだからコピーはもらえる。それがいつか役に立つかもしれないのだから。セカンドオピニオンをもらうときには報告書も持って行くこと。そして帰るときには必ず返してもらうこと。

治療

通院が始まったころに一番大切なタイミングは、治療をどうするか相談するときだ。もののわかった患者なら、すすめられた治療が自分の価値観と目的にかなっているかを確かめるためにいくつも質問ができる。最初に厳しい質問をするべきだ。何もしなければどうなるか？ 何もしない人はほかに見たことがあるか？ 次に、治療の目標が完治なのか緩和なのかをはっきりさせる必要がある。がんを完全になくしてしまうことが目的なのか、ただ成長を遅らせたいだけなのか？ 治療した場合としなかった場合にどうなるかを尋ねるのはこのときが適切だ。

私の経験では、患者は一足飛びに治療のやりかたを気にしてしまう。通院は何回くらいか、といった具合に。これは大切な質問で、聞いておくべきでもあるのだが、それより先に、医師がどう考えてその治療を選んだのかを理解しようとしてほしい。ほかにどんな方法が使えるのかを尋ねてみよう。その医師はなぜほかの方法を選ばなかったのか？ もし医師が答えに詰まって、ほかの方法を挙げられないなら、現代の治療法ができる前の時代にはどんな治療があったかと尋ねてみよう。「ここにがん治療医が１００人いたら、どんな意見があると思いますか？」と聞いてもいい。

自分の提案した治療を最善と考えるのはなぜか、その医師には説明できるだろうか？ この本に載っている技を使うときだ。病気や治療のメカニズムを説明されて引き下がってはいけない。がんの生物学についての授業をしてもらうだけでは、患者の願いはかなえられない。データが必要だ。提案された治療の理論を支持する研究はどういったものか？　ほかの治療よりもそれが優れていると言えるのはなぜか、そしてどれくらい優れているのか？　治療の費用と毒性はどうか？

その次が、治療のやりかたを聞くときだ。通院は何回？　どこに行けばいいか？　家で飲んでいる薬はどうすればいいか？　通院の予定をカレンダーに書いてもらえますか？　そんなふうに聞くべきことはまだまだあるのだが、自分がやることは書き出しておいたほうがいい。

セカンドオピニオン

私の家族も、友達も、患者も、セカンドオピニオンがありえるとしたらいつ聞くといいかを尋ねてくる。私の答えは、セカンドオピニオンをもらって悪いときはない、というものだが、最善のタイミングはと聞かれれば、診断がついて提案された治療を始める前か、大きな治療変更のタイミング、たとえばがんが進行したときだろう。主治医には「私はどうすればいいですか？」と聞くだけで済ませないことが大切だ。治療の提案だけでなく、医師は自分がなぜほかの選択肢よりもその治療をすすめるのかを説明できなければならない。もちろん、医師について一番大切なのは、自分が信頼していいと思える医師を見つけることだ。

治療中

がん治療薬を使うことになったら、医師がどんな方法で何回効果の判定をしようとしているかを知っておこう。血液検査をするのか、CTスキャンを使うのか？　その回数は？　MRIとかPET／CT[*113]を繰り返し撮る計画だった場合、その検査方法が必要なのか、おなじみのCTでも足りるのかを尋ねる価値はある。

副作用

治療によって副作用が出ていれば何でも医師に伝え、副作用を和らげる方法がないか尋ねることは大切だ。薬を増やすのは簡単だが、同じ質問が当てはまる：それが役に立つというエビデンスはどこにありますか？　ほかにはどんな方法がありますか？　自分が使っている薬をすべて書き出し、それぞれの理由を加えたカードを持っておくことが大切だ。コピーを取っておき、つねに最新情報にしておくこと。

効力と副作用のバランスを取る

緩和的な（根治的でない）治療を受ける状況にあるなら、毎日あるいは毎月の薬を続けるごとに計算をすることを忘れてはいけない。この薬あるいは治療から得られるかもしれない効果は、副作用を割り引いても価値があるものか？　誰にでも当てはまる答えはない。この問いを主治医に聞けるだけの準備はしておくべきだ。自分の症状は記録しておくこと。何か治療を始めたからというだけで、副作用に耐える義務はまったくないと考えてほしい。選択する権利はいつも自分にある。がん治療医には自分の気持ちを自由に話せるようであるべきだ。

治療を続けること、延長すること

この本では、治療を延長する基準は余命が延びることであるべきだと主張してきた。それでも私は、この点については人によってさまざまな考えがあることを尊重する。主治医が維持療法を提案したら、もっと詳しく話し合いたいと頼んでみよう。自分の選択に役立つ情報を見つけるには何を見ればいいか、尋ねてみよう。

臨床試験には参加したほうがいいか？

腫瘍学者にはまったく違う意見の人もいるのだが、私は現に行われている臨床試験のすべてが妥当なものだとは保証できない。ただし、もし読者が全国的共同グループなどの公明正大な研究主体によるがん治療のランダム化試験に参加するチャンスを手にしたときは、真剣に参加を考えてほしい。それは腫瘍学において本当に差し迫った、実践的な問いに答えようとする試

＊113　ＰＥＴ（陽電子放射断層撮影）とＣＴを組み合わせる画像検査。

験だ。そうした試験が行われるのは、ただ誰も答えを知らないからでしかない。プラセボ群に割り当てられる可能性が心配だろうか？　トマス・チャーマーズの古い言葉を思い出してほしい。「ランダムに対照群に割り付けられたことで利益を得た患者がどれほど多いかを知りたければ、使われなくなった治療法の墓場を訪ねてみるだけでよい」。

生物学的なもっともらしい話にだまされるな

大事なことなので2回言っておく。生物学的なもっともらしい話にだまされてはいけない。データの声を聞かなければならない。たとえば医師に、なぜニボルマブを使おうと思うのか尋ねたとする。悪い答えはこうだ。ニボルマブは免疫系の抑制を阻害するから。正しい答えはこう。ニボルマブが、かつて使われていた化学療法に比べて、ランダム化試験で優れた結果を出したから。

逸話にこだわってはいけない

自分の状況を理解しようとして、最も劇的な、最も例外的な逸話を見るのは役に立たないことを理解してもらえただろうか（第8章参照）。同時に、中央値が知るべきことすべてを表しているわけではないと考える人も、それはそれで正しい。だから私のおすすめは、医師に上位25％と75％、あるいは20％と80％の人がどうなるかを尋ねることだ。それが予期しているべき妥当な範囲になる。繰り返しになるが、この範囲に当てはまらない患者もいる。だが、だいたいの人は当てはまる。この範囲を知っておくことで、最悪に備えつつ最善を目指すことが可能になる。

代替医療あるいは補完医療

代替医療とか補完医療、たとえばＣＢＤ[*114]とかヤドリギのエキスとかクルクミンとかヨガとかウコンが効くと思うかどうかという質問をよく受ける。答えはたいていこうだ。私はその治療について何も知らない。たいてい私は、補完医療が私の仕事の妨げにならず、高すぎるわけでもなく、深刻な害とか禁忌がなければ、自分が一番だと思うことをするのが合理的だ、という方向のことを答える。

食べるもの、飲むもの、運動

食べるものや飲むものや運動についてアドバイスはないかと聞かれることも多い。ここでも私は折衷案を返す。私はスーパーフードや魔法のお茶や若返り体操について何も知らないが、同時に、何も禁止しようとは思わない。自分がふつうにできて、気に入ったものをするのは誰

＊114 カンナビジオール。大麻の成分のひとつ。

でも自由であるべきだと思う。私のほとんどの患者には、好きなものを食べるよう言う。厳しい食事制限が大事だといった話は（最近ますます人気のようだが）つねに疑ってかかることをすすめる。この分野の研究の多くは残念ながら、第9章で挙げたナッツの研究と同じくらい質の悪いものだ。

治療後

完治目的だろうと緩和目的だろうと、治療をやめることを医師がすすめるときはいつか来るかもしれない。こうした場合、がんの再発をどのように監視するかを尋ねることが大事だ。画像検査を使うのか、血液検査をするのか、身体診察でわかるのか？　がんが再発する可能性はどれくらいあるのか？　いずれ再発することが避けられないなら、再発までの時間はどれくらいの範囲になるのか？

ある種のがんに対しては完治目的の治療がある。これが意味するのは、医師がいつか、もう画像を撮らないことをすすめるだろうということだ。それはがんの再発がもうなさそうであり、まだがんを経験していない人に初発する確率と変わらないときだ。この状況では、将来について、治療による長期的な健康上のリスクについて尋ねるべきだ。そのリスクを最小にするためにできることはないかも聞いてみよう。

家族、友人、大事な人に話すこと

次のアドバイスだ。どんながんについても、がんと診断されたことは人生を振り返るチャンスになる。もっと話しておきたかった人は誰だろう？　会いたい人は？　がんで最期が近いとしても、そうでないとしても、大事な人と一緒に過ごしてほしい。実のところ、これは私たち全員がもっとしておくべきことだ。

もし治らないがんだと言われたら、人生の最後のケアについて願うことを話し合うのは良いことだ。医療上の意思決定を代行できる役割を決めておくことは大切だ。それから、身近な人で意思決定役に指名されなかった人とも話しておくべきだ。あとで混乱しないように。

人生の最後

あまりに多くの患者にとって、残念なことに、がんは死因になる。完治にはならない治療を受けている患者にとっては、緩和ケア専門の医師に紹介してもらうべきか主治医に尋ねることは大切だ。緩和ケア専門というのは、慢性病とか病気の末期にある患者の症状を楽にすることに特化しているということだ。そういった医師は、いま飲んでいる薬が、長年飲んでいたものであっても、まだ必要かどうかをはっきりさせる助けになるだろう。たとえばスタチンをやめていいかどうか。

この本の全体にわたってエビデンスを追究することの大切さを強調してきたが、人生の最後のケアの多くは常識に基づいてなされることができる。スタチンをやめることは、医師という職業について面白いことを教えてくれる例だ。スタチンに分類される薬は、ＬＤＬコレステロールを減らし、多くの場合に、特に以前に心臓発作を経験している人に、以後の心臓発作または脳卒中の発生率を減らしてくれる。もちろんスタチンは心臓発作も脳卒中も経験がない人のコレステロール値を改善するためにも、そうすることで病気のリスクが減ってほしいという狙いで広く使われている。どんな理由でスタチンを飲んでいるとしても、いつか末期がんになるかもしれない。そしてたいていは「前から飲んでいるから」という理由でスタチンを続けている。

２０１５年に、末期がんがある人はスタチンをやめても安全だと示唆するランダム化試験が公表された。研究者たちは、３８１人の患者をランダム化し、スタチンを続けるかやめるかに分けて、主要評価項目を60日後の全生存期間とした[1]。カプランマイヤー曲線はおおむね重なった。しかし問題があった。この試験は非劣性試験だった。ほかの多くの非劣性試験と同じように(第11章参照)、⊿は大きく設定された。60日後の死亡が絶対数で5％増えなければ良しとしたのだ。しかし、対象患者の数が少なかったため、またどちらのグループでも患者が予想より長く生きたことから［**原注　予想よりイベント発生率が低いとき、非劣性が示されたという結論を出す検出力もまた減ることに注意**］、スタチン中止は「非劣性とは言えない」という結果だった。研究者たちは結果をねじ曲げて、スタチンをやめてもおそらく問題ないと表現したが、なまじ学のある読者が黙っていなかった[2]。非劣性が示されないとは、スタチン中止が安全とは言い切れないということだと、読者たちは助言してくれた。

私がこの研究とそれに対する指摘を読んだとき、ショックを受けた。何が起こっているのか？　私が知る限り、スタチンが末期がんを持つ人のアウトカムを改善するかどうかは一度も試験されたことがないし、改善すると証明する結果も出ていない。実際にはそれだけが、つまり患者が感じ取れる利益を生むことだけが、薬を飲む理由になるはずだが。また、スタチンの試験は対象患者の条件として末期がんを持つ患者は明示的に除いていることが多い。したがって、末期がんを持つ患者に対してスタチンを飲む群を作る試験はそもそも根拠がない。また、生き死にを決める末期がんがあるときに、長期的な心血管系のリスクを変えようとする薬を飲もうという考えは、常識に反している。私はただひとつの疑問でいっぱいの気持ちになった‥こんな試験が必要だったのか？　病気の末期にある人がスタチンをやめてよいと示すために非劣性試験など本当に必要なのか？

この試験が実行されてしまったという事実だけでも、医師が治療をやめることに抵抗を持っていることを理解する手がかりになる。スタチンをやめることを考えるよう医師を説得するのがそんなに難しいなら、がん治療薬もやめたほうがいいかもしれないと医師に教えるのがどれほど難しいか、想像がつくだろうか？　それでも多くの患者がそういう状況にいる。病気で、打たれ弱く、いつになったら楽になることだけを考えられるのかもわからない。医療従事者とかがん治療医の一部は、緩和ケア専門の医師とか患者がタイミングよく目を覚まさせてやらないといけないものだと認識しておくことは大切だ。この問題を医師と打ち解けて話すことができれば、患者としてもすっきりすることだろう。この話題を持ち出すのはいつでも決して悪いことはない。

公開の議論で意見を出そう

私からの最後の提案は、誰でもできることだ。それは公開の議論で意見を出すということだ。数年ごとにFDAに関係する法改正が行われる。新聞の見出しはたいてい聞こえの良い言葉を使う。たとえば、FDAはもちろん現実世界のデータに基づいて薬を承認するべきだ。そうでないことがありえるだろうか？　非実在データを使うのだろうか？　しかし、より深い理解があれば、現実世界のデータという言葉は非ランダム化試験のデータを指して濫用されていることに気づくだろうし、その言葉が使われるのは、発売されようとしている薬の何か重要な点が不確かだからだということもわかるだろう。同じように、「挑戦する権利」法案なども聞こえは良い。何と言っても、誰かの挑戦を邪魔しようという人はいないだろうから。しかし、深く理解していれば、その法案によって、まだ効果を証明できていない試験中の薬に、すなわち死にものぐるいになった患者の希望を食いものにするかもしれない薬に対してFDAが行っている通例の審査が省略されるということもわかる。しかもその法案は「挑戦」を妨げる本当の障害に対しては役に立たない。FDAは現在承認申請の99%を受け入れていて、試験参加を拒否するのはふつう製薬企業だからだ[3]。

結論

私のアドバイスは、政治的プロセスに関わろうということだ。保健政策案をできるだけ深く理解して、自分の望みを伝えるべく声を上げてほしい。薬の値段を下げる政策を求めて発言してほしい。エビデンスの水準を向上させるよう求めてほしい。何十億ドルも売り上げる薬が発売されるのに、代理エンドポイントを根拠に承認され、発売後十年以上も信頼できるデータが取られていない現状で満足しないでほしい。健全な対がん政策を散々邪魔していることのひとつが、少人数でも声が大きい集団によって、無関心な多数派が簡単に支配されてしまうということだ。がんの医学については、動く金額の大きさと、問題の複雑さのために、製薬産業が自分のペースで話を進めることが簡単にできてしまう。アメリカの市民は関心がないし、問題を知らされてさえいないし、説明されてもわかっていないのだから。実のところ、この本で取り上げた問題すべての根源的な前提となっているのが、私たちのシステムが少数の声の大きい人たちに巨大な利潤を生み出すように発達してきたということなのだ。しかし、すべては患者のため、公益のため、社会のためになるように再構築されなければならない。

第16章　学生、研修医、研究員に何ができるか？

本を読まない人は、本を読めない人より優れたところが何一つない。

――マーク・トウェイン

ここまでの話を終えたところで、楽観的な注記を加えておきたい。私にとって、次世代の学生、研修医、研究員ほど希望を与えてくれるものはない。その人たちをまとめて私は「訓練中の人」と呼んでいる。訓練中の人にはいろいろな人がいる。血液腫瘍内科医か腫瘍放射線科医か腫瘍外科医になりたい人なら誰でも私と話してほしい。医学のほかの分野で、がんを持つ患者と重要な関係がある立場の人、たとえば腫瘍薬剤師とかソーシャルワーカーとかがんカウンセラーでも同じだ。主にがんを持つ患者を専門的に相手にする医療従事者への道を歩いている人は誰でも、将来大切な役割を果たすかもしれない。この章では訓練中の人ができることについて具体的なアドバイスをする。

最新論文から遅れないように——それも自力で

もしかしたら昔は、仕事に必要な知識はすべて現場の経験から学べたのかもしれない。キャリアはそうした技能の実践と洗練の過程にすぎなかったのかもしれない。残念なことに、20年はそういう時代ではない。現代のがん治療の世界では、我々は絶え間なく新情報の洪水に襲われている。その一部は本当に現実を変える情報だ。

この情報に追いついていることは簡単ではない。毎週忙しい仕事の中で、情報はできるだけ簡単に手に入れたいという誘惑がある：送られてくる無料出版物をちょっと覗くとか、地域の卒後教育活動に顔を出すとか、食事付きの薬の説明会に呼ばれれば出るとか、製薬企業の営業が医局に来るのに相手をするとか。こういうことはどれもしないようおすすめしたい。

こうした活動で受動的に入ってくることが事実だったとしても、誤解を招く形で伝えられているかもしれない。なぜならその情報を選んできた人が、あなたの関心を自社製品に向けたい営利企業の立場にいるかもしれないからだ。腫瘍学の知識を更新するのに受動的なやりかたをしていては、腫瘍学の学習の中で一番大切なもの、つまりあなたの関心が逸らされ、語り手があなたに考えさせたい話題ばかり考えてしまうかもしれない。

そうではなく、あなた自身が、自分で消化した情報を取捨選択する人になるべきだ。そのやりかたを提案しよう。まず、自分の分野の鍵になる刊行物のリストを作る。私にとっては『アメリカ医師会ジャーナル(JAMA)腫瘍学』[*115]とか『臨床腫瘍学ジャーナル(JCO)』がそうかもしれない。新しい論文がオンラインでいつ公開されるかをチェックする。『JAMA腫瘍学』はだいたい木曜日に更新される。対して『JCO』は途切れなく少しずつ更新される。新しい論文がいつ出るかを知っておくと役に立つ。数時間後か数日後にはどこかで議論になっているだろうし、その議論には加わるべきだからだ(詳しくは後述)。

次に、新しい論文が公開されるごとに、ウェブサイトに行って見出しを眺めてみる。自分の興味を引く話題や論文を探す。興味を引くというのは、日々の仕事に関係があるということだ。目的に合う見出しを見つけたら(私がやると4件に1件くらいになる)、要旨をざっと読む。第9章を思い出してほしい。しっかり読み込む価値があるのはどの論文だろう？ 一般的なルールとしては、ランダム化されていない試験、対象者数が少なすぎる試験、代理エンドポイントしか見ない試験は、生存期間または生活の質を指標とする、ランダム化された、前向きの、多施設共同試験に比べると、読む価値がなさそうだ。ルールを厳しく当てはめすぎないで、どの論文を読むか選ぶときには試験それぞれの強みを目安にすることだ。そうそう、栄養疫学の論文は読まなくていい(第9章参照)。

読もうと決めた論文を開いたら、書いてある順に読むのではなく、主体的に問いを投げかける。次に挙げる質問5か条を胸に抱いて、論文の中に狙いをつけて、答えをできるだけ早く見つける。この作業は意味のあるデータを求める狩猟採集だ。質問5か条というのは次のとおり。(1)改善したエンドポイントは何か？　患者中心エンドポイントか、代理エンドポイントか？(2)利益の大きさはどの程度か？　臨床的に意味がある程度か？(3)どんな患者が対象か？(4)対照群は自分でも実際にしていることか、わら人形か？(5)クロスオーバーを使うか使わないかの判断は適切か？（第9章参照）

これらの質問すべてに正解した論文が、詳しく読み込むべき論文だ。それはつまり、ある薬で重要な患者中心エンドポイントが改善し、その利益は臨床的に意味がある程度で、対照群は適切に設定され、患者は一般的な患者の代表として適切で、クロスオーバーは使われるべきときに使われ、そうでないときには使われなかったという報告だ。

読み込むというのは、論文本文を読み、補足資料を読み、もしその薬がＦＤＡから承認されたら、添付文書のセクション14から順に読む［原注　添付文書は https://www.accessdata.fda.gov/scripts/cder/daf/ で検索できる。[*116]］ということだ。セクション14には効力の試験の詳細が載っている。強く興味を持ったいくつかの薬についてはＦＤＡの文書をもっと読む。たとえば同じＦＤＡのウェブサイトにある審査報告書など。論文を読んでいると、あるかなきかの利益とか、対

＊115　JAMA Oncology はＪＡＭＡの姉妹誌。

＊116　日本ではＰＭＤＡのウェブサイトがこれに相当する。https://www.pmda.go.jp/PmdaSearch/iyakuSearch/ 日本の添付文書では通常「臨床成績」の欄に主な臨床試験の概要が載っている。

象患者の一部だけの結果を誇大に謳うメディカルライターの声が聞こえてくるかもしれない(第7章参照)。示された結果からは導かれない議論とか偏向を見分けられるようになってほしい。ちょっと練習すれば簡単にできるようになる。

こうしたことを全部やっている時間をどうやって作るのか心配されるといけないので種明かしをすると、ここまで多くを読者に求めるほどの臨床試験は非常に少ない。私の経験では、詳しく読み込む段階まで到達する論文はごくわずかな一握りだけだ。多くても1週間に1件くらいしかない。私がいくつもの専門誌を毎号チェックしていてそれだけなのだ。同時に、これはやらないといけないことだ。こういう論文を全文読み、補足資料も読む習慣をつけなければいけない。これが21世紀の臨床医の仕事だ。この本で見てきたように、FDAにもガイドラインにも、ほかの専門家集団にも、薬や試験結果について最高品質で公明正大な評価をしてくれることを当てにしてはいけない。自分でやらないといけないのだ。学習をやめない人にならなければならない。だから、学位取得おめでとう。これからが本当の勉強だ。結局ほかのやりかたはないのだ。

議論に参加しよう

最初に論文はリアルタイムで、新しいものが出るごとに読むよう努力するべきだと言った。なぜか？　議論に加わること、少なくとも議論の場を見ることが大事だと思うからだ。最近5

年間に、ツイッターで医療専門職のつながりが広がっていくのを私は見た。その人たちは、大なり小なりあらゆるソーシャルメディアプラットフォームに現れているが、私が思うに、ツイッターは相互作用が多い場として突出してきた。

新しい論文が公開されてから数時間ないし数日のうちに、志を同じくする専門家たちをフォローしていれば、その話題について議論と対話が展開される様子を見られる。ほかの人たちがどうやって情報を取り入れ解釈しているか、誰が特定の試験結果に賛成して論陣を張っているか、誰が研究方法の穴を突いているかが目の前に見える。この議論を見守りたいと思う。私はそうやってものを学んでいる。それから苦労なくできる範囲で、自分の意見を投稿してみよう。まちがうことを恐れてはいけない。誰かが訂正しなければほとんどの人はまちがいに気づくこともない。自分のまちがいは大変なことのように思えてしまうものだが、他の人にはどうでもいいことが多い。試行錯誤によってしか、論文をうまく読めるようにはなれない。

話題のポッドキャストを聞こう

学べる場所はツイッターなどのソーシャルメディアだけではない。重要な研究結果について議論しようとする質の高いポッドキャストがいくつもある。私も「Plenary Session」というポッドキャストを放送している(Soundcloud、Spotify、iTunes storeで無料登録できる)。腫瘍学の主な専門誌はみなポッドキャストを持っている。正直に言うのだが、有名専門誌のポッドキャストのいくつかには閉口している。ひどい内容が多いのだ。音質が悪いとか（電話録音していたりする）、出演者が準備不足とか。もし読者が専門誌の編集者でポッドキャストの質を上げたいと思っているなら、私を呼んでほしい。私にはいくらか知恵がある。訓練中の人は毎日の通勤中にいくつか良質な医学ポッドキャストを聞くようにすれば、多くのことを学べる。

経済的利益相反は避けること

自分のやりかたで論文とデータに追いついたら、もうひとつ私がアドバイスできる大事なことは、経済的利益相反を徹底的に避けることだ。利益相反のせいでがん研究の結果の解釈がゆがんでしまうことがいかに多いかはわかるように説明したつもりだ（第6章と第7章で）。さらに、第10章で説明した問題の多くは、つまり常識的ながん治療の原則についての解釈がずれてくることは、利益相反の影響である可能性が大きい。私の意見では、経済的利益相反はときに相当大きな額にのぼるものの、それでも企業が医師の注意とかひいきを買う値段としては安い。訓練中の人が偏りのないままでいることは、企業からの贈り物とか講演料よりもはるかに貴重な財産だ。医療に関わる営利団体と個人的に経済的な関係を持つことは避けるよう努力するべきだ（主な勤務先だけは別としよう）。

毎日前進しよう

何年も前のことだ。私は腫瘍内科の上司と一緒に仕事をしていた。上司はその日の午後に、ある患者に悪いニュースを伝えないといけなかった。上司はそれまでに最善を尽くしていくつかの治療ラインを実行したのだが、画像に写ったがんは悪化を続けていた。上司はホスピスケアをすすめようとしていた。私はこの上司の下で何か月も働いていたが、上司が診察をするときは隅で見ているだけだった。

私から見ると、上司と患者の人間関係は、医師という立場でできることがどれほど大きいかを教える例のようだった。医師は多くの人と深く関わるのだが、そのとき相手は最も打たれ弱くなっている。私の上司は、私が想像もできないほどうまく悪いニュースを伝えた。説明はわかりやすく、優しさがこもっていて、温かみがあり、残念な気持ちも伝わってきた。上司とその患者は何年もの付き合いで、互いのことを深く思いやっていることがはっきりとわかった。私は目をしばたいて涙をごまかした。その話の最後に彼らは抱き合った。温かい抱擁だった。

あとで私は上司に、すばらしい説明だと思ったことを伝えた。その状況でなしうる最高の仕事だと言った。上司は私をまじまじと見て、そんなことはないと言った。「30年もやっているが、自分がうまくできているとは思えない。それでも毎年少しずつうまくなろうとしている」。

もちろん、これこそがその上司の熟練の理由なのだ。上司は毎年少しずつ向上したいという偽りのない気持ちを持っていた。この姿勢は私たちがすることすべてにおいて見習うべきだ。

病室でのふるまいとか、論文の読みかたとか、考えかたとか、議論とか文章の技術についても。毎年少しずつ向上を目指すこと、そして過去に達成したことに決して満足してしまわないこと。

最後の考察

この本はがんの医学についての政策の本だ。がんの生物学の本ではない。がんの生物学についてはまだ大部分がまだわからないままだ。そうではなく、私たちが制御できる、がんについての人間的判断についての本だ。私はこの話題について私自身が思うことをあらまし書き終えたつもりでいる。利潤が磁石のように人を引きつけること、規制機関が企業に取り込まれていること、そして誇張した表現によって、がんを持つ人にとってのベストを見失わせる政策ができてしまったと私が考える理由も説明した。そうした影響の多くは微妙なもので、はっきりと見分けにくく、見逃しやすく、無視するのは簡単だ。

この本の第1部で、がんの薬による効果はしばしばごくわずかか明確に証明されてもいないのに、薬の値段がどのようにして払い続けられそうもない残酷なまでの高さに押し上げられたのかを説明した。その暗い進化の原因の一部は、代理エンドポイントの、つまり本当に大切なことの代わりに使うものの濫用だ。古いアクション映画でスタントが主演俳優とは別人だとわかってしまうように、ここでも代理エンドポイントは期待に応えられないかもしれない。代理エンドポイントはしばしば未検証だったり、薬が生存期間または生活の質を改善する効果とあまり対応しなかったりする。代理エンドポイントを使った試験の多くは、ＦＤＡが表明している臨床試験の標準的ルールに真っ向から違反するように見える。最後に薬の値段は研究開発費の支出によっても薬の有効性の程度によっても説明がつかないことを説明した。薬の値段はただ、市場の失敗により値下げ圧力がほとんど働かないことの副産物でしかない。

第2部ではがんの医学の背景にある社会的・政治的圧力を探った。誇張は氾濫していて、しばしば偏向と組み合わさっている。経済的利益相反はそこらじゅうにある。がんの医学は流行りの話題を次々に飛び移っている。いまは全ゲノム解析のお祭りだ。こうした領域もまた、患者が必要とすることと、特定の利害を持つ人が望むことを調整するはずの政策の誤用によって生み出されたものだ。

第3部では臨床試験とエビデンスの複雑さを伝えることを試みた。かつては常識だったのに、いまは忘れられる一方の、がんの原則とは何だったか？　試験は相変わらず市場を創出しているが、患者と医師にとって価値のある情報を取ってくることがないのは、どういうことなのか？　最後に世界の情勢にも目を向けた。薬の値段がめちゃくちゃなのも、臨床試験の問題設定が不適切なのも、アメリカの外のはるか遠くにまで影響している。

第4部では解決策を探った。ＦＤＡが、ＣＭＳが、患者が、訓練中の人が、私たちひとりひとりが、もっと合理的で公正で優れたシステムを実現させるためにできることは何か？　がんの薬はどのように開発されるべきか？　誰が試験を実行するべきか？　試験を患者の手に取り戻すために、公正さと厳密さをどうやって確保すればいいか？　医師で思想上の指導者とも言えるジョン・ヨアニディスは、2017年に「エビデンスに基づく医学はハイジャックされている」[1]という論文を書いた。その論文はこの本でも議論した問題のいくつかをほのめかしている。ランダム化試験はかつてなく多く行われているのに、エビデンスが予言の自己成就にしか見えないのはどういうことか？　第11章で取り上げた非劣性試験のように。私の解決策は、私たちの船を私的独占から取り戻し、陸まで漕ぎ着ける方法を説明している。

本を書こうと踏み切るときには、嫌になるほど終わりの見えない仕事に思えるものだが、書き終えたときにはもっと書きたいことがあったと感じるものだ。私と共同研究者たちは、この本にあるいくつものテーマについて研究プロジェクトを進めつつある。これから出てくるはずの研究結果も共有できたらと思うのだが、この本はすでに公表したデータに基づいて書いた。

結論

がん治療は、正しく実践された場合には、科学でもあり技能でもある。私たちは何人もの患者のために、病気を完治させ、機能を回復させ、人生を長く楽しくする助けとなることができる。ほかにも何人もの患者のために、私たちは一時的に症状を和らげ、余命を延ばすことができる。私たちがせいぜい人間としての慰めにしかなれない患者もいる。奇蹟とかゲームチェンジャーとか革命とか完治というお話が出回っているあいだにも、がんがあまりに多くの人からあまりに多くの時間を奪っていることを忘れてはいけない。私たちは向上しなければならない。生物学の問題を完全に解決するには、何十年、何百年、ときには何千年もかかることがある。しかしそれまでのあいだに、まだしも私たちに制御できる政策とか資金とかエビデンスは、患者にとって最善になるものだけをいつも求めるよう、最適化しなければならない。始めるのはいまだ。

エピローグ　がん政策の成功の印

自然本来の分節に従って切り分ける能力をもち、いかなる部分をも、下手な肉屋のようなやり方でこわしてしまおうと試みることなく[*117]

——プラトン

人生にはよくあることだが、この本が印刷に回る直前になって、私はもっとうまく言えたはずだと思った。このときは間に合って、最後の考えを書き加えることができた。私たちが出会った問題は幅広い領域にまたがっている：利益相反、意味のあることを測っていない代理エンドポイント、試験の結果ががんを持つ平均的な人に当てはまりにくいこと、高すぎて払い続けられないほどの薬の値段、研究資金の出どころがよろしくないこと、多くの試験が互いに重複し、余分で、付け加える情報がなく、非倫理的でさえあること。それでも、あまりに複雑ながん政策から、本質的な6点を抽出できるかもしれない。がんを持つ人のためになるよう、システムの中で働く動機づけを再構築できるかもしれない6領域について。私が考える、がん政策の成功の印となる6点は、**独立性、エビデンス、有意義性、まともな値段、可能性、総合計画**だ。これら6領域について考えることで、がん研究とがん治療をもっと実りあるものにできるかもしれないことを説明しよう。

独立性――どの団体にもその支持者を代弁する自由がなければならない

がん政策の成功の第1の原則は独立性だ。がんの医学において個々の団体がほかから影響されることなく自らの支持者を代弁できることは大切だ。独立性は公正で正義のあるシステムの印だ。アメリカ政府においてそれぞれ独立して対等の機能を持つ部署や、司法システムにのみ基づいて(裁判官は被告から謝礼を受け取らない)コミュニケーションを取る政党についても言えることだ。残念なことに、バイオ製薬産業からの支払いが巨額で広範にわたることにより、がんの医学の独立性は脅かされている(第6章、第7章参照)。こうした支払いは製薬産業を批判する動機を損なわせ、不適切なエビデンスに基づいてわずかな効果しかない製品を使うことを後押しする。

独立性を確保することで、こうした役割の混乱の多くを解消することができる。患者団体は

*117『パイドロス』藤沢令夫訳(岩波文庫、電子版)。

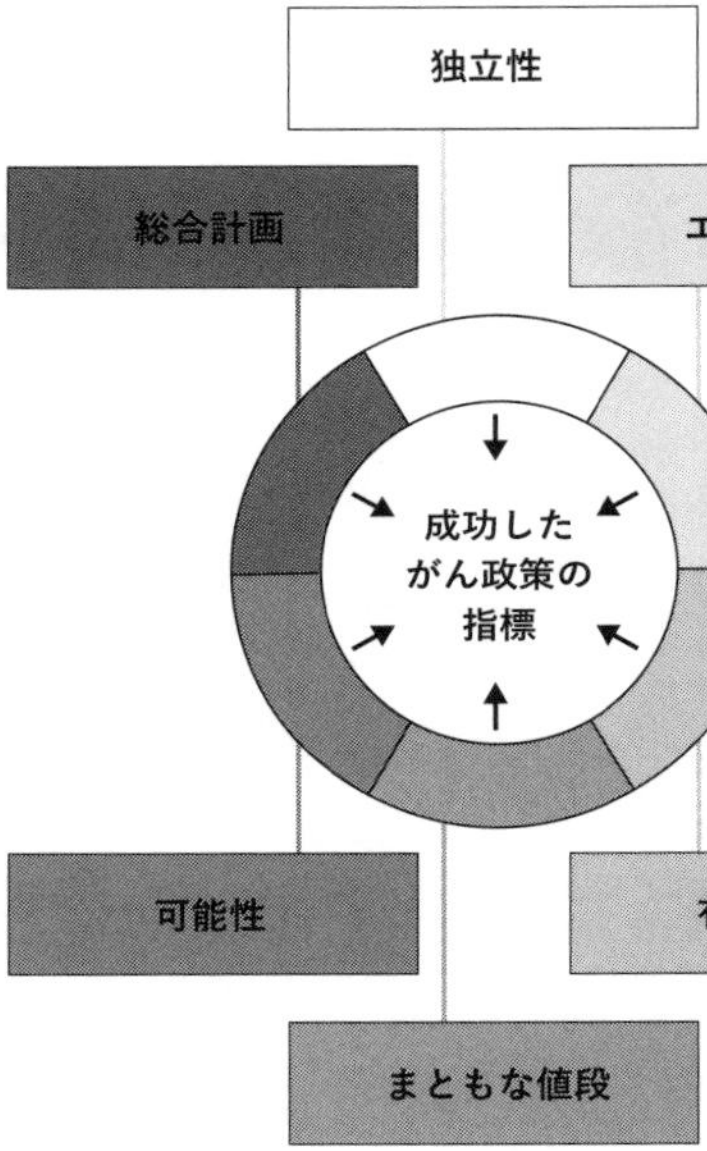

図 E-1　がん政策の成功の印

薬の値段が高くて払い続けられないことを気兼ねなく批判できるべきだ。学者は医学的エビデンスを偏りなく判定する役になれるべきだ。特にエビデンスがどちらともはっきりしない場合には。そしてがんの医学ではエビデンスがはっきりしないのはよくあることだ[1]。ガイドラインの著者は自分の臨床経験を生かしつつ、潜在的な利益相反を避けることで最善の働きができるだろう。

　ほかに政策が関わる場面、たとえば法廷で実現している独立性は、がんの医学でも同様に確保されなければならない。独立性とは密室とか支持者とのコミュニケーションがないことではないと、はっきり言っておこう。頻繁にコミュニケーションを取るグループは、金銭のやり取りがなくても同じことができるはずだ。ここでも法廷のたとえが成り立つ。検察官、弁護士、裁判官はしばしば集まって、公正で正しい判決を出すためのプロセスを踏む。それでも三者に経済的な結びつきができることはない。そうした結びつきがあることは問題だし、多くの場合は法律違反だ。

エビデンス――意味があるものを公正に測る

がん政策の成功の印の2番目は、質の高いエビデンスを作ることだ。エビデンスは試験を行う需要に応えるものだ。必要とされる試験とは、検査と治療により意味のあるアウトカム、つまり全生存期間と生活の質が改善するかどうかを問うものだ。

信頼できるエビデンスは評価項目以上のことを意味する。臨床試験は質の高いランダム化試験でなければならないし、途中で話をひっくり返すことがあってはいけない。つまりこうだ。(1)非劣性試験はその意味があるときにしか使ってはならない。たとえば新薬が古い薬よりも安いか、毒性が少ないか、利便性が高いとき[2、3]。(2)副作用のため用量を変えることは必ずルールに従い偏りなくなされなければならない[4]。(3)新薬と比較する対照群は最善の標準治療でなければいけない[5]。(4)クロスオーバーは正しく使わなければならない。新しい薬が効くかどうかをはじめて調べる試験では決してクロスオーバーをしてはいけないし、効いた薬を上位の治療ラインに格上げしようとする試験ではいつもクロスオーバーをしなければならない。

有意義性——試験はがんを持つ平均的な人の助けにならなければならない

有意義性はエビデンスと関係することだが、試験結果ががんを持つ平均的な人の役に立つかに的を絞った論点だ。見てきたように、がんの試験は若くてほかの病気がない人を対象としていて、そうした試験でわずかばかりの効果と毒性を示した薬は、もっと高齢で体力が弱った人に使われたときには効果が見分けられないほどになるかもしれない。有意義性を確保するには、がんの臨床試験は対象者に不合理な制約をかけることなく、幅広い患者集団について効果と毒性を問わなければならない。

エビデンスと有意義性については、試験を計画する人のキャリアとか何十億ドルが懸かっているとなれば、ズルをする誘惑があまりに強い。こうした試験を計画し実行するためには利益相反のないグループが必要だ(詳しくは第14章参照)。

まともな値段——成功した治療は誰でも使えなければいけない

薬の値段は絶対にまともでなければならない。理由は単純で、買えない薬は薬がないのと変わらないからだ。がんの薬の値段を下げるために提案されている解決策はいくつもある。多くは技術的で無味乾燥なことだが、関心のある読者には個々のアイディアについての論点のあらましを紹介しよう[6]。

値段をまともにすることについてあまり知られていない側面が、治療と研究は分けなければいけないということだ。治療として行われることはすでに利益があると証明されたものだ。対して、試験中の治療は、有望ではあっても、まだ確かではないものだ。治療と研究に対しては、社会が費用を負担するありかたとその金額が違っている。治療は政府、保険会社、自費の組み合わせによって支払われる。研究は公的研究費とバイオ製薬企業と非政府基金から出資されている。それぞれに対して使われている金額はかなり違う。たとえば、アメリカの全国の医療費は合計３兆５０００億ドルで、１人あたりだとおおむね１万ドルだ[7]。対して研究予算の総計はおよそ１１００億ドル、１人あたり３００ドルだ（うち製薬企業の研究開発予算が７１０億ドル[8]、国立衛生研究所の予算が３９２億ドル[9]）。言い換えれば、アメリカの研究費は医療費の３％くらいだ。

治療対研究で費用の比がいくらならちょうどいいのかという疑問はまだ解決されていないが[原注　この本を通じて、私の主張は研究費を増やすべきだ、特に未検証の薬を試す予算を増やすべきだというものだ]、そのふたつを分けることは大切だ。理由は単純で、社会がそれぞれのための支出をどの程度優先するかは別問題だからだ。ところが実際にはその境界はますますあいまいになりつつあり、治療のための支払いシステムを使って研究が行われている。この結果が、効率の悪い、金ばかりかかる、効果のはっきりしない医療費の増大だ。こんなことは続けていられない。

あらゆる患者のがんの遺伝子を読み取ろうという動きを例にしてみよう（第8章参照）。そんなことをして効果があるのかは証明されていないが、多くの人が保険会社に働きかけて、遺伝子読み取りに金を出させようとしている。2018年にCMSはファウンデーション・メディシンのFICDx[*118]を進行または転移のある固形がんすべてに対して保険でカバーすることに同意した[10]。このことによって、遺伝子読み取りのコストはうまく医療予算に切り替えられた[11]。研究論文の一部は、幅広く遺伝子読み取りと対応する治療を行い、保険会社からがん治療薬の適応外使用の支払いを受けたことを認めている[12、13]。これはさらにコストを切り替えたことになる。

この切り替え、つまり未検証の治療を研究から医療の扱いに変えることとの問題は、コストが莫大に膨らむことと、そこまでしても得られる情報はごくわずかかもしれないことだ。たとえば、CMSは最終決定として、FICDxによって適応外使用の薬で治療された患者のアウトカムを追跡調査する要請を取り下げた[14]。このため、患者と医師と政策立案者はこの金のかかる保険適用の判断が正しかったのかまちがっていたのかを判断しにくくなってしまった。

正しい医療政策は治療と研究の費用のバランスを取り、調整し、最適化しなければならない。効果が不確かな治療に対して、本来は効果が証明された治療のためのメカニズムを使って資金を出すことには警戒しなければならない。研究費は増やす必要があるかもしれないが、そのために未検証の治療を有効と偽ることはまちがっている。そんなシステムは効率が悪く、臨床試験で必要とされるより多くの患者を未検証の治療という危険にさらすことになる。最後にはこのせいで費用は増え、その治療が意図されたように効くかどうかを知ることさえできないかもしれない。

可能性——臨床前のパイプラインは拡大しなければならない

がん政策の成功の印の5番目は可能性だ。可能性とは、がん治療の新薬候補を無数に開発する計画を作ることだ。候補が多くなければいけないのは、どの治療が効くかをあらかじめ知るのは不可能とは言わないまでも難しいという、単純な事実による。コントプロス＝ヨアニディスらは、基礎科学で大いに有望と考えられた結果のうち、数十年後に臨床にたどり着くものはほんの一部しかない（101件中5件）ことを示した[15]。がんの医学においては、進歩をもたらすものはしばしば偶然の組み合わせとか予期しない発見だ。ノーベル賞受賞者のジェイムズ・アリソンを紹介した最近の記事によれば、アリソンは免疫療法を完成させようとしたことから「馬鹿」と呼ばれていたという[16]。実験室での発見が有効な治療に結びつくかどうかを何十年も先まで見通すことは難しい。

＊118 遺伝子読み取り検査の商品名。日本でも「FoundationOne CDx がんゲノムプロファイル」が保険適用されている。

このため、がん政策が成功していると言えるためには、創薬パイプラインが太く作られ、臨床前の科学研究に対する国立がん研究所の出資が強く、持続し、継続し、信頼でき、増え続けるものでなければならない。出資は対象を幅広くし、流行り物に金を出す繰り返しに陥るリスクを避けなければならない。ヒトゲノム計画とかゲノムに基づくがん治療に対する熱狂を繰り返してはならない[17、18]。可能性とはまた、国立衛生研究所の資金からそれなりの割合を青空の科学に当てることをも指す。青空の科学とは、ただ世界を理解するためだけの科学であって、すぐに役に立つという(現実味のない)約束をすることに集中していないものを指すのだった。

大きな問題になりそうな点のひとつが、資金を配分しても成果が上がってこないことだろう。ファンらは国立衛生研究所の出資可否を決める査読結果のスコアが、論文引用数のスコアなどの生産性の指標とはほとんど相関しないことを示した[19]。査読で上位20%以上の(典型的には出資可と判定されるであろう)スコアを出した申請研究のうち、どの研究が多数引用されるようになるかを査読のスコアから予想するのは、コイン投げのようなものだった。この現象はアメリカだけでなくすべての国に起こることだ。オーストラリア、フランス、カナダでの分析でも、研究費の諸問題が指摘された[20、21]。

現在のシステムを立て直す提案はいくつも出されている。たとえばこうだ：研究者の以前の論文刊行実績と1ページだけの研究計画書を元に審査する[22]、研究者の互選とする[23]、すべての研究計画に出資するが1件あたりの金額は少なくする[24]。あるいは工夫を加えた抽選とする[25]、つまり研究として最低限の健全さがあると認められた研究計画をランダムに選ぶ。こうした提案すべてが、薬とか手術を試すのと同じ方法で検証できる[24]。そうしたランダム化試験の例を挙げよう(図E－2)。

エンドポイントは研究の生産性とか、橋渡しの実績とか、出資の平等と公正さが考えられる。

総合計画——がんの臨床試験に関わることの全体が参加者の寄与を最大化しなければならない

現在のがんの臨床試験の総合計画は、つまりすべての臨床試験を一望した計画は、あまり議論されないのだが、非常に重要だ。第9章で見たように、ある薬、たとえばベバシズマブについての見かたは、1件ずつの試験を独立した孤島のように見るか、同じ薬が別々の無数の試験で試されているという事実をふまえて考えるかによって変わる。ただの偶然だけでも、無数の試験のいくつかは有効の結果を出すかもしれない。この事実を計算に入れると試験の多くが統計的に有意とは言えなくなった[26]。

特定のがん臨床試験においてバイアスを最小にすることは大事だが、何を試すか、どんな順序で、どの資源を使って、といった点にもバイアスがかかる可能性がある。がんを持つ人にとって最も良い問いを、最善の順序で試すことができるシステムを確立しなければならない。最も直接的な解決は、多国間の政府レベルの協働によって、利益相反のない大規模な臨床試験の

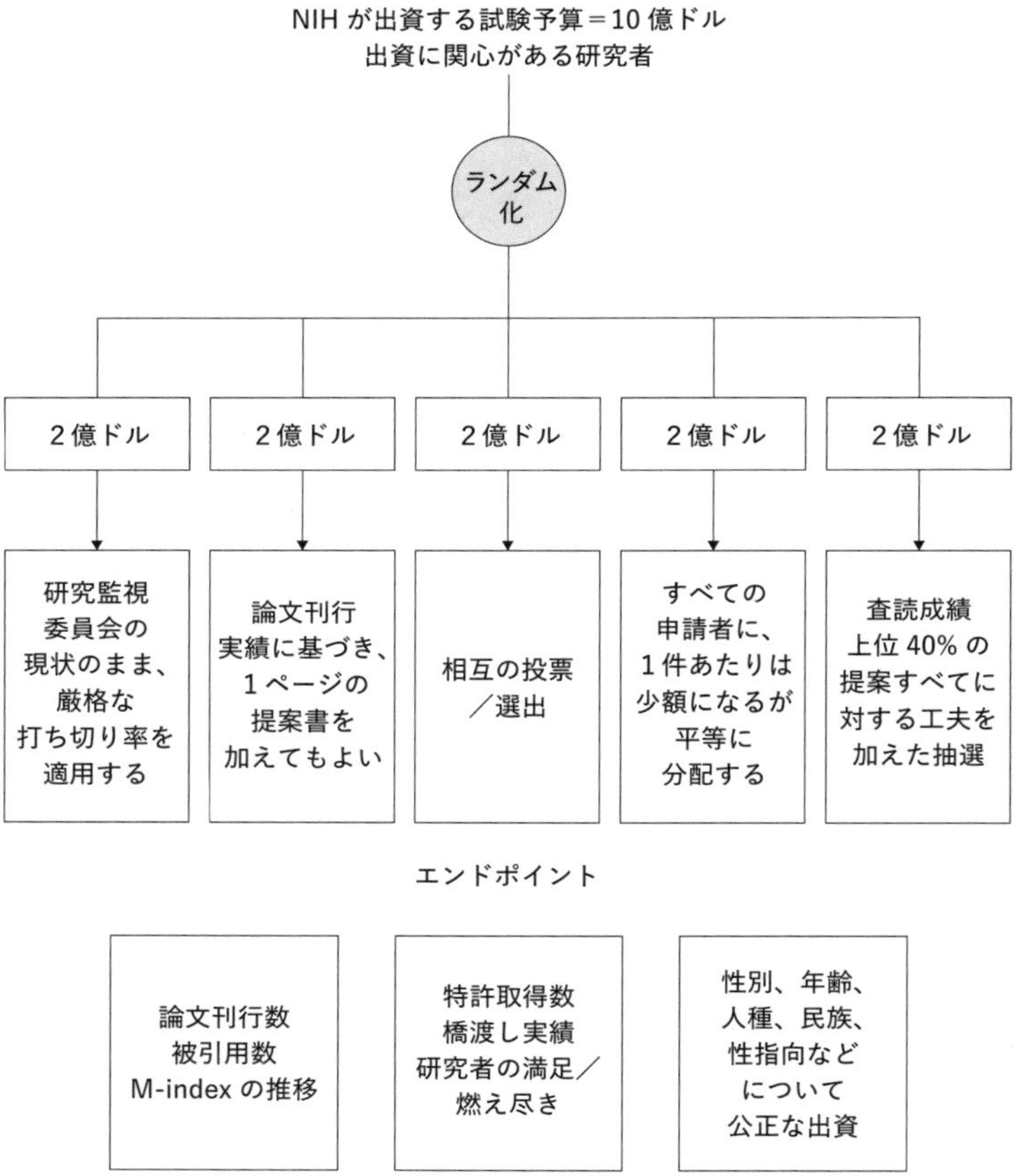

図 E-2　研究費出資法のうちどれが最適かを決めるためのランダム化試験の提案。この仮想の例では 10 億ドルの資金が 4 種の戦略と対照群に均等に配分され、さまざまなエンドポイントが評価される

ポートフォリオを作り資金を集めることだ（第14章参照）。前述のとおり、そうしたグループは、試験の有意義性とエビデンスの質を高めるために努力できるだけでなく、どの問いを優先するかを決める助けにもなる。

がん研究には漏れも重複もあってはならない。正しいバランスを狙わなければならない。がんを持つ人は、がんの臨床試験において最も得がたい、最も重要な要素だ。多くの試験を統括する総合計画について広く考えれば、複数の試験全体の参加者に対する有効性と害が、がん政策の成功を証明する最後の印だ。それが彼らの貢献を讃える方法なのだ。

結論

この本で議論したがん政策の問題は多様だが、これらの根本的な6領域の改革によって、がんを持つ人の利益を最大化するよう動機づけが再構築されるかもしれない。その6点とは以下のとおり：がん治療薬に関わるさまざまな立場の中で独立を保つよう努力すること、信頼できるエビデンスを作ること、現実世界で治療にあたる医師にとって意義のある試験を行うこと、まともな値段で世界のどこででも使える治療を作ること、臨床前の開発計画の可能性を広げること、そして最後に、どの治療が効くか効かないかを順序よく調べる、利益相反のない大規模な臨床試験の総合計画を作ること。これらの構想はしばしば互いに関係していて、がん政策の改革を持続させるにはすべての領域に取り組まなければいけないかもしれない。この本が、この分野における将来の研究と思考を導く助けとなることを願っている。

用語集

迅速承認 (accelerated approval)

アメリカ食品医薬品局が薬剤を承認する様式のひとつ。臨床上の利益の予測因子として妥当と考えられた代理エンドポイントに基づく。迅速承認は典型的には有効性を確かめるために市販後研究を追加で要求する。

補助療法 (adjuvant therapy)

最初の治療のあとで効果を増すために使われる何らかの治療。

全死亡 (all-cause mortality)

理由を問わないすべての死亡[1]。

アメリカ臨床腫瘍学会 (American Society of Clinical Oncology; ASCO)

腫瘍内科の専門家集団のひとつ。

アメリカ血液学会 (American Society of Hematology; ASH)

血液内科の専門家集団のひとつ。

ASCO

アメリカ臨床腫瘍学会。

自家骨髄移植 (autologous bone marrow transplant)

1 mortality は「死亡」「死亡率」のいずれをも指す場合がある。

幹細胞を採取し、致死量の化学療法を行い、患者救命のため幹細胞を戻す集中的治療。

生物学的にもっともらしい (bioplausible)

生物学によって有効だろうと理解されるが未検証のままの治療を指す。

CAR-T療法 (キメラ抗原受容体発現T細胞療法) (CAR-T therapy; Chimeric antigen receptor T-Cell therapy)

患者自身のT細胞[2]を取り出し、特定のがん由来タンパク質を標的とする遺伝情報を挿入し、患者の静脈から投与するがん治療。

免疫チェックポイント阻害薬 (checkpoint inhibitors)

ある群の抗がん薬。がん細胞に対する免疫系の抑制を阻害することで作用する。免疫療法[3]の一種。

化学予防 (chemoprevention)

がんを予防するために使われる薬物または治療。

化学療法 (chemotherapy)

口語的には細胞障害性薬剤を指すが、がん治療薬を指す大きな分類。

臨床的エンドポイント (clinical endpoint)[4]

本質的に患者にとって意味があるエンドポイント。たとえば余命が延びること、生活の質が上がること。代理エンドポイントの対義語。

臨床試験 (clinical trial)

がん治療の公式な研究。[5]

どの治療が優れているか (comparative effectiveness)

2種類の有効な治療の比較。

複合エンドポイント（composite endpoint）

試験のエンドポイントの一種[6]で、複数のイベントつまり出来事がエンドポイントに近づくものと判定されるもの。たとえば無増悪生存期間。

利益相反（conflict of interest）

義務や職務が競合する、あるいは相争うこと。典型的には臨床医に製薬企業から金銭が支払われること。

地固め療法（consolidation therapy）

がんに対して最初の治療のあとに行なわれる治療で、奏効を深め、奏効の持続性を増すか完治させる割合を増すことを狙うもの。

相関係数（correlation coefficient）

ふたつの変数がどの程度関連しているかを示す数値。

2 白血球の一種。がん細胞や病原微生物などの異物を排除する作用に関わる。

3 日本には保険適用外で医学的に妥当性のない自称免疫療法を高額で行う施設が多くある。そうした自称免疫療法と免疫チェックポイント阻害薬の併用による死亡例なども報告されている。

4 この意味では「真のエンドポイント（true endpoint）」とも言う。

5 この説明は、この本で取り上げるがん治療薬開発の文脈に限っている。通常は人間を対象とする研究を臨床研究（clinical study）と呼び、臨床研究のうち研究者の意図が治療に介入するもの（介入研究）を臨床試験と呼ぶ。なお日本独自の概念として、新薬承認を目的とした臨床試験を治験とも呼ぶ。

6 臨床試験ではない観察研究においても複合エンドポイントは設定しうる。

クロスオーバー (crossover)

がんの試験に特徴的な手法。[7] 患者はまず対照群すなわちプラセボ群に割り当てられ、次に試験薬を使えるようになる。

CTスキャン (CT scan)

コンピュータ断層撮影。高度に詳細まで描写された画像が得られる。

細胞障害性薬剤 (cytotoxic drugs)

化学療法に使われる、分裂しようとする細胞を優先的に殺す薬剤。毛髪、消化管、骨髄の細胞はほかの部位の正常細胞よりも速く分裂しているため、細胞障害性薬剤の副作用がしばしば現れる。化学療法だけでいくつかのがんは完治する可能性がある。たとえば精巣がん、悪性リンパ腫。ほかの多くのがんについては、術後の完治の率を増すことができる。たとえば肺がん、乳がん、大腸がん。

DCIS (非浸潤性乳管がん) (DCIS; ductal carcinoma in situ)

乳がんになる前の段階の病変。その意義についてのはてしない論争が続いている。

無病生存期間[8] (disease-free survival; DFS)

がんが再発するか患者が死亡するか、どちらでも先にあったほうまでの期間。Time-to-event型の複合エンドポイント。

効果量 (effect size)

利益または害の大きさ。

欧州医薬品庁 (European Medicines Agency; EMA)

ヨーロッパでアメリカの食品医薬品局(FDA)に相当するもの。[9]

疫学研究 (epidemiological studies)
　集団の中で病気や状態の分布を調べる研究[10]。

除外基準 (exclusion criteria)
　患者が臨床試験に参加できないと決める基準の一覧。

ゲノムシークエンシング (genome sequencing)
　がん細胞にあるＤＮＡの塩基配列を読み取ること。

ハザード比 (hazard ratio)
　群間のイベントの発生率の比を示す無次元数。ハザード比そのものを個々の患者に当てはめることはできない。

造血細胞 (hematopoietic cells)
　赤血球、血小板、また感染症と戦う白血球を生み出す細胞。

歴史を対照とする試験 (historically controlled trials)
　ある期間に治療された一連の患者のアウトカムを、以前の期間のものと比較する研究。この種類の研

7 この本で取り上げる意味とは別に、複数の治療の順番を入れ替えて比較する手法を指す場合もある。がん以外の試験でもしばしば行なわれる。
8 期間についての説明があるので期間と訳したが、一般に survival は「生存していること」「生存期間」「生存率」のどの意味でも使われる。
9 薬剤の製造販売承認を担当する機関。日本では厚生労働省または医薬品医療機器総合機構（ＰＭＤＡ）。
10 広義にはこの説明のとおり、臨床試験を含むさまざまな研究を指すが、しばしば狭義に観察研究を指して使われる。

究はしばしば治療の利益を過大に見せることで知られている。

免疫療法[11] **(immunotherapy)**

免疫療法薬は、がんを攻撃するために身体の免疫系を利用する薬剤。いくつかの分類がある。(1)がん治療ワクチンは、すでにがんがある人に使われるワクチンで、身体ががんを攻撃するよう促す。(2)チェックポイント阻害薬は、がんが身体の免疫系から逃れにくくするブロックバスター薬。しばしば免疫系の「抑制を阻害する(unleashing)」と表現される。(3)細胞療法は、がんを攻撃するよう体外で調整されたうえ戻される。最近の最も注目されている細胞療法はCAR-Tと呼ばれるものである。(4)最後に、ある人から別の人への骨髄移植。これは数十年間行なわれてきたもので、免疫療法の一種である。

選択基準 (inclusion criteria)

ある臨床試験に参加するために満たさなければならない条件一式。

適応 (indication, drug indication)

ある治療を受けるために必要な、がんの種類、治療の位置づけ(補助療法か、転移に対してか)、治療ライン(ファーストライン、セカンドラインなど)、その他の条件。薬剤は特定の適応に対して承認される。

緩徐進行型 (indolent biology)

もともとの性質として、平均的ながんよりも成長が遅いがんを指す言葉。

アメリカ医師会ジャーナル (JAMA; Journal of the American Medical Association)

評判の高い医学誌のひとつ。

ＬＤＬ

低比重リポタンパク質[12]。

治療ライン (line of therapy)

転移があるがんに処方される治療の何番目か。つまり1番目ならファーストライン[13]、2番目ならセカンドライン、3番目はサードラインなど。

維持療法 (maintenance therapy)

決まった日程の治療のあとで、無期限に、または追加の期間にわたって使用される薬剤。

悪性 (malignant)

がんであること、またはがんのようであること。

メタアナリシス (meta-analysis)

多くの研究の結果をひとつにまとめることができる解析手法。

転移性 (metastatic)[14]

がんが最初にできた場所を離れて広がっていること。たとえば、乳がんが肝臓に広がるなど。

11 本文のとおり、がん治療ワクチンは長年失敗続きであり、免疫チェックポイント阻害薬とＣＡＲ－Ｔ療法の登場により、免疫療法というカテゴリーがにわかに注目されるに至った。

12 血液中でコレステロールと結合して運搬する一群の物質。ＬＤＬと結合したコレステロール（ＬＤＬコレステロール）の血中濃度が高いことは体内のコレステロール過剰を反映すると考えられ、スタチンなどによる治療の対象となる。このことからＬＤＬコレステロールを俗に「悪玉」コレステロールとも言う。

13 意訳で「一次治療」「二次治療」という訳語もある。

モノクローナル抗体 (monoclonal antibody)

抗体すなわち免疫作用に関わる大きな分子である種類の薬剤。通常、細胞の表面マーカーを効率的に標的とするように作られている。

ＭＲＩ

磁気共鳴画像法[15]。

国立がん研究所 (National Cancer Institute)

がん研究を担当するアメリカの連邦機関。国立衛生研究所（ＮＩＨ）の一部。

国立衛生研究所 (National Institutes of Health; NIH)

科学研究に対する連邦からの主な出資者。

ニューイングランド医学ジャーナル (NEJM; New England Journal of Medicine)

評判の高い医学誌のひとつ。

非劣性[16] (non-inferior)

ある治療がほかの治療に比べて、あらかじめ決めた範囲（⊿）を超えて劣らないかどうかを問う統計上の比較手法。

観察研究 (observational studies)

主治医のすすめによって[17]治療を受けた患者のアウトカムや特徴を観察する研究。

抗腫瘍薬諮問委員会 (ODAC; Oncology Drug Advisory Committee)

ＦＤＡに対して、新薬承認またはその適応が利益と害のバランスにおいて妥当かどうかを助言する政府委員会。

適応外使用 (off-label use)

薬剤をＦＤＡが明示的に認めていない目的に使うこと。

全生存率[18] (overall survival)

生存している人の数または割合。典型的には全生存率と全死因死亡率は互いの反対を意味し、足すと１００％になる。

緩和治療 (palliative treatment)

症状を改善するか余命を延ばす[19]が完治には至らない治療。

ＰＦＳ

無増悪生存期間。

14 この説明のとおり「他臓器への転移を有する」という意味で使われることが多いが、「他臓器からの転移による」という意味の場合もある。「転移性大腸がん」は前者、「転移性脳腫瘍」は後者が多い。

15 磁気に対する原子の反応を利用して画像を撮影する方法。ＭＲＩによる画像診断は乳がん、肝臓がん、前立腺がんなど多くの場面で使われている。

16 遺伝学用語の優性／劣性とは関係ない。

17 治療選択に研究者が関わらないということ。

18 説明に合わせて「率」と訳したが、一般に survival は「生存していること」「生存期間」「生存率」のどの意味でも使われる。

19 転移があるがんに対する化学療法はこの説明のように完治を期待せず行う場合が多いが、狭義の緩和治療には含まれない。狭義の緩和治療は症状の改善を目的とし、結果として余命を延ばすことがあってもそれが第一の目的ではないと考えられている。

ファーマ (pharma)

製薬産業あるいは製薬企業。

第1相試験[20] **(phase 1 study)**

臨床試験の一種で、新しいがん治療薬またはその組み合わせの安全な用量を決め、第2相試験に進むために行うもの。

第2相試験 (phase 2 study)

臨床試験の一種で、特定のがんの治療状況においてある薬剤が有望すなわち活性を持つかを決めるためのもの。

第3相試験 (phase 3 study)

大規模な臨床試験で、典型的にはランダム化試験であり、ある薬剤が標準的な治療に勝って、あるいは付け加えて、アウトカムを改善するかを問うもの。

本会議 (plenary session)

大きな集会のうちで最も重要な会議。人気のエキサイティングなポッドキャストの題名でもある。

後治療 (post-protocol therapy)

臨床試験として行われた治療（プロトコル治療）のあとで行なわれる治療。

プレシジョン・メディシン (precision oncology)

がんの医学で人気のトピック。その定義は変わってきている（第8章参照）が、典型的にはがん患者に薬を処方するときにゲノム情報を使うことを含む。

主要評価項目[21] **(primary endpoint)**

ある研究で最優先に調べる結果。ほとんどの研究は、設計上も実際にも、主要評価項目についてしか強い結論を導き出せない。

進行（腫瘍の進行、がんの進行）(progression, tumor progression, cancer progression)
第2章と第3章で定義している。典型的には画像上でがんが最も小さかったときから20%を超えて大きくなるか、新しいがんが現れているときを進行とする。

無増悪生存期間 (progression-free survival)
がんの進行または死亡のどちらでも先に来たほうまでの期間。複合エンドポイントでありtime-to-event型エンドポイントでもある。

傾向スコア (propensity score)
ある治療の効果を切り分けようとする技術。その治療を受ける確率に影響する因子によって調整する。

p値 (p-value)
（試験群と対照群には差がないという）帰無仮説が真である場合に、観測された結果またはそれ以上に極端な結果が観測される確率。

QALY (quality-adjusted life-year)
健康に生活できる1年。病気や障害があれば少なく数える。

20 第1相から第3相という言葉は慣例によるもので、一貫した定義はなく、しばしばその内容に差異がある。
21 直訳で「一次エンドポイント」とも言われるが、製薬業界などで行なわれている意訳を採用した。

R&D

研究開発 (research and development)。

ランダム化試験[22] **(randomized controlled trial; RCT)**

臨床の実験の一種で、患者がランダムにある治療またはほかの治療に割り当てられ、アウトカムを比較されるもの。がん治療、特に効果が小さいか極小と考えられた治療の効果を確かめるために最良の方法。この理由から、生物医学的治療のほとんどすべてに対して行なわれる。

再発（局所再発、遠隔再発）(recurrence, local recurrence, distant recurrence)

完治の意図をもって治療されたがんが再び現れること。

難治 (refractory)

治療中または治療後に増大したがん。

後ろ向き研究 (retrospective studies)

現在から過去を見て行う観察研究。たとえば、２０１８年に問いを考えるが、答えは２００５年から２０１０年の患者について求める。[23]

奏効率 (RR; response rate)

がんに奏効があった患者の割合。

R01資金 (R01 funding)

国立衛生研究所が出資する、多くの研究者がほしがる主要な研究費。

副次評価項目[24] **(secondary endpoint)**

がんの試験において、主要評価項目ではないが、ほかにも関心があるエンドポイント。副次評価項目に対しては試験から強い結論を導くことが適切ではないかもしれない。

単剤活性 (single agent activity)

ある薬剤をそれだけ単一で使用することで奏効が得られる患者の割合。

単群試験 (single-arm trial)

がん治療の臨床試験の一種で、すべての患者が試験治療を受け、比較される群がないもの。

固形がん、固形腫瘍 (solid cancers, solid tumors)

腫瘍学ではふつう、がんを固形臓器の腫瘍と造血系の腫瘍（血液のがん、血液悪性腫瘍）に分類する。

がんのステージ (stage of cancer)

がんは診断されたときにステージ分類される。多くはステージⅠ、Ⅱ、Ⅲ、Ⅳの分類で、数字が大きいほうが典型的には見通しが悪い。

統計的に有意 (statistically significant)

p値があらかじめ決めた基準よりも小さいこと。典型的には$p < 0.05$。

幹細胞 (stem cells)

正常な細胞や組織に分化する、つまり成長することができる細胞。[25]

22 「ランダム化比較試験」と訳されることが多いが、「ランダム化」に「比較」が含意されているので簡略化した。原文でもしばしば randomized trial と表記されている。

23 ここでは広義の説明がなされている。狭義には症例対照研究（case-control study）を指す。

24 直訳で「二次エンドポイント」とも言われるが、製薬業界などで行なわれている意訳を採用した。

著効例 (super responder)

ある抗がん薬に対して劇的な奏効があった患者。

代理エンドポイント (surrogate endpoint)

代理エンドポイントは、中間または代わりのエンドポイント。余命を延ばすことや生活の質を改善することなどの、臨床的エンドポイントまたは患者中心エンドポイントを反映し、より早くまたは簡便に測定できることを期待して使われる。臨床的エンドポイントは本質的に患者にとって意味があるものだが、代理エンドポイントは臨床的エンドポイントの近似値にすぎない。

代理エンドポイントの検証 (surrogate validation study)

解析手法のひとつ。代理エンドポイントの予測能力を問う。すなわち、どの薬剤が生存期間または生活の質を改善するかを予測する能力の検証。

分子標的薬 (targeted drugs)

特定のがんのタンパク質などの分子を標的とする低分子化合物または抗体（第1章参照）。

time-to-event型エンドポイント (time-to-event endpoints)

研究開始から時間が経ってはじめて発生するエンドポイント。

進行までの期間 (time-to-progression)

無増悪生存期間と似ているが、死亡はエンドポイントとして扱われない。死亡は解析打ち切りの理由とされる。

奏効 (tumor response)

画像検査で調べたがんの大きさがある恣意的な基準、典型的には最初の30%を超えて小さくなること。

米国食品医薬品局（US Food and Drug Association; FDA）
アメリカの市場に参入しようとする薬剤および、薬剤の新たな用途を承認する権限を持つ規制機関。

25 これは前駆細胞についての説明。通常、幹細胞は複数種類の細胞に分化できること（多分化能）および同じ性質の細胞として増殖できること（自己増殖能）の両方を備えた細胞と定義される。

predictive of grant productivity. *eLife*. 2016;5:e13323.
20. Mayo NE, Brophy J, Goldberg MS, et al. Peering at peer review revealed high degree of chance associated with funding of grant applications. *J Clin Epidemiol*. 2006;59(8):842–848.
21. Marsh HW, Jayasinghe UW, Bond NW. Improving the peer-review process for grant applications: reliability, validity, bias, and generalizability. *American Psychologist*. 2008;63(3):160–168.
22. Pagano M. American Idol and NIH grant review. *Cell*. 2006;126(4):637–638.
23. Bollen J, Crandall D, Junk D, Ding Y, Börner K. From funding agencies to scientific agency: collective allocation of science funding as an alternative to peer review. *EMBO Reports*. 2014;15(2):131–133.
24. Ioannidis JPA. More time for research: Fund people not projects. *Nature*. 2011;477:529-531.
25. Fang FC, Casadevall A. Research funding: the case for a modified lottery. *mBio*. 2016;7(2):e00422–16.
26. Tao DL, Gay ND, Prasad V. Statistical significance of bevacizumab trials when considering the portfolio of all studies. *Journal of Clinical Oncology*. 2018;36(15 suppl):6551.

エピローグ

1. Prasad V, Rajkumar SV. Conflict of interest in academic oncology: moving beyond the blame game and forging a path forward. *Blood Cancer Journal*. 2016;6(11):e489.
2. Gyawali B, Kesselheim AS. US Food and Drug Administration approval of new drugs based on noninferiority trials in oncology: a dangerous precedent? *JAMA Oncol*. 2019;5(5):607-608.
3. Prasad V. Non-inferiority trials in medicine: practice changing or a self-fulfilling prophecy? *J Gen Intern Med*. 2018;33(1):3–5.
4. Prasad V, Massey PR, Fojo T. Oral anticancer drugs: how limited dosing options and dose reductions may affect outcomes in comparative trials and efficacy in patients. *Journal of Clinical Oncology*. 2014;32(15):1620–1629.
5. Tao D, Prasad V. Choice of control group in randomised trials of cancer medicine: are we testing trivialities? *Lancet Oncology*. 2018;19(9):1150–1152.
6. Prasad V, De Jesus K, Mailankody S. The high price of anticancer drugs: origins, implications, barriers, solutions. *Nature Reviews Clinical oncology*. 2017;14(6):381–390.
7. NHE Fact Sheet. Centers for Medicare & Medicaid Services. https://www.cms.gov/research-statistics-data-and-systems/statistics-trends-and-reports/nationalhealthexpenddata/nhe-fact-sheet.html. Published 2019. Accessed May 14, 2019.
8. Dunn A. Drugmakers say R&D spending hit record in 2017. Biopharma Dive. https://www.biopharmadive.com/news/phrma-research-development-spending-industry-report/529943/. Published 2018. Updated August 13. Accessed May 14, 2019.
9. NIH. Budget. https://www.nih.gov/about-nih/what-we-do/budget. Published 2019. Accessed May 14, 2019-6503.
10. CMS finalizes coverage of Next Generation Sequencing tests, ensuring enhanced access for cancer patients [press release]. CMS.gov. March 16, 2018.
11. Prasad V. Why the US Centers for Medicare and Medicaid Services (CMS) should have required a randomized trial of Foundation Medicine (F1CDx) before paying for it. *Annals of Oncology*. 2018;29(2):298–300.
12. Sicklick JK, Kato S, Okamura R, et al. Molecular profiling of cancer pa- tients enables personalized combination therapy: the I-PREDICT study. *Nature Medicine*. 2019;25(5):744–750.
13. Sicklick JK, Leyland-Jones B, Kato S, et al. Personalized, molecularly matched combination therapies for treatment-na. *Journal of Clinical Oncology*. 2017;35(15 suppl):2512.
14. CMS finalizes coverage of Next Generation Sequencing tests, ensuring enhanced access for cancer patients [press release]. CMS.gov. March 16, 2018.
15. Contopoulos-Ioannidis DG, Ntzani E, Ioannidis JP. Translation of highly promising basic science research into clinical applications. *Am J Med*. 2003;114(6): 477–484.
16. Bella T. A Texas scientist was called "foolish" for arguing the immune system could fight cancer. Then he won the Nobel Prize. *Washington Post*. March 25, 2019.
17. Marquart J, Chen EY, Prasad V. Estimation of the percentage of US patients with cancer who benefit from genome-driven oncology. *JAMA Oncology*. 2018; 4(8):1093–1098.
18. Joyner MJ, Paneth N, Ioannidis JP. What happens when underperforming big ideas in research become entrenched? *JAMA*. 2016;316(13):1355–1356.
19. Fang FC, Bowen A, Casadevall A. NIH peer review percentile scores are poorly

14. Gyawali B, Prasad V. Health policy: Me-too drugs with limited benefits—the tale of regorafenib for HCC. *Nat Rev Clin Oncol*. 2017;14:653–654.
15. Bruix J, Qin S, Merle P, et al. Regorafenib for patients with hepatocellular carcinoma who progressed on sorafenib treatment (RESORCE): a randomised, double-blind, placebo-controlled, phase 3 trial. *Lancet* 2017;389:56–66.
16. Sanoff HK, Chang Y, Lund JL, O'Neil BH, Dusetzina SB. Sorafenib effectiveness in advanced hepatocellular carcinoma. *Oncologist*. 2016;21:1113– 1120.
17. Lee IC, et al. Determinants of survival after sorafenib failure in patients with BCLC-C hepatocellular carcinoma in real-world practice. *Medicine* (Baltimore). 2015;94(14):e688.
18. Chen E, Raghunathan V, Prasad V. An overview of cancer drugs approved by the US Food and Drug Administration based on the surrogate end point of response rate. *JAMA Intern Med*. 2019;179(7):915–921.
19. Gyawali B, Hey SP, Kesselheim AS. Assessment of the Clinical Benefit of Cancer Drugs Receiving Accelerated Approval. *JAMA Intern Med*. 2019;179(7): 906–913.
20. Bekelman JE, Joffe S. Three steps toward a more sustainable path for targeted cancer drugs. *JAMA*. 2018;319:2167–2168.
21. Downing NS, Zhang AD, Ross JS. Regulatory review of new therapeutic agents—FDA versus EMA, 2011–2015. *New Engl J Med*. 2017;376:1386–1387.
22. Wagner J, Marquart J, Ruby J, et al. Frequency and level of evidence used in recommendations by the National Comprehensive Cancer Network guidelines beyond approvals of the US Food and Drug Administration: retrospective observational study. BMJ. 2018;360:k668.
23. Prasad V. The folly of big science awards. *New York Times*. October 2, 2015.
24. Levitt M, Levitt JM. Future of fundamental discovery in US biomedical. research. *Proc Natl Acad Sci U S A*. 2017;114:6498.
25. Gould J. Should we patch the leaky PhD pipeline? *Naturejobs Blog*; http://blogs.nature.com/naturejobs/2014/09/02/should-we-patch-the-leaky-pipeline/. 2014.
26. Nicholson JM, Ioannidis JPA. Conform and be funded. *Nature*. 2012;492:34-36.
27. Kaiser J. Critics challenge NIH finding that bigger labs aren't necessarily better. *Science*. 2017;356:997.
28. Ioannidis JPA. More time for research: Fund people not projects. *Nature*. 2011;477:529-531.

第十五章　がんを持つ人には何ができるか?

1. Kutner JS, Blatchford PJ, Taylor DH, Jr., et al. Safety and benefit of discontinuing statin therapy in the setting of advanced, life-limiting illness: a randomized clinical trial. *JAMA Intern Med*. 2015;175(5):691–700.
2. Mody P, Nguyen OK. Selecting the optimal design for drug discontinuation trials in a setting of advanced, life-limiting illness. *JAMA Intern Med*. 2015; 175(10):1725.
3. US Food & Drug Administration. FDA voices: perspectives from FDA experts. https://www.fda.gov/newsevents/newsroom/fdavoices/default.htm. Accessed August 2, 2019.

第十六章　学生、研修医、研究員に何ができるか?

1. Ioannidis JP. Evidence-based medicine has been hijacked: a report to David Sackett. *Journal of Clinical Epidemiology*. 2016;73:82–86.

20. Prasad V, Oseran A. Do we need randomised trials for rare cancers? *Eur J Cancer*. 51(11):1355–1357.
21. Fassnacht M, Terzolo M, Allolio B, et al. Combination chemotherapy in advanced adrenocortical carcinoma. *New Engl J Med*. 2012;366(23):2189–2197.
22. ASCO. Adrenal gland tumor: statistics. *Adrenal Gland Tumor* 2016; https://www.cancer.net/cancer-types/adrenal-gland-tumor/statistics. Accessed January 2, 2018.
23. Gaddipati H, Liu K, Pariser A, Pazdur R. Rare cancer trial design: lessons from FDA approvals. *Clin Cancer Res*. 2012;18(19):5172–5178.

第十四章　連邦3機関は明日から何ができるか?

1. Misconceptions about FDA: 1. We don't set standards of care. 2. We don't have anything to do w drug pricing. 3. We don't have comparative efficacy standard. Drugs don't have to be better than avail therapy—Pazdur #SABCS17. Twitter 2017. https://twitter.com/FDAOncology/status/938422008534175745. Accessed February 13, 2018.
2. Tao D, Prasad V. Choice of control group in randomised trials of cancer medicine: are we testing trivialities? *Lancet Oncol*. 2018;19:1150–1152.
3. IMBRUVICA® (ibrutinib) [package insert]. Sunnyvale, CA: Pharmacyclics, LLC; US Food and Drug Administration, 2013. https://www.accessdata.fda.gov/drugsatfda_docs/label/2017/205552s016lbl.pdf. Accessed February 13, 2018.
4. FDA Approves Ibrutinib as Initial CLL Treatment. Medscape 2016. https://www.medscape.com/viewarticle/859911. Accessed February 13, 2018.
5. Burger JA, Tedeschi A, Barr PM, et al. Ibrutinib as Initial Therapy for Patients with Chronic Lymphocytic Leukemia. *New Engl J Med*. 2015;373: 2425–2437.
6. Robert C, Long GV, Brady B, et al. Nivolumab in previously untreated melanoma without BRAF mutation. *New Engl J Med*. 2015;372:320–330.
7. OPDIVO (nivolumab) [package insert]. Princeton, NJ: Bristol-Myers Squibb. Company; US Food and Drug Administration, 2014. https://www.accessdata.fda.gov/drugsatfda_docs/label/2018/125554s058lbl.pdf. Accessed February 13, 2018.
8. Hilal T, Sonbol M, Prasad V. Analysis of control arm quality in randomized clinical trials leading to anticancer drug approval by the US Food and Drug Administration. *JAMA Oncol*. 2019;5(6):887–892.
9. FDA approves bortezomib regimen for untreated MCL. OncLive, 2014. http://www.onclive.com/web-exclusives/fda-approves-bortezomib-for-untreated-mantlecell-lymphoma. Accessed February 13, 2018.
10. Robak T, Huang H, Jin J, et al. Bortezomib-based therapy for newly. diagnosed mantle-cell lymphoma. *New Engl J Med*. 2015;372(10):944–953.
11. Robak T, Huang H, Jin J, et al. Supplement to: Robak T, Huang H, Jin J, et al. Bortezomib-based therapy for newly diagnosed mantle cell lymphoma. *New Engl J Med*. 2015;372(10):944–953.
12. Durkee BY, Qian Y, Pollom EL, et al. Cost-effectiveness of pertuzumab in human epidermal growth factor receptor 2–positive metastatic breast cancer. *J Clin Oncol*. 2016;34:902–909.
13. Swain SM, Kim SB, Cortés J, Ro J, Semiglazov V, Campone M. Pertuzumab, trastuzumab, and docetaxel for HER2-positive metastatic breast cancer(CLEOPATRA study): overall survival results from a randomised, double-blind, placebo-controlled, phase 3 study. *Lancet Oncol*. 2013;14(6):461-471.

less randomized trials. *JAMA*. 2014;311(4):355-356.

3. Prasad V, McCabe C, Mailankody S. Low-value approvals and high prices might incentivize ineffective drug development. *Nat Rev Clin Oncol*. 2018;15(7): 399-400.
4. Kiu T-T, Ilbawi, A Hill S. Comparison of sales income and research and development costs for FDA-approved cancer drugs sold by originator drug companies. *JAMA Netw Open*. 2019;2(1):e186875.
5. Martinez J. Driving drug innovation and market access: part 1—clinical trial cost breakdown. Center Point Clinical Services 2016. https://web.archive.org/web/20190914055511/https://www.centerpointclinicalservices.com/blog-posts/driving-drive-drug-innovation-and-market-access-part-1-clinical-trial-cost-breakdown/
6. Zhu AX, Kudo M, Assenat E, et al. Effect of everolimus on survival in. advanced hepatocellular carcinoma after failure of sorafenib: the EVOLVE-1 randomized clinical trial. *JAMA*. 2014;312(1):57-67.
7. Gbolahan OB, Schacht MA, Beckley EW, LaRoche TP, O'Neil BH, Pyko M. Locoregional and systemic therapy for hepatocellular carcinoma. *J Gastrointest Oncol*. 2017;8(2):215-228.
8. Gyawali B, Addeo A. Negative phase 3 randomized controlled trials: why cancer drugs fail the last barrier? *Intl J Cancer*. 2018;143(8):2079-2081.
9. Sacher AG, Le LW, Leighl NB. Shifting patterns in the interpretation of phase III clinical trial outcomes in advanced non-small-cell lung cancer: the bar is dropping. *J Clin Oncol*. 2014;32(14):1407-1411.
10. Del Paggio JC, Azariah B, Sullivan R, et al. Do contemporary randomized controlled trials meet ESMO thresholds for meaningful clinical benefit? *Ann Oncol*. 2017;28(1):157-162.
11. Gyawali B, Prasad V. Drugs that lack single-agent activity: are they worth pursuing in combination? *Nat Rev Clin Oncol*. 2017;14:193.
12. Chvetzoff GI, Tannock IF. Placebo effects in oncology. *J Natl Cancer Inst*. 2003;95(1):19-29.
13. Vaduganathan M, Prasad V. Modern drug development: which patients should come first? *JAMA*. 2014;312(24)2619-2620.
14. Chen E, Joshi S, Tran A, et al. Estimation of study time reduction using surrogate end points rather than overall survival in oncology clinical trials. *JAMA Intern Med*. 2019;179(5):642-647.
15. Korn EL, Freidlin B. Adaptive clinical trials: advantages and disadvantages of various adaptive design elements. *J Natl Cancer Inst*. 2017;109(6):djx013. doi:10.1093/jnci/djx013.
16. Statler A, Radivoyevitch T, Siebenaller C, et al. Eligibility criteria are not associated with expected or observed adverse events in randomized controlled trials (RCTs) of hematologic malignancies. *Blood*. 2015;126(23):635.
17. Dreicer JJ, Mailankody S, Fahkrejahani F, Prasad V. Clinically meaningful benefit: real world use compared against the American and European guidelines. *Blood Cancer J*. 2017;7(12):645.
18. Prasad V, Cifu A, Ioannidis JA. Reversals of established medical practices: evidence to abandon ship. *JAMA*. 2012;307(1):37-38.
19. Prasad V. Translation failure and medical reversal: Two sides to the same coin. *Eur J Cancer*. 2016;52:197-200.

adenocarcinoma. *New Engl J Med*. 2009;361(10):947-957.
14. Sequist LV, Yang JC, Yamamoto N, et al. Phase III study of afatinib or cisplatin plus pemetrexed in patients with metastatic lung adenocarcinoma with EGFR mutations. *J Clin Oncol*. 2013;31(27):3327-3334.
15. Wu YL, Zhou C, Hu CP, et al. Afatinib versus cisplatin plus gemcitabine for first-line treatment of Asian patients with advanced non-small-cell lung cancer harbouring EGFR mutations (LUX-Lung 6): an open-label, randomised phase 3 trial. *Lancet Oncol*. 2014;15(2):213-222.
16. Flanigan RC, Salmon SE, Blumenstein BA, et al. Nephrectomy followed by Interferon Alfa-2b compared with Interferon Alfa-2b alone for metastatic renal-cell cancer. *New Engl J Med*. 2001;345(23):1655-1659.
17. Méjean A, Ravaud A, Thezenas S, et al. Sunitinib alone or after nephrectomy in metastatic renal-cell carcinoma. *New Engl J Med*. 2018;379(5):417-427.
18. Khan SA, Stewart AK, Morrow M. Does aggressive local therapy improve survival in metastatic breast cancer? *Surgery*. 2002;132(4):620-626; discussion 626-627.
19. Babiera GV, Rao R, Feng L, et al. Effect of primary tumor extirpation in breast cancer patients who present with stage IV disease and an intact primary tumor. *Ann Surg Oncol*. 2006;13(6):776-782.
20. Rapiti E, Verkooijen HM, Vlastos G, et al. Complete excision of primary breast tumor improves survival of patients with metastatic breast cancer at diagnosis. *J Clin Oncol*. 2006;24(18):2743-2749.
21. Gnerlich J, Jeffe DB, Deshpande AD, Beers C, Zander C, Margenthaler JA. Surgical removal of the primary tumor increases overall survival in patients with metastatic breast cancer: analysis of the 1988-2003 SEER data. *Ann Surg Oncol*. 2007;14(8):2187-2194.
22. Fields RC, Jeffe DB, Trinkaus K, et al. Surgical resection of the primary tumor is associated with increased long-term survival in patients with stage IV breast cancer after controlling for site of metastasis. *Ann Surg Oncol*. 2007;14(12): 3345-3351.
23. Blanchard DK, Shetty PB, Hilsenbeck SG, Elledge RM. Association of surgery with improved survival in stage IV breast cancer patients. *Ann Surg*. 2008; 247(5):732-738.
24. Rao R, Feng L, Kuerer HM, et al. Timing of surgical intervention for the intact primary in stage IV breast cancer patients. *Ann Surg Oncol*. 2008;15(6): 1696-1702.
25. Petrelli F, Barni S. Surgery of primary tumors in stage IV breast cancer:an updated meta-analysis of published studies with meta-regression. *Med Oncol*(Northwood, London, England). 2012;29(5):3282-3290.
26. Badwe R, Hawaldar R, Nair N, et al. Locoregional treatment versus no treatment of the primary tumour in metastatic breast cancer: an open-label randomised controlled trial. *Lancet Oncol*. 16(13):1380-1388.
27. Noronha V, Joshi A, Patil VM, et al. Once-a-week versus once-every-3-weeks cisplatin chemoradiation for locally advanced head and neck cancer: a phase III randomized noninferiority trial. *J Clin Oncol*. 2018;36(11):1064-1072.

第十三章　がんの薬の開発はどのように進むべきか

1. Ivanova A, Paul B, Marchenko O, Song G, Patel N, Moschos SJ. Nine-year change in statistical design, profile, and success rates of phase II oncology trials. *J Biopharm Stat*. 2016;26(1):141-149.
2. Djulbegovic B, Hozo I, Ioannidis JP. Improving the drug development process: more not

41. Kudo M, Finn RS, Qin S, et al. Lenvatinib versus sorafenib in first-line treatment of patients with unresectable hepatocellular carcinoma: a randomised phase 3 non-inferiority trial. *Lancet*. 2018;391(10126):1163–1173.
42. Motzer RJ, Hutson TE, Cella D, et al. Pazopanib versus sunitinib in metastatic renal-cell carcinoma. *New Engl J Med*. 2013;369(8):722–731.
43. San Miguel JF, Schlag R, Khuageva NK, et al. Bortezomib plus melphalan. and prednisone for initial treatment of multiple myeloma. *New Engl J Med*. 2008; 359(9):906–917.
44. Coiffier B, Lepage E, Brière J, et al. CHOP chemotherapy plus rituximab compared with CHOP alone in elderly patients with diffuse large-B-cell lym-phoma. *New Engl J Med*. 2002;346(4):235–242.
45. Buckner JC, Shaw EG, Pugh SL, et al. Radiation plus procarbazine, CCNU, and vincristine in low-grade glioma. *New Engl J Med*. 2016;374(14):1344–1355.

第十二章　グローバルな腫瘍学

1. Farmer P, Frenk J, Knaul FM, et al. Expansion of cancer care and control in countries of low and middle income: a call to action. *Lancet*. 2010;376(9747): 1186–1193.
2. Goldstein DA, Clark J, Tu Y, et al. A global comparison of the cost of patented cancer drugs in relation to global differences in wealth. *Oncotarget*. 2017;8(42):71548–71555.
3. Prasad V, Mailankody S. The UK cancer drugs fund experiment and the US cancer drug cost problem. *Mayo Clin Proc*. 91(6):707–712.
4. New 50 million pound cancer fund already intellectually bankrupt. *Lancet*. 2010;376(9739):389.
5. The Cancer Drugs Fund is a costly mistake. *Financial Times* 2014; https://www.ft.com/content/616c851a-8211-11e4-b9d0-00144feabdc0. Accessed February 2, 2018.
6. Le Fanu J. Health Secretary Jeremy Hunt and a "creative" use of statistics. *Telegraph* 2014; http://www.telegraph.co.uk/lifestyle/wellbeing/healthadvice/11290455/Health-Secretary-Jeremy-Hunt-and-a-creative-use-of-statistics.html. Accessed February 2, 2018.
7. Prasad V, Kumar H, Mailankody S. Ethics of clinical trials in low-resource settings: lessons from recent trials in cancer medicine. *Journal of Global Oncology*. 2016;2(1):1–3.
8. Davies W. India has most cervical cancer deaths. *Wall Street Journal*. May 10, 2013.
9. Shastri SS, Mittra I, Mishra GA, et al. Effect of VIA screening by primary health workers: randomized controlled study in Mumbai, India. *J Natl Cancer Inst*. 2014;106(3):dju009. doi:10.1093/jnci/dju009.
10. Ortega B, Ethical questions linger in cervical-cancer study. *USA Today*. August 31, 2013. http://www.usatoday.com/story/news/nation/2013/08/31/ethical-questions-linger-in-cervical-cancer-study/2751705.
11. Slamon DJ, Leyland-Jones B, Shak S, et al. Use of chemotherapy plus a monoclonal antibody against HER2 for metastatic breast cancer that overexpresses HER2. *New Engl J Med*. 2001;344(11):783–792.
12. Jahanzeb M. Continuing trastuzumab beyond progression. *J Clin Oncol*. 2009;27(12):1935–1937.
13. Mok TS, Wu Y-L, Thongprasert S, et al. Gefitinib or carboplatin-paclitaxel in pulmonary

chemoembolization in patients with hepatocellular carcinoma: a randomized phase III trial. *Hepatology (Baltimore, Md)*. 2014;60(5):1697–1707.

26. Ning YM, Suzman D, Maher VE, et al. FDA Approval summary: atezolizumab for the treatment of patients with progressive advanced urothelial carcinoma after platinum - containing chemotherapy. *Oncologist*. 2017;22(6): 743–749.
27. Roche provides update on phase III study of TECENTRIQ® (atezolizumab)in people with previously treated advanced bladder cancer [press release]. https://www.roche.com/media/releases/med-cor-2017-05-10.htm. Roche, May 10, 2017.
28. FDA grants accelerated approval to pembrolizumab for advanced gastric cancer. 2017; September 22, 2017; https://www.fda.gov/Drugs/InformationOn Drugs/ApprovedDrugs/ucm577093.htm. Accessed January 11, 2018.
29. Broderick JM. Pembrolizumab Misses endpoints in phase III gastric cancer trial. *OncLive* 2017; http://www.onclive.com/web-exclusives/pembrolizumab-misses-endpoints-in-phase-iii-gastric-cancer-trial. Accessed January 11, 2018.
30. Chen L, Li T, Fang F, Zhang Y, Faramand A. Tight glycemic control in. critically ill pediatric patients: a systematic review and meta-analysis. *Crit Care*. 2018;22(1):57.
31. Antonia SJ, López-Martin JA, Bendell J, et al. Nivolumab alone and nivolumab plus ipilimumab in recurrent small-cell lung cancer (CheckMate 032): a multicentre, open-label, phase 1/2 trial. *Lancet Oncol*. 2016;17(7):883–895.
32. Bristol-Myers Squibb announces phase 3 CheckMate-331 study does not meet primary endpoint of overall survival with Opdivo versus chemotherapy in patients with previously treated relapsed small cell lung cancer [press release]. https://news.bms.com/news/details/2018/Bristol-Myers-Squibb-Announces-Phase-3-CheckMate--331-Study-Does-Not-Meet-Primary-Endpoint-of-Overall-Survival-with-Opdivo-Versus-Chemotherapy-in-Patients-with-Previously-Treated-Relapsed-Small-Cell-Lung-Cancer/default.aspx. Bristol-Myers Squibb, October 12, 2018.
33. Gill J, Prasad V. A reality check of the accelerated approval of immune-checkpoint inhibitors. *Nat Rev Clin Oncol*. 2019;16(11):656-658.
34. Prasad V. The withdrawal of drugs for commercial reasons: the incomplete story of tositumomab. *JAMA Intern Med*. 2014 Dec;174(12):1887–1888.
35. Barclay L. FDA approves cetuximab for advanced colorectal cancer: an expert interview with Howard Hochster, MD. *Medscape* 2004. https://www.medscape.com/viewarticle/469463. Accessed January 11, 2018.
36. Jonker DJ, O'Callaghan CJ, Karapetis CS, et al. Cetuximab for the treatment of colorectal cancer. *New Engl J Med*. 2007;357(20):2040–2048.
37. Burotto M, Prasad V, Fojo T. Non-inferiority trials: why Oncologists must remain wary. *Lancet Oncol*. 2015;16(4):364–366.
38. Lang I, Brodowicz T, Ryvo L, et al. Bevacizumab plus paclitaxel versus bevacizumab plus capecitabine as first-line treatment for HER2-negative metastatic breast cancer: interim efficacy results of the randomised, open-label, non-inferiority, phase 3 TURANDOT trial. *Lancet Oncol*. 2013;14(2):125–133.
39. Aberegg S, Hersh A, Samore M. Empirical consequences of current recommendations for the design and interpretation of noninferiority trials. *J Gen Intern Med*. 2018 January;33(1):88–96.
40. Flacco ME, Manzoli L, Boccia S, et al. Head-to-head randomized trials are mostly industry sponsored and almost always favor the industry sponsor. *J Clin Epidemiol*. 2015;68(7):811–820.

9. Jacobs IJ, Parmar M, Skates SJ, Menon U. Ovarian cancer screening: UKCTOCS trial—authors' reply. *Lancet*. 2016;387(10038):2603–2604.
10. Metro G, Chiari R, Baldi A, De Angelis V, Minotti V, Crinò L. Selumetinib: a promising pharmacologic approach for KRAS-mutant advanced non-small-cell lung cancer. *Future Oncology*. 2013;9(2):167–177.
11. Jänne PA, van den Heuvel MM, Barlesi F, et al. Selumetinib plus docetaxel compared with docetaxel alone and progression-free survival in patients with kras-mutant advanced non-small cell lung cancer: the select-1 randomized clinical trial. *JAMA*. 2017;317(18):1844–1853.
12. O'Shaughnessy J, Osborne C, Pippen JE, et al. Iniparib plus chemotherapy in metastatic triple-negative breast cancer. *New Engl J Med*. 2011;364(3):205–214.
13. O'Shaughnessy J, Schwartzberg L, Danso MA, et al. Phase III study of iniparib plus gemcitabine and carboplatin versus gemcitabine and carboplatin in patients with metastatic triple-negative breast cancer. *J Clin Oncol*. 2014;32(34): 3840–3847.
14. Kantoff PW, Schuetz TJ, Blumenstein BA, et al. Overall survival analysis of a phase II randomized controlled trial of a poxviral-based PSA-targeted immunotherapy in metastatic castration-resistant prostate cancer. *J Clin Oncol*. 2010; 28(7):1099–1105.
15. Prostvac. 2017; https://en.wikipedia.org/wiki/Prostvac. Accessed January 11, 2018.
16. Taylor, P. Bavarian Nordic tanks after Bristol-Myers-partnered vaccine flunks phase 3 prostate cancer trial. *Fierce Biotech*. September 15, 2017. https://www.fiercebiotech.com/biotech/bavarian-nordic-tanks-after-bristol-myers-part nered-vaccine-flunks-phase-3-prostate-cancer. Accessed August 2, 2019.
17. Clarke T. FDA aims to approve more drugs based on early clinical data. *Reuters*. November 30, 2017. https://www.reuters.com/article/us-fda-hearing-testimony/fda-aims-to-approve-more-drugs-based-on-early-clinical-data-idUSKB N1DU2DS. Accessed July 28, 2019.
18. Tap W, Jones R, Van Tine B, Chmielowski B. et al. Olaratumab and doxorubicin versus doxorubicin alone for treatment of soft-tissue sarcoma: an open-label phase 1b and randomised phase 2 trial. *Lancet*. 2016;388(10043): 488–497.
19. Olaratumab for STS disappoints in phase III. *Cancer Discov*. 2019;9(3):312-313.
20. Ingram I. "Unprecedented" survival benefit vanishes in confirmatory cancer trial—over $500 million in sales for drug with possibly no benefit. MedPage Today. June 3, 2019. https://www.medpagetoday.com/meetingcoverage/asco/80217. Accessed July 28, 2019.
21. Park JW, Finn RS, Kim JS, et al. Phase II, open-label study of brivanib as first-line therapy in patients with advanced hepatocellular carcinoma. *Clin Cancer Res*. 2011;17(7):1973–1983.
22. Llovet JM, Ricci S, Mazzaferro V, et al. Sorafenib in advanced hepatocellular carcinoma. *New Engl J Med*. 2008;359(4):378–390.
23. Johnson PJ, Qin S, Park JW, et al. Brivanib versus sorafenib as first-line therapy in patients with unresectable, advanced hepatocellular carcinoma: results from the randomized phase III BRISK-FL study. *J Clin Oncol*. 2013;31(28):3517– 3524.
24. Comparison of brivanib and best supportive care(BSC) with placebo and BSC for treatment of liver cancer in Asian patients who have failed sorafenib treatment (BRISK-APS). Available from: https://clinicaltrials.gov/ct2/show/NCT01108705. Last update October 12, 2015. Accessed August 2, 2019.
25. Kudo M, Han G, Finn RS, et al. Brivanib as adjuvant therapy to transarterial

23. Brice P, Bastion Y, Lepage E, et al. Comparison in low-tumor-burden follicular lymphomas between an initial no-treatment policy, prednimustine, or interferon alfa: a randomized study from the Groupe d'Etude des Lymphomes Folliculaires. Groupe d' Etude des Lymphomes de l'Adulte. *J Clin Oncol*. 1997; 15(3):1110–1117.
24. Ardeshna KM, Smith P, Norton A, et al. Long-term effect of a watch and wait policy versus immediate systemic treatment for asymptomatic advanced-stage non-Hodgkin lymphoma: a randomised controlled trial. *Lancet*. 2003;362(9383): 516–522.
25. Horning SJ, Rosenberg SA. The natural history of initially untreated low- grade non-Hodgkin's lymphomas. *New Engl J Med*. 1984;311(23):1471–1475.
26. O'Brien ME, Easterbrook P, Powell J, et al. The natural history of low grade non-Hodgkin's lymphoma and the impact of a no initial treatment policy on survival. *Q J Med*. 1991;80(292):651–660.
27. Gattiker HH, Wiltshaw E, Galton DA. Spontaneous regression in non- Hodgkin's lymphoma. *Cancer*. 1980;45(10):2627–2632.
28. Krikorian JG, Portlock CS, Cooney P, Rosenberg SA. Spontaneous regression of non-Hodgkin's lymphoma: a report of nine cases. *Cancer*. 1980;46(9): 2093–2099.
29. Solal-Celigny P, Bellei M, Marcheselli L, et al. Watchful waiting in low-tumor burden follicular lymphoma in the rituximab era: results of an F2-study database. *J Clin Oncol*. 2012;30(31):3848–3853.
30. Ackland SP, Jones M, Tu D, et al. A meta-analysis of two randomised trials of early chemotherapy in asymptomatic metastatic colorectal cancer. *Brit J Cancer*. 2005;93:1236.
31. Prasad V. But how many people died? health outcomes in perspective. *Clev Clin J Med*. 2015;82(3):146–150.

第十一章　腫瘍学における重要な臨床試験

1. Vandross A, Prasad V, Mailankody S. ASCO plenary sessions: impact, legacy, future. *Semin Oncol*. 2016;43(3):321–326.
2. Rustin GJS, van der Burg MEL, Griffin CL, et al. Early versus delayed treatment of relapsed ovarian cancer (MRC OV05/EORTC 55955): a randomised trial. *Lancet*. 2010;376(9747):1155–1163.
3. Rustin GJS, van der Burg MEL, Griffin CL, et al. Early versus delayed treatment of relapsed ovarian cancer (MRC OV05/EORTC 55955): a randomised trial. *Lancet*. 2010;376(9747):1155–1163.
4. Esselen KM, Cronin AM, Bixel K, et al. Use of ca-125 tests and computed tomographic scans for surveillance in ovarian cancer. *JAMA Oncol*. 2016;2(11):1427–1433.
5. Soulos PR, Yu JB, Roberts KB, et al. Assessing the impact of a cooperative group trial on breast cancer care in the medicare population. *J Clin Oncol*. 2012; 30(14):1601–1607.
6. McCormick B, Ottesen RA, Hughes ME, et al. Impact of guideline changes on use or omission of radiation in the elderly with early breast cancer: practice patterns at national comprehensive cancer network institutions. *J Am Coll Surgeons*. 2014;219(4):796–802.
7. Mulcahy N. The "fatal attraction" of an ovarian cancer test. *Medscape* 2016; https://www.medscape.com/viewarticle/867650. Accessed January 11, 2018.
8. Buys SS, Partridge E, Black A, et al. Effect of screening on ovarian cancer mortality: the prostate, lung, colorectal and ovarian (PLCO) cancer screening randomized controlled trial. *JAMA*. 2011;305(22):2295–2303.

capecitabine alone in patients with colorectal cancer (QUASAR 2): an open-label, randomised phase 3 trial. *Lancet Oncol*. 17(11):1543–1557.

7. Alberts SR, Sinicrope FA, Grothey A. N0147: A randomized phase III trial of oxaliplatin plus 5-Fluorouracil/leucovorin with or without cetuximab after curative resection of stage III colon cancer. *Clin Colorectal Canc*. 2005;5(3): 211–213.
8. Taieb J, Tabernero J, Mini E, et al. Oxaliplatin, fluorouracil, and leucovorin with or without cetuximab in patients with resected stage III colon cancer(PETACC-8): an open-label, randomised phase 3 trial. *Lancet Oncol*.15(8): 862–873.
9. Kelly K, Altorki NK, Eberhardt WEE, et al. Adjuvant erlotinib versus placebo in patients with stage IB-IIIA non-small-cell lung cancer (RADIANT): a randomized, double-blind, hase III trial. *J Clin Oncol*. 2015;33(34):4007–4014.
10. Goss PE, Smith IE, O'Shaughnessy J, et al. Adjuvant lapatinib for women with early-stage HER2-positive breast cancer: a randomised, controlled, phase 3 trial. *Lancet Oncol*. 2013;14(1):88–96.
11. McCullough AE, Dell'Orto P, Reinholz MM, et al. Central pathology laboratory review of HER2 and ER in early breast cancer: an ALTTO trial [BIG 2-06/NCCTG N063D (Alliance)] ring study. *Breast Cancer Res Tr*. 2014;143(3): 485–492.
12. Gyawali B, Ando Y. Adjuvant sunitinib for high-risk-resected renal cell carcinoma: a meta-analysis of ASSURE and S-TRAC trials. *Ann Oncol*. 2017; 28(4):898–899.
13. Haas NB, Manola J, Uzzo RG, et al. Adjuvant sunitinib or sorafenib for high-risk, non-metastatic renal-cell carcinoma (ECOG-ACRIN E2805): a double- blind, placebo-controlled, randomised, phase 3 trial. *Lancet*. 2016;387(10032): 2008–2016.
14. Ravaud A, Motzer RJ, Pandha HS, et al. Adjuvant sunitinib in high-risk renal-cell carcinoma after nephrectomy. *New Engl J Med*. 2016;375(23):2246– 2254.
15. Prasad V, Kim C, Burotto M, Vandross A. The strength of association between surrogate end points and survival in oncology: a systematic review of trial-level meta-analyses. *JAMA Intern Med*. 2015;175(8):1389–1398.
16. Ebata T, Hirano S, Konishi M, et al. Randomized clinical trial of adjuvant gemcitabine chemotherapy versus observation in resected bile duct cancer. *Br J Surg*. 2018;105(3):192–202.
17. Eisenhauer EA, Therasse P, Bogaerts J, et al. New response evaluation criteria in solid tumours: revised RECIST guideline (version 1.1). *Eur J Cancer*. 2009;45(2):228–247.
18. Burotto M, Wilkerson J, Stein W, Motzer R, Bates S, Fojo T. Continuing a cancer treatment despite tumor growth may be valuable: sunitinib in renal cell carcinoma as example. *PLOS ONE*. 2014;9(5):e96316.
19. Larkin J, Chiarion-Sileni V, Gonzalez R, et al. Combined nivolumab and ipilimumab or monotherapy in untreated melanoma. *New Engl J Med*. 2015; 373(1):23–34.
20. Hanna NH, Sandier AB, Loehrer PJ, Sr., et al. Maintenance daily oral etoposide versus no further therapy following induction chemotherapy with etoposide plus ifosfamide plus cisplatin in extensive small-cell lung cancer: a Hoosier Oncology Group randomized study. *Ann Oncol*. 2002;13(1):95–102.
21. Sledge GW, Neuberg D, Bernardo P, et al. Phase III Trial of doxorubicin, paclitaxel, and the combination of doxorubicin and paclitaxel as front-line chemotherapy for metastatic breast cancer: an intergroup trial (E1193). *J Clin Oncol*. 2003;21(4):588–592.
22. Rini BI, Dorff TB, Elson P, et al. Active surveillance in metastatic renal-cell carcinoma: a prospective, phase 2 trial. *Lancet Oncol*. 2016;17(9):1317–1324.

sensitive prostate cancer. *New Engl J Med*. 2017;377(4):352–360.
31. Chen EY, Prasad V. Crossover is not associated with faster trial accrual. *Ann Oncol*. 2018;29(3):776–777.
32. Kantoff PW, Higano CS, Shore ND, et al. Sipuleucel-T immunotherapy for castration-resistant prostate cancer. *New Engl J Med*. 2010;363(5):411–422.
33. Mark D, Samson DJ, Bonnell CJ, Ziegler KM, Aronson N. *Outcomes of Sipuleucel-T Therapy*. Rockville, MD: Agency for Healthcare Research and Quality (US); 2011.
34. Mulcahy N. Futile: prostate cancer vaccine phase 3 trial ends. *Medscape* 2017; https://www.medscape.com/viewarticle/885877. Accessed September 18, 2018.
35. Schlumberger M, Elisei R, Müller S, et al. Overall survival analysis of EXAM, a phase III trial of cabozantinib in patients with radiographically progressive medullary thyroid carcinoma. *Ann Oncol*. 2017;28(11):2813–2819.
36. Leboulleux S, Bastholt L, Krause T, et al. Vandetanib in locally advanced or metastatic differentiated thyroid cancer: a randomised, double-blind, phase 2 trial. *Lancet Oncol*. 2012;13(9):897–905.
37. CAPRELSA® (vandetanib) [package insert]. AstraZeneca Pharmaceuticals LP: Wilmington, DE; 2011.
38. Moore TJ, Furberg CD. The safety risks of innovation: the FDA's expedited drug development pathway. *JAMA*. 2012;308(9):869–870.
39. Kay A, Higgins J, Day AG, Meyer RM, Booth CM. Randomized controlled trials in the era of molecular oncology: methodology, biomarkers, and end points. *Ann Oncol*. 2012;23(6):1646-1651.
40. Moore MJ, Goldstein D, Hamm J, et al. Erlotinib plus gemcitabine compared with gemcitabine alone in patients with advanced pancreatic cancer: a phase III trial of the National Cancer Institute of Canada Clinical Trials Group. *J Clin Oncol*. 2007;25(15):1960–1966.
41. Kimmelman J, Carlisle B, Gönen M. Drug development at the portfolio level is important for policy, care decisions and human protections. *JAMA*. 2017; 318(11):1003–1004.
42. Brawley L. With 20 agents, 803 trials, and 166,736 patient slots, is pharma investing too heavily in PD-1 drug development? *Cancer Letter*. 2016;42(37).

第十章　がん診療の原則

1. Saltz LB, Niedzwiecki D, Hollis D, et al. Irinotecan fluorouracil plus leucovorin is not superior to fluorouracil plus leucovorin alone as adjuvant treatment for stage III colon cancer: results of CALGB 89803. *J Clin Oncol*. 2007;25(23): 3456–3461.
2. Bruix J, Takayama T, Mazzaferro V, et al. Adjuvant sorafenib for hepatocellular carcinoma after resection or ablation (STORM): a phase 3, randomised, double-blind, placebo-controlled trial. *Lancet Oncol*.16(13):1344–1354.
3. de Gramont A, Van Cutsem E, Schmoll H-J, et al. Bevacizumab plus oxaliplatin-based chemotherapy as adjuvant treatment for colon cancer (AVANT): a phase 3 randomised controlled trial. *Lancet Oncol*.13(12):1225–1233.
4. Pogue-Geile K, Yothers G, Taniyama Y, et al. Defective mismatch repair and benefit from bevacizumab for colon cancer: findings from NSABP C-08. *J Natl Cancer Inst*. 2013;105(13):989–992.
5. Group QC. Adjuvant chemotherapy versus observation in patients with colorectal cancer: a randomised study. *Lancet*. 370(9604):2020–2029.
6. Kerr RS, Love S, Segelov E, et al. Adjuvant capecitabine plus bevacizumab versus

12. Alberts SR, Sargent DJ, Nair S, et al. Effect of oxaliplatin, fluorouracil, and leucovorin with or without cetuximab on survival among patients with resected stage III colon cancer: a randomized trial. *JAMA*. 2012;307(13):1383–1393.
13. Taieb J, Balogoun R, Le Malicot K, et al. Adjuvant FOLFOX +/– cetuximab in full RAS and BRAF wildtype stage III colon cancer patients. *Ann Oncol*. 2017; 28(4):824–830.
14. Fadelu T, Zhang S, Niedzwiecki D, et al. Nut consumption and survival in patients with stage III colon cancer: results rom CALGB 89803 (Alliance). *J Clin Oncol*. 2018;36(11):1112–1120.
15. Derrick L, Tao NDG, Prasad V. Statistical significance of bevacizumab trials when considering the portfolio of all studies. *2018 ASCO Annual Meeting J Clin Oncol* 36, 2018 (suppl; abstr 6551).
16. Patel CJ, Burford B, Ioannidis JP. Assessment of vibration of effects due to model specification can demonstrate the instability of observational associations. *J Clin Epidemiol*. 2015;68(9):1046–1058.
17. Grothey A, Sugrue MM, Purdie DM, et al. Bevacizumab beyond first progression is associated with prolonged overall survival in metastatic colorectal cancer: results from a large observational cohort study (BRiTE). *J Clin Oncol*. 2008;26(33):5326–5334.
18. Hirschtick R. Extremities. *JAMA*. 2008;300(10):1125–1126.
19. Stanbrook MB, Austin PC, Redelmeier DA. Acronym-named randomized trials in medicine—the ART in medicine study. *New Engl J Med*. 2006;355(1): 101–102.
20. Bennouna J, Sastre J, Arnold D, et al. Continuation of bevacizumab after first progression in metastatic colorectal cancer (ML18147): a randomised phase 3 trial. *Lancet Oncol*. 14(1):29–37.
21. Fisher RI, Gaynor ER, Dahlberg S, et al. Comparison of a standard regimen (CHOP) with three intensive chemotherapy regimens for advanced non-Hodgkin's lymphoma. *New Engl J Med*. 1993;328(14):1002–1006.
22. Fisher RI, Longo DL, DeVita VT, Jr., Hubbard SM, Miller TP, Young RC. Long-term follow-up of ProMACE-CytaBOM in non-Hodgkin's lymphomas. *Ann Oncol*. 1991;2 Suppl 1:33–35.
23. Miller TP, Dahlberg S, Weick JK, et al. Unfavorable histologies of non-Hodgkin's lymphoma treated with ProMACE-CytaBOM: a groupwide Southwest Oncology Group study. *J Clin Oncol*. 1990;8(12):1951–1958.
24. Sacks H, Chalmers TC, Smith H, Jr. Randomized versus historical controls for clinical trials. *Am J Med*. 1982;72(2):233–240.
25. Zia MI, Siu LL, Pond GR, Chen EX. Comparison of outcomes of phase II studies and subsequent randomized control studies using identical chemotherapeutic regimens. *J Clin Oncol*. 2005;23(28):6982–6991.
26. Prasad V. Double-crossed: why crossover in clinical trials may be distorting medical science. *J Natl Compr Canc Netw*. 2013;11(5):625–627.
27. Prasad V, Grady C. The misguided ethics of crossover trials. *Contemp Clin Trials*. 2014;37(2):167–169.
28. Haslam A, Prasad V. When is crossover desirable in cancer drug trials and when is it problematic? *Ann Oncol*. 2018;29(5):1079–1081.
29. Reck M, Rodríguez-Abreu D, Robinson AG, et al. Pembrolizumab versus chemotherapy for PD-L1-positive non-small-cell lung cancer. *New Engl J Med*. 2016;375(19):1823–1833.
30. Fizazi K, Tran N, Fein L, et al. Abiraterone plus prednisone in metastatic, castration-

anticancer drugs in the biomedical literature. *Eur J Cancer*. 2018; 101:143–151.
15. Le Tourneau C, Delord JP, Goncalves A, et al. Molecularly targeted therapy based on tumour molecular profiling versus conventional therapy for advanced cancer (SHIVA): a multicentre, open-label, proof-of-concept, randomised, controlled phase 2 trial. *Lancet Oncol*. 2015;16(13):1324–1334.
16. Schwaederle M, Zhao M, Lee JJ, et al. Impact of precision medicine in diverse cancers: a meta-analysis of phase II clinical trials. *J Clin Oncol*. 2015; 33(32):3817–3825.
17. Schwaederle M, Zhao M, Lee JJ, et al. Association of biomarker-based treatment strategies with response rates and progression-free survival in refractory malignant neoplasms: a meta-analysis. *JAMA Oncol*. 2016;2(11):1452–1459.

第九章　研究デザイン 201

1. Thompson D. Are nuts good medicine for colon cancer survivors? *WebMD* 2017; https://www.webmd.com/colorectal-cancer/news/20170517/nuts-good-medicine-for-colon-cancer-survivors. Accessed September 18, 2018.
2. Steenhuysen J. Eating tree nuts may cut risk that colon cancer will return:study. *Reuters* 2017; https://www.reuters.com/article/us-health-cancer-nuts/eating-tree-nuts-may-cut-risk-that-colon-cancer-will-return-study-idUSKCN18D2P8. Accessed September 18, 2018.
3. Efficacy of adjuvant fluorouracil and folinic acid in colon cancer: international multicentre pooled analysis of colon cancer trials (IMPACT) investigators. *Lancet*. 1995;345(8955):939–944.
4. Andre T, Boni C, Navarro M, et al. Improved overall survival with oxaliplatin, fluorouracil, and leucovorin as adjuvant treatment in stage II or III colon cancer in the MOSAIC trial. *J Clin Oncol*. 2009;27(19):3109–3116.
5. Allegra CJ, Yothers G, O'Connell MJ, et al. Bevacizumab in stage II–III colon cancer: 5-year update of the National Surgical Adjuvant Breast and Bowel Project C-08 trial. *J Clin Oncol*. 2013;31(3):359–364.
6. Allegra CJ, Yothers G, O'Connell MJ, et al. Initial safety report of NSABPC-08: a randomized phase III study of modified FOLFOX6 with or without bevacizumab for the adjuvant treatment of patients with stage II or III colon cancer. *J Clin Oncol*. 2009;27(20):3385–3390.
7. de Gramont A, Van Cutsem E, Schmoll HJ, et al. Bevacizumab plusoxaliplatin-based chemotherapy as adjuvant treatment for colon cancer (AVANT): a phase 3 randomised controlled trial. *Lancet Oncol*. 2012;13(12):1225–1233.
8. Kerr RS, Love S, Segelov E, et al. Adjuvant capecitabine plus bevacizumab versus capecitabine alone in patients with colorectal cancer (QUASAR 2): an openlabel, randomised phase 3 trial. *Lancet Oncol*. 2016;17(11):1543–1557.
9. Saltz LB, Niedzwiecki D, Hollis D, et al. Irinotecan fluorouracil plus leucovorin is not superior to fluorouracil plus leucovorin alone as adjuvant treatment for stage III colon cancer: results of CALGB 89803. *J Clin Oncol*. 2007;25(23):3456– 3461.
10. Van Cutsem E, Labianca R, Bodoky G, et al. Randomized phase III trial comparing biweekly infusional fluorouracil/leucovorin alone or with irinotecan in the adjuvant treatment of stage III colon cancer: PETACC-3. *J Clin Oncol*. 2009; 27(19):3117–3125.
11. Ychou M, Raoul JL, Douillard JY, et al. A phase III randomised trial of LV5FU2 + irinotecan versus LV5FU2 alone in adjuvant high-risk colon cancer(FNCLCC Accord02/FFCD9802). *Ann Oncol*. 2009;20(4):674–680.

14. Relman AS. The new medical-industrial complex. *New Engl J Med*. 1980; 303(17):963–970.
15. Kassirer J. Unanticipated Outcomes: *A Medical Memoir*. Independent (self published); 2017.
16. Steinbrook R, Kassirer JP, Angell M. Justifying conflicts of interest in medical journals: a very bad idea. *BMJ*. 2015;350:h2942.
17. Kaestner V, Prasad V. Financial conflicts of interest among editorialists in high-impact journals. *Blood Cancer* J. 2017;7:e611.
18. Prasad V, Rajkumar SV. Conflict of interest in academic oncology: moving beyond the blame game and forging a path forward. *Blood Cancer* J. 2016;6:e489.

第八章　プレシジョン・メディシンは役に立つのか?

1. Jha A. In conversation with . . . Harold Varmus. *Mosaic*. 2014; https://mosaicscience.com/story/conver sation-with-harold-varmus. Accessed November 15, 2017.
2. Prasad V., Gale RG. What precisely is precision oncology—and will it work? 2017; http://www.ascopost.com/issues/january-25-2017/what-precisely-is-precision - oncology-and-will-it-work/. Accessed November 15, 2017.
3. Lu E, Shatzel J, Shin F, Prasad V. What constitutes an "unmet medical need"in oncology? An empirical evaluation of author usage in the biomedical literature. *Semin Oncol*. 2017;44(1):8-12.
4. Foundation Medicine announces 2016 second quarter results and recent highlights [press release]. August 2, 2016.
5. Teichert E. Innovations: startup's liquid biopsies match cancer patients with trials. *Modern Healthcare*. 2016; http://www.modernhealthcare.com/article/20160820/MAGAZINE/308209978. Accessed November 15, 2017.
6. Fernandes D. United Health agrees to cover genetic cancer test from Foundation Medicine. *Boston Globe*. December 21, 2015;Business.
7. National Cancer Insititute. Update: NCI Formulary & NCI-MATCH Trial. https://deainfo.nci.nih.gov/advisory/bsa/0317/Doroshow.pdf. Published March 21, 2017. Accessed August 2, 2019.
8. Wheler JJ, Janku F, Naing A, et al. Cancer therapy directed by comprehen-sive genomic profiling: a single center study. *Cancer Res*. 2016;76(13):3690–3701.
9. Kuderer NM, Burton KA, Blau S, et al. Comparison of 2 commercially available next-generation sequencing platforms in oncology. *JAMA Oncol*. 2017; 3(7):996–998.
10. Hahn AW, Gill DM, Maughan B, et al. Correlation of genomic alterations assessed by next-generation sequencing (NGS) of tumor tissue DNA and circulat-ing tumor DNA (ctDNA) in metastatic renal cell carcinoma (mRCC): potential clinical implications. *Oncotarget*. 2017;8(20):33614–33620.
11. Chae YK, Davis AA, Carneiro BA, et al. Concordance between genomic alterations assessed by next-generation sequencing in tumor tissue or circulating cell-free DNA. *Oncotarget*. 2016;7(40):65364–65373.
12. Weiss GJ, Hoff BR, Whitehead RP, et al. Evaluation and comparison of two commercially available targeted next-generation sequencing platforms to assist oncology decision making. *Onco Targets Ther*. 2015;8:959–967.
13. Prasad V, Vandross A. Characteristics of exceptional or super responders to cancer drugs. *Mayo Clin Proc*. 2015;90(12):1639–1649.
14. Nishikawa G, Luo J, Prasad V. A comprehensive review of exceptional responders to

academic influence among experts speaking on behalf of the pharmaceutical industry at the US Food and Drug Administration's oncologic drugs advisory committee meetings. *Mayo Clin Proc*. 2017;92(7):1164-1166.
18. Graham SS, Card DJ, Ahn S, Kim SY, Kessler MM, Olson MK. Conflicts of interest among patient and consumer representatives to U.S. Food and Drug Administration drug advisory committees. *Ann Intern Med*. 2016;165(8):606-607.
19. Abola MV, Prasad V. Characteristics and conflicts of public speakers at meetings of the oncologic drugs advisory committee to the US Food and Drug Administration. *JAMA Intern Med*. 2016;176(3):389-391.

第七章　経済的利益相反の害と、医学をリハビリする方法

1. De Jesus-Morales K, Prasad V. Closed financial loops: when they happen in government, they're called corruption; in medicine, they're just a footnote. *Hastings Center Report*. 2017;47(3):9-14.
2. Powell L. Ex-Va. governor Robert McDonnell guilty of 11 counts of corrup-tion. *Washinigton Post*. September 4, 2014;Virgina Politics.
3. Toobin J. The showman: how U.S. attorney Preet Bharara struck fear into Wall Street and Albany. In: *The New Yorker*. May 2, 2016. https://www.new yorker.com/magazine/2016/05/09/the-man-who-terrifies-wall-street. Accessed August 2, 2019.
4. Fleischman W, Agrawal S, King M, et al. Association between payments from manufacturers of pharmaceuticals to physicians and regional prescribing: cross sectional ecological study. *BMJ*. 2016;354:i4189.
5. Yeh JS, Franklin JM, Avorn J, Landon J, Kesselheim AS. Association of industry payments to physicians with the prescribing of brand-name statins in massachusetts. *JAMA Intern Med*. 2016;176(6):763-768.
6. DeJong C, Aguilar T, Tseng C, Lin GA, Boscardin W, Dudley R. Pharmaceutical industry-sponsored meals and physician prescribing patterns for medicare beneficiaries. *JAMA Intern Med*. 2016;176(8):1114-1122.
7. Wang AT, McCoy CP, Murad MH, Montori VM. Association between industry affiliation and position on cardiovascular risk with rosiglitazone: cross sectional systematic review. *BMJ*. 2010;340:c1344.
8. Fugh-Berman A, McDonald CP, Bell AM, Bethards EC, Scialli AR. Promotional tone in reviews of menopausal hormone therapy after the Women's Health Initiative: an analysis of published articles. *PLoS Medicine*. 2011;8(3):e1000425.
9. Ornstein CaT, K. Top Cancer researcher fails to disclose corporate financial ties in major research journals. *New York Times*. September 8, 2018;Health.
10. Thomas KaO, C. Top Sloan Kettering cancer doctor resigns after failing to disclose industry ties. *New York Times*. September 13, 2018;Health.
11. Boothby A, Wang R, Cetnar J, Prasad V. Effect of the American Society of Clinical Oncology's conflict of interest policy on information overload: ASCO's conflict of interest policy and information overload letters. *JAMA Oncol*. 2016; 2(12):1653-1654.
12. Kaestner V, Edmiston JB, Prasad V. The relation between publication rate and financial conflict of interest among physician authors of high-impact oncology publications: an observational study. *CMAJ Open*. 2018;6(1):e57-e62.
13. Ornstein C. New England Journal of Medicine increasingly targeted by critics. *Boston Globe*. April 5, 2016.

2012;307(12):1257–1258.
22. Massey PR, Wang R, Prasad V, Bates SE, Fojo T. Assessing the eventual publication of clinical trial abstracts submitted to a large annual oncology meeting. *Oncologist*. 2016;21(3):261–268.
23. Booth CM, Le Maitre A, Ding K, et al. Presentation of nonfinal results of randomized controlled trials at major oncology meetings. *J Clin Oncol*. 2009;27(24):3938–3944.

第六章　経済的利益相反

1. Marshall DC, Moy B, Jackson ME, Mackey TK, Hattangadi-Gluth JA. Distribution and patterns of industry-related payments to Oncologists in 2014. *J Natl Cancer Inst*. 2016;108(12):djw163.
2. Green AK, Wood WA, Basch EM. Time to reassess the cancer compendia for off-label drug coverage in oncology. *JAMA*. 2016;316(15):1541–1542.
3. Mitchell AP, Basch EM, Dusetzina SB. Financial relationships with industry among national comprehensive cancer network guideline authors. *JAMA Oncol*. 2016;2(12):1628–1631.
4. Boothby A, Wang R, Cetnar J, Prasad V. Effect of the American society of clinical oncology's conflict of interest policy on information overload. *JAMA Oncol*. 2016;2(12):1653–1654.
5. @VPrasadMDMPH. @JatinShahMD think you are still sore about my slide (below). don't worry lots of docs owe career to pharma [tweet]. 2016; https://twitter.com/VPrasadMDMPH/status/730907035449982977.
6. Tao DL, Boothby A, McLouth J, Prasad V. Financial conflicts of interest among hematologist-Oncologists on Twitter. *JAMA Intern Med*. 2017;177(3): 425–427.
7. Kaestner V, Brown A, Tao D, Prasad V. Conflicts of interest in Twitter. *Lancet Haematology*. 2017;4(9):e408–e409.
8. Patient groups funded by drugmakers are largely mum on high drug prices. *USA Today* 2016. https://www.usatoday.com/story/news/nation/2016/01/21/patient-groups-drug-makers-high-drug-prices/79001722/. Accessed November 1, 2017.
9. Patients for Affordable Drugs. https://www.patientsforaffordabledrugs.org/.
10. Abola MV, Prasad V. Industry funding of cancer patient advocacy organi-zations. *Mayo Clin Proc*. 91(11):1668–1670.
11. Bien J, Prasad V. Future jobs of FDA's haematology-oncology reviewers. *BMJ*. 2016;354:i5055.
12. Prasad V. Who is right: Bien and I or employees of the US FDA? https://www.bmj.com/content/354/bmj.i5055/rr-0.
13. Piller C. Is FDA's revolving door open too wide? *Science*. 2018;361(6397):21.
14. Lurie P, Almeida CM, Stine N, Stine AR, Wolfe SM. Financial conflict ofinterest disclosure and voting patterns at Food and Drug Administration drug advisory committee meetings. *JAMA*. 2006;295(16):1921–1928.
15. Tibau A, Ocana A, Anguera G, et al. Oncologic drugs advisory committee recommendations and approval of cancer drugs by the US Food and Drug Administration. *JAMA Oncol*. 2016;2(6):744–750.
16. Xu J, Emenanjo O, Ortwerth M, Lurie P. Association of appearance of conflicts of interest with voting behavior at FDA Advisory Committee meetings—a cross-sectional study. *JAMA Intern Med*. 2017;177(7):1038–1040.
17. Lammers A, Edmiston J, Kaestner V, Prasad V. Financial conflict of interest and

2016;2(1):139-141.
6. Blagoev KB, Wilkerson J, Fojo T. Hazard ratios in cancer clinical trials—a primer. *Nat Rev Clin Oncol*. 2012;9(3):178-183.
7. Tayapongsak Duggan K, De Jesus K, Kemp R, Prasad V. Use of word "un- precedented" in the media coverage of cancer drugs: Do "unprecedented" drugs live up to the hype? *J Cancer Policy*. 2017;14:16-20.
8. Easson EC, Russell MH. Cure of Hodgkin's Disease. *Br Med* J. 1963;1(5347): 1704-1707.
9. Pope A. *An Essay on Man: In Four Epistles, to Henry St. John, L. Boling-broke*. Philadelphia: Printed by Thomas Dobson, at the stone house, no. 41, South, Second-Street. 1792. (訳文は、ポウプ『人間論』上田勤訳、岩波文庫、21ページより)
10. FDA Commissioner Scott Gottlieb calls approval of the first U.S. cancer gene therapy "a significant milestone." *Washington Post*; 2017. https://www.washingtonpost.com/blogs/post-live/wp/2017/09/19/fda-commissioner-scott-gottlieb-calls-approval-of-the-first-u-s-cancer-gene-therapy-a-significant-milestone/. Accessed October 25.
11. Kolata G. Leading cancer experts comment on the cancer initiative in thestate of the union address. *AACR Press Office* 2016; http://blog.aacr.org/leading-cancer-experts-comment-on-the-cancer-initiative-in-the-state-of-the-union-address/. Accessed October 25, 2017.
12. Kopans DB. More misinformation on breast cancer screening. *Gland Surgery*. 2017;6(1):125-129.
13. Von Eschenbach AC. NCI sets goal of eliminating suffering and death due to cancer by 2015. *J Natl Med Assoc*. 2003;95(7):637-639.
14. Rosenthal ET. Andrew von Eschenbach and the cancer cure—former NCI and FDA head admits he made a mistake. *MedPage Today 2016*; https://www.med pagetoday.com/publichealthpolicy/healthpolicy/58881. Accessed October 25, 2017.
15. Vera-Badillo FE, Shapiro R, Ocana A, Amir E, Tannock IF. Bias in report- ing of end points of efficacy and toxicity in randomized, clinical trials for women with breast cancer. *Ann Oncol*. 2013;24(5):1238-1244.
16. Boutron I, Altman DG, Hopewell S, Vera-Badillo F, Tannock I, Ravaud P. Impact of spin in the abstracts of articles reporting results of randomized con-trolled trials in the field of cancer: the SPIIN randomized controlled trial. *J Clin Oncol*. 2014;32(36):4120-4126.
17. Positive results from phase III ECHELON-1 trial evaluating brentuximab vedotin in frontline advanced hodgkin lymphoma. ADC Review, 2017. https://adcreview.com/news/positive-results-phase-iii-echelon-1-trial-evaluating-brentuximab-vedotin-frontline-advanced-hodgkin-lymphoma/. Accessed October 25, 2017.
18. @DrMatasar. "Ask us once we've seen data, not press releases." 2017; https://twitter.com/DrMatasar/status/917508362773893121.
19. Celgene will discontinue phase III ORIGIN® trial in previously untreated elderly patients with B-cell chronic lymphocytic leukemia [press release]. Summit, NJ: Business Wire, July 18, 2013.
20. Chanan-Khan A, Egyed M, Robak T, et al. Randomized phase 3 study of lenalidomide versus chlorambucil as first-line therapy for older patients with chronic lymphocytic leukemia (the ORIGIN trial). Leukemia. 2017;31(5):1240-1243.
21. Ioannidis JA. Are medical conferences useful? And for whom? *JAMA*.

8. Prasad V, Mailankody S. How should we assess the value of innovative drugs in oncology? lessons from cost-effectiveness analyses. *Blood*. 2015;126(15):1860–1861.
9. Bell CM, Urbach DR, Ray JG, et al. Bias in published cost effectiveness studies: systematic review. *BMJ*. 2006;332(7543):699–703.
10. Prasad V. The apples and oranges of cost-effectiveness. *Clev Clin J Med*. 2012;79(6):377–379.
11. Howard, D, Bach P, Berndt E, Conti R. 2015. Pricing in the market for anticancer drugs. JEP. 29(1):139–162.
12. Bach PB. New Math on Drug Cost-Effectiveness. *New Engl J Med*. 2015; 373(19):1797–1799.
13. Prasad V. Immunotherapy: Tisagenlecleucel—the first approved CAR-T-cell therapy: implications for payers and policy makers. *Nat Rev Clin Oncol*. 2018;15(1):11-12.
14. Neelapu SS, Tummala S, Kebriaei P, et al. Chimeric antigen receptor T-cell therapy—assessment and management of toxicities. *Nat Rev Clin Oncol*. 2018; 15(1):47–62.
15. @PlenarySessShow. Oh finally, FDA gives the intention to treat response rate of CAR T Tisa. Right column. #ASH17. 2017; https://twitter.com/PlenarySessShow/status/939973679617925120. Accessed September 5, 2018.
16. Altman J, Hasserjian RP, Burns LJ, Wiley K. AML MATTERS: a multidisciplinary approach to testing and diagnosis, evaluation of risk, and personalized treatment selection. Paper presented at the American Society of Hematology (ASH) Annual Meeting, 2017.
17. Novartis pivotal CTL019 6-month follow-up data show durable remission rates in children, young adults with r/r B-cell ALL [press release]. [Online], June 23, 2017.
18. Prasad V. Immunotherapy: tisagenlecleucel—the first approved CAR-T-cell therapy: implications for payers and policy makers. *Nat Rev Clin Oncol*. 2018; 15(1):11–12.
19. Grady D. In girl's last hope, altered immune cells beat leukemia. *New York Times*. December. 9, 2012.
20. Hernandez I, Prasad V, Gellad WF. Total costs of chimeric antigen receptor t-cell immunotherapy. *JAMA Oncol*. 2018;1;4(7):994–996.

第五章　がんの医学をゆがめる誇張、偏向、暴走する熱狂

1. Bowles HJ, Clarke KL. Palbociclib: a new option for front-line treatment of metastatic, hormone receptor-positive, HER2-negative breast cancer. *J Adv Pract Oncol*. 2015;6(6):577–581.
2. Spencer B. Hope for breast cancer patients as "game changing" new treatment could delay gruelling chemotherapy for months. MailOnline 2016; http://www.dailymail.co.uk/health/article-3473423/Hope-breast-cancer-patients-game-changing-new-treatment-delay-gruelling-chemotherapy-months.html. Accessed October 25, 2017.
3. Graham CM, 2016. "Game-changing" breast cancer treatment delays growthof tumour. *Telegraph*, 2016; http://www.telegraph.co.uk/news/health/news/12181741/Game-changing-breast-cancer-treatment-delays-growth-of-tumour.html. Accessed October 25, 2017.
4. Feek B. "Cancer drug available to New Zealand women who can afford it." *South China Morning Post* [Internet]. 2017; http://www.scmp.com/news/asia/australasia/article/2109670/breast-cancer-game-changer-hits-new-zealand-only-women-who-can. Accessed October 25, 2017.
5. Abola MV, Prasad V. The use of superlatives in cancer research. *JAMA Oncol*.

15. Yoon SH, Kim KW, Goo JM, et al. Observer variability in RECIST- based tumour burden measurements: a meta-analysis. *Eur J Cancer*. 2016; 53(Supplement C):5–15. doi: https://doi.org/10.1016/j.ejca.2015.10.014.
16. Shao T, Wang L, Templeton AJ, et al. Use and misuse of waterfall plots. *J Natl Cancer Inst*. 2014;106(12):dju331. doi: 10.1093/jnci/dju331 [published Online First: 2014/10/29].
17. Prasad V. Immunotherapy: Tisagenlecleucel—the first approved CAR-T-cell therapy: implications for payers and policy makers. *Nat Rev Clin Oncol*. 2018;15(1):11-12. doi: 10.1038/nrclinonc.2017.156.
18. Prasad V, Bilal U. The role of censoring on progression free survival: oncologist discretion advised. *Eur J Cancer* 2015;51(16):2269-2271. doi: 10.1016/j.ejca.2015.07.005.
19. Fojo T, Mailankody S, Lo A. Unintended consequences of expensive cancer therapeutics—the pursuit of marginal indications and a me-too mentality that stifles innovation and creativity: the John Conley lecture. *JAMA Otolaryngol*. 2014;140(12):1225–1236. doi: 10.1001/jamaoto.2014.1570.
20. Prasad V, Vandross A. Failing to improve overall survival because postprotocol survival is long: fact, myth, excuse or improper study design? *J Cancer Res Clin*. 2014;140(4):521–524. doi: 10.1007/s00432-014-1590-x [published Online First: 2014/01/30].
21. Prasad V. The withdrawal of drugs for commercial reasons: the incomplete story of tositumomab. *JAMA Intern Med*. 2014;174(12):1887–1888. doi: 10.1001/jamainternmed.2014.5756.
22. Zia MI, Siu LL, Pond GR, et al. Comparison of outcomes of phase II studies and subsequent randomized control studies using identical chemotherapeutic regimens. *J Clin Oncol*. 2005;23(28):6982–6991. doi: 10.1200/JC0.2005 .06.679.
23. Chen E, Raghunathan V, Prasad V. An overview of cancer drugs approved by the US Food and Drug Administration based on the surrogate end point of response rate. *JAMA Intern Med*. 2019;179(7):915–921.

第四章　高い価格がどのように患者と社会を害するか

1. Bach PB. Limits on Medicare's ability to control rising spending on cancer drugs. *New Engl J Med*. 2009;360(6):626–633.
2. An unusual business. *Nature Biotechnology*. 2015;33:1113.
3. Prasad V, Wang R, Afifi S, Mailankody S. The rising price of cancer drugs—anew old problem? *JAMA Oncol*. 2017;3(2):277–278.
4. DiMasi JA, Grabowski HG. Economics of new oncology drug development. *J Clin Oncol*. 2007;25(2):209–216.
5. Mattina J, Carlisle B, Hachem Y, Fergusson D, Kimmelman J. Ineffi ciencies and patient burdens in the development of the targeted cancer drug sorafenib: a systematic review. *PLoS Biology*. 2017;15(2):e2000487.
6. Neumann PJ, Cohen JT, Weinstein MC. Updating cost-effectiveness—the curious resilience of the $50,000-per-QALY threshold. *New Engl J Med*. 2014; 371(9):796–797.
7. Saret CJ, Winn AN, Shah G, et al. Value of innovation in hematologic malignancies: a systematic review of published cost-effectiveness analyses. *Blood*. 2015;125(12):1866–1869.

2019;179(5):642-647.
20. Kemp R, Prasad V. Surrogate endpoints in oncology: when are they acceptable for regulatory and clinical decisions, and are they currently overused? BMC Medicine. 2017;15(1):134. doi: 10.1186/s12916-017-0902-9.

第三章　薬剤承認のための代理エンドポイントの使用と誤用

1. Kim C, Prasad V. Cancer drugs approved on the basis of a surrogate endpoint and subsequent overall survival: an analysis of 5 years of US Food and Drug Administration approvals. *JAMA Intern Med*. 2015;175(12):1992-1994. doi: 10.1001/jama internmed.2015.5868.
2. Davis C, Naci H, Gurpinar E, et al. Availability of evidence of benefits on overall survival and quality of life of cancer drugs approved by European Medicines Agency: retrospective cohort study of drug approvals 2009-13. *BMJ*. 2017;359:j4530. doi: 10.1136/bmj.j4530.
3. Dagher R, Johnson J, Williams G, et al. Accelerated approval of oncology products: a decade of experience. *J Natl Cancer Ins*. 2004;96(20):1500-1509. doi: 10.1093/jnci/djh279 [published Online First: 2004/10/21].
4. Pazdur R. Endpoints for assessing drug activity in clinical trials. *Oncologist* 2008;13 suppl 2:19-21. doi: 10.1634/the*Oncologist*.13-S2-19.
5. Kim C, Prasad V. Strength of validation for surrogate end points used in the US Food and Drug Administration's approval of oncology drugs. *Mayo Clin Proc*. 2016;91(6):713-725. doi: https://doi.org/10.1016/j.mayocp.2016.02.012.
6. Blumenthal GM, Karuri SW, Zhang H, et al. Overall response rate, progression-free survival, and overall survival with targeted and standard therapies in advanced non-small-cell lung cancer: US Food and Drug Administration trial- level and patient-level analyses. *J Clin Oncol*. 2015;33(9):1008-1014. doi: 10.1200 /jc0.2014.59.0489.
7. Cortazar P, Zhang L, Untch M, et al. Pathological complete response and long-term clinical benefit in breast cancer: the CTNeoBC pooled analysis. *Lancet*. 2014;384(9938):164-172. doi: 10.1016/s0140-6736(13)62422-8.
8. Baselga J, Campone M, Piccart M, et al. Everolimus in postmenopausal hormone-receptor-positive advanced breast cancer. *New Engl J Med*. 2012;366(6):520-529. doi: 10.1056/NEJMoa1109653.
9. Gyawali B, Prasad V. Same data; different interpretations. *J Clin Oncol*. 2016;34(31):3729-3732. doi: 10.1200/JC0.2016.68.2021.
10. Fauber J. Slippery slope: a targeted therapy that misses the mark? Afinitor racks up FDA approvals, but where is the evidence? *Medpage Today*. December 13, 2015. https://www.medpagetoday.com/special-reports/slipperyslope/55170. Accessed October 17, 2017.
11. Woloshin S, Schwartz LM, White B, et al. The fate of FDA postapproval studies. *New Engl J Med*. 2017;377(12):1114-1117. doi: 10.1056/NEJMp1705800.
12. New Drug Approval: FDA Needs to Enhance Its Oversight of Drugs Approved on the Basis of Surrogate Endpoints. US Government Accountability Office, 2009.
13. Avorn J. The $2.6 billion pill—methodologic and policy considerations. *New Engl J Med*. 2015;372(20):1877-1879. doi: 10.1056/NEJMp1500848.
14. Lu E, Shatzel J, Shin F, et al. What constitutes an "unmet medical need" in oncology? An empirical evaluation of author usage in the biomedical literature. *Semin Oncol*. 2017;44(1):8-12. doi: 10.1053/j.seminoncol.2017.02.009.

5. Kim C, Prasad V. Strength of validation for surrogate end points used in the US Food and Drug Administration's approval of oncology drugs. *Mayo Clin Proc.* 2016;91(6):713–725. doi: 10.1016/j.mayocp.2016.02.012.
6. Kay A, Higgins J, Day AG, et al. Randomized controlled trials in the era of molecular oncology: methodology, biomarkers, and end points. *Ann Oncol.* 2012;23(6):1646-1651. doi: 10.1093/annonc/mdr492.
7. Miller K, Wang M, Gralow J, et al. Paclitaxel plus bevacizumab versus paclitaxel alone for metastatic breast cancer. *New Engl J Med.* 2007;357(26): 2666–2676. doi: 10.1056/NEJMoa072113.
8. Prasad V, Vandross A. Failing to improve overall survival because postprotocol survival is long: fact, myth, excuse or improper study design? *J Cancer Res Clin Oncol.* 2014;140(4):521–524. doi: 10.1007/s00432-014-1590-x [published Online First: 2014/01/29].
9. Carpenter D, Kesselheim AS, Joffe S. Reputation and precedent in the bevacizumab decision. *New Engl J Med.*2011;365(2):e3. doi: 10.1056/NEJMp1107201.
10. US Food and Drug Administration. Proposed Text of Labeling for the Drug-Annotated Mylotarg™ (gemtuzumab ozogamicin for Injection). https://www.accessdata.fda.gov/drugsatfda_docs/label/2000/21174lbl.pdf. Accessed August 2, 2019.
11. Petersdorf SH, Kopecky KJ, Slovak M, et al. A phase 3 study of gemtuzumab ozogamicin during induction and postconsolidation therapy in younger patients with acute myeloid leukemia. *Blood* 2013;121(24):4854–4860. doi: 10.1182/blood-2013-01-466706.
12. Nelson R. Gemtuzumab voluntarily withdrawn from US market [Online]: Medscape 2010. Updated June 21, 2010. Available from: http://www.medscape.com/viewarticle/723957, accessed September 9, 2018.
13. Validity of surrogate endpoints in oncology. Executive summary of rapid report A10–05, Version 1.1. Institute for Quality and Efficiency in Health Care: Executive Summaries. Cologne, Germany: Institute for Quality and Efficiency in Health Care (IQWiG) (c) IQWiG (Institute for Quality and Efficiency in Health Care). 2005.
14. Prasad V, Kim C, Burotto M, et al. The strength of association between surrogate end points and survival in oncology: a systematic review of trial-level meta-analyses. *JAMA Intern* Med. 2015;175(8):1389-1398. doi: 10.1001/jamainternmed.2015.2829.
15. Gyawali B, Hwang T. Prevalence of quality of life (QoL) outcomes and association with survival in cancer clinical trials. 2018 ASCO Annual Meeting Poster Session Health Services Research, Clinical Informatics, and Quality of Care. *J Clin Oncol.* 36, 2018 (suppl; abstr 6573).
16. Kovic B, Jin X, Kennedy S, et al. Evaluating progression-free survival as a surrogate outcome for health-related quality of life in oncology: a systematic review and quantitative analysis. *JAMA Intern Med.* 2018;178(12):1586-1596. doi: 10.1001/jama internmed.2018.4710.
17. Jefferson T, Jones M, Doshi P, et al. Oseltamivir for influenza in adults and children: systematic review of clinical study reports and summary of regulatory comments. *BMJ.* 2014;348:g2545. doi: 10.1136/bmj.g2545.
18. Prasad VK, Cifu AS. *Ending Medical Reversal: Improving Outcomes, Saving Lives.* Baltimore: Johns Hopkins University Press, 2015.
19. Chen E, Joshi S, Tran A, et al. Estimation of study time reduction using surrogate end points rather than overall survival in oncology clinical trials. *JAMA Intern Med.*

problem. STAT. https://www.statnews.com/pharmalot/2016/06/02/spending-cancer-drugs-forecast-access-still-problem/. Updated June 2, 2016. Accessed October 5, 2017.
21. Bach PB. Limits on Medicare's ability to control rising spending on cancerdrugs. *New Engl J Med*. 2009;360(6):626–633. doi: 10.1056/NEJMhpr0807774.
22. Dusetzina SB. Drug pricing trends for orally administered anticancer medications reimbursed by commercial health plans, 2000–2014. *JAMA Oncol*. 2016;2(7):960–961. doi: 10.1001/jamaoncol.2016.0648.
23. Neumann PJ, Cohen JT, Weinstein MC. Updating cost-effectiveness—the curious resilience of the $50,000-per-QALY threshold. *New Engl J Med*. 2014; 371(9):796–797. doi: 10.1056/NEJMp1405158.
24. Goldstein DA. The ethical and practical challenges of value-based cancer care at the patient's bedside. *JAMA Oncol*. 2016;2(7):860–861. doi: 10.1001 / jamaoncol.2016.0535.
25. Goldstein DA, Ahmad BB, Chen Q, et al. Cost-effectiveness analysis of regorafenib for metastatic colorectal cancer. *J Clin Oncol* 2015;33(32):3727–3732. doi: 10.1200/jco.2015.61.9569 [published Online First: 2015/08/24].
26. Durkee BY, Qian Y, Pollom EL, et al. Cost-effectiveness of pertuzumab in human epidermal growth factor receptor 2–positive metastatic breast cancer. *J Clin Oncol*. 2016;34(9):902–909. doi: 10.1200/jco.2015.62.9105 [published Online First: 2015/09/08].
27. Goldstein DA, Chen Q, Ayer T, et al. First- and second-line bevacizumab in addition to chemotherapy for metastatic colorectal cancer: a United States–based cost-effectiveness analysis. *J Clin Oncol*. 2015;33(10):1112–1118. doi: 10.1200/jco.2014.58.4904 [published Online First: 2015/02/17].
28. Hill A, Gotham D, Fortunak J, et al. Target prices for mass production of tyrosine kinase inhibitors for global cancer treatment. *BMJ Open*. 2016;6(1):e009586. doi: 10.1136/bmjopen-2015-009586.
29. Kelley B. Industrialization of mAb production technology: the bioprocessing industry at a crossroads. *mAbs* 2009;1(5):443–452.
30. Avorn J. The $2.6 billion pill—methodologic and policy considerations. *New Engl J Med*. 2015;372(20):1877–1879. doi: 10.1056/NEJMp1500848.
31. Young B SM. Rx R&D Myths: The Case against the Drug Industry's R&D "Scare Card." Washington, DC: Public Citizen's Congress Watch, 2001.

第二章　がんの代理エンドポイント

1. Moertel CG, Hanley JA. The effect of measuring error on the results of therapeutic trials in advanced cancer. *Cancer*. 1976 ; Jul ; 38(1):388–94.
2. Eisenhauer EA, Therasse P, Bogaerts J, et al. New response evaluation criteria in solid tumours: Revised RECIST guideline (version 1.1). *Eur J Cancer*. 2009;45(2):228–247. doi: https://doi.org/10.1016/j.ejca.2008.10.026.
3. Dhingra K. Rociletinib: has the TIGER lost a few of its stripes? *Ann Oncol*. 2016;27(6):1161–1164. doi: 10.1093/annonc/mdw140 [published Online First: 2016/04/06].
4. Schiavon G, Ruggiero A, Schoffski P, et al. Tumor volume as an alternative response measurement for imatinib treated GIST patients. *PLoS One*. 2012;7(11): e48372. doi: 10.1371/journal.pone.0048372 [published Online First: 2012/11/02].

5. Hurwitz H, Fehrenbacher L, Novotny W, et al. Bevacizumab plus irinotecan, fluorouracil, and leucovorin for metastatic colorectal cancer. *New Engl J Med*. 2004;350(23):2335-2342. doi: 10.1056/NEJMoa032691.
6. Prasad V. Overestimating the benefit of cancer drugs. *JAMA Oncol*. 2017;3(12):1737-1738. doi: 10.1001/jamaoncol.2017.0107.
7. FDA Approval for Sorafenib Tosylate. November 26. National Cancer Institute, 2013. https://web.archive.org/web/20180123200443/https://www.cancer.gov/about-cancer/treatment/drugs/fda-sorafenib-tosylate
8. Llovet JM, Ricci S, Mazzaferro V, et al. Sorafenib in advanced hepatocellular carcinoma. *New Engl J Med*. 2008;359(4):378-390. doi: 10.1056 /NEJMoa0708857.
9. Sanoff HK, Chang Y, Lund JL, et al. Sorafenib effectiveness in advanced hepatocellular carcinoma. *Oncologist*. 2016;21(9):1113-1120. doi: 10.1634/the*oncologist*.2015-0478 [published Online First: 2016/05/16].
10. Scher KS, Hurria A. Under-representation of older adults in cancer registration trials: known problem, little progress. *J Clin Oncol*. 2012;30(17):2036-2038. doi: 10.1200/JCO.2012.41.6727.
11. Sekeres MA. Strict clinical trial eligibility criteria exclude patients most likely to benefit from cancer treatment. *HemOnc Today*. February 8, 2017. https://www.healio.com/hematology-oncology/myeloma/news/online/%7Bc9859d83-a776-40b5-ba20-fc31f3d283ed%7D/strict-clinical-trial-eligibility-criteria-exclude-patients-most-likely-to-benefit-from-cancer-treatment. Accessed August 2, 2019.
12. Fehrenbacher L, Ackerson L, Somkin C. Randomized clinical trial eligibility rates for chemotherapy (CT) and antiangiogenic therapy (AAT) in a population-based cohort of newly diagnosed non-small cell lung cancer (NSCLC) patients. *J Clin Oncol*. 2009;27(15 suppl):6538. doi: 10.1200/jco.2009.27.15_suppl.6538.
13. Mailankody S, Prasad V. Overall survival in cancer drug trials as a new surrogate end point for overall survival in the real world. *JAMA Oncol*. 2017;3(7): 889-890. doi: 10.1001/jamaoncol.2016.5296 [published Online First: 2016/11/17].
14. Tannock IF, Amir E, Booth CM, et al. Relevance of randomised controlled trials in oncology. *Lancet Oncol*. 2016;17(12):e560-e567. doi: 10.1016/s1470-2045(16)30572-1 [published Online First: 2016/11/30].
15. Booth CM, Cescon DW, Wang L, et al. Evolution of the randomized controlled trial in oncology over three decades. *J Clin Oncol*. 2008;26(33):5458-5464. doi: 10.1200/jco.2008.16.5456 [published Online First: 2008/10/27].
16. Seruga B, Hertz PC, Wang L, et al. Absolute benefits of medical therapies in phase III clinical trials for breast and colorectal cancer. *Ann Oncol*. 2010;21(7): 1411-8. doi: 10.1093/annonc/mdp552 [published Online First: 2009/11/30].
17. Sacher AG, Le LW, Leighl NB. Shifting patterns in the interpretation of phase III clinical trial outcomes in advanced non-small-cell lung cancer: the bar is dropping. *J Clin Oncol* 2014;32(14):1407-1411. doi: 10.1200/jco.2013.52.7804 [published Online First: 2014/03/03].
18. Mailankody S, Prasad V. Five years of cancer drug approvals: innovation, efficacy, and costs. *JAMA Oncol*. 2015;1(4):539-540. doi: 10.1001/jamaoncol .2015.0373.
19. Fox M. Global cancer drug market grows to $107 billion. NBC News 2016. Updated June 2, 2016. Available from: https://www.nbcnews.com/health/cancer/global-cancer-drug-market-grows-107-billion-n584481. Accessed October 5, 2017.
20. Silverman E. Sharp rise in cancer drug spending forecast, but access remains a

原注

はじめに

1. Bailar JC, Smith EM. Progress against Cancer? *New Engl J Med*. 1986; 314(19):1226–1232.
2. Kolata G. Breast cancer: anguish, mystery and hope. *New York Times Magazine*. April 24, 1988: 6006042. https://www.nytimes.com/1988/04/24/magazine/breat-cancer-anguish-mystery-and-hope.html. Accessed August 2, 2019.
3. Antman K, Gale R. Advanced breast cancer: high-dose chemotherapy and bone marrow autotransplants. *Ann Intern Med*. 1988;108(4):570–574.
4. Eddy DM. High-dose chemotherapy with autologous bone marrow transplantation for the treatment of metastatic breast cancer. *J Clin Oncol*. 1992;10(4): 657–670.
5. Leff L. MD. Mother's chance at life hinges on trial. *Washington Post*. April 17, 1990.
6. Mahaney FX, Jr. Bone marrow transplants used against advanced breast cancer. *J Natl Cancer Ins*. 1989;81(18):1352–1353.
7. Kolata G. Women resist trials to test marrow transplants. *New York Times*. February 15, 1995.
8. Hillner BE, Smith TJ, Desch CE. Efficacy and cost-effectiveness of autologous bone marrow transplantation in metastatic breast cancer: estimates using decision analysis while awaiting clinical trial results. JAMA. 1992;267(15): 2055–2061.
9. Kolata G, Eichenwald K. HOPE FOR SALE: a special report.; business thrives on unproven care, leaving science behind. *New York Times*. October 3, 1999.
10. Bezwoda WR, Seymour L, Dansey RD. High-dose chemotherapy with hematopoietic rescue as primary treatment for metastatic breast cancer: a randomized trial. *J Clin Oncol*. 1995;13(10):2483–2489.
11. Lippman ME. High-dose chemotherapy plus autologous bone marrow transplantation for metastatic breast cancer. *New Engl J Med*. 2000;342(15): 1119–1120.
12. Hayes DF. Book Review. *New Engl J Med*. 2007;357(10):1059–1060.
13. Mello MM, Brennan TA. The controversy over high-dose chemotherapy with autologous bone marrow transplant for breast cancer. *Health Affairs*. 2001;20(5):101–117.

第一章　がん治療薬の基礎

1. Druker BJ, Talpaz M, Resta DJ, et al. Efficacy and safety of a specific inhibitor of the BCR-ABL tyrosine kinase in chronic myeloid leukemia. *New Engl J Med*. 2001;344(14):1031–1037. doi: 10.1056/nejm200104053441401.
2. Bower H, Bjorkholm M, Dickman PW, et al. Life expectancy of patients with chronic myeloid leukemia approaches the life expectancy of the general population. *J Clin Oncol* 2016;34(24):2851–2857. doi: 10.1200/jco.2015.66.2866 [published Online First: 2016/06/20].
3. Fojo T, Mailankody S, Lo A. Unintended consequences of expensive cancer therapeutics—the pursuit of marginal indications and a me-too mentality that stifles innovation and creativity: the John Conley lecture. *JAMA Otolaryngol*. 2014;140(12):1225–1236. doi: 10.1001/jamaoto.2014.1570.
4. Salas-Vega S, Iliopoulos O, Mossialos E. Assessment of overall survival, quality of life, and safety benefits associated with new cancer medicines. *JAMA Oncol* 2017;3(3):382–390. doi: 10.1001/jamaoncol.2016.4166.

訳者あとがき

本書はVinayak Prasad, *Malignant: How Bad Policy and Bad Evidence Harm People With Cancer*, Johns Hopkins University Press, 2020 の全訳である。

著者は腫瘍内科医として診療に当たる一方、メタ研究の視点から本書でも参照される豊富な研究実績を挙げている。アダム・シフとの共著『医学の手戻りを終わらせる』(*Ending Medical Reversal: Improving Outcomes, Saving Lives*, Johns Hopkins University Press, 2015)(未邦訳)に続いて本書が2冊目の著書である。

前著では医学全体にわたって、検証不十分な仮説が確定した事実のように信じられてしまう問題を「手戻り(reversal)」と呼んで概観している。個々の事例は医師や薬剤師以外の読者にはなじみのないものだが、身近な話題に当てはめるなら、バターが飽和脂肪酸を多く含むのでマーガリンのほうが健康的だと言われた時代から、マーガリンに含まれるトランス脂肪酸の健康リスクが問題視される時代への転換も「手戻り」に当たるだろう。とかく医学は新説に飛びつきやすい。マスメディアにおいて科学の進歩を取り上げる語り口があまりに楽観的で慎重さを欠くといった批判が叫ばれる現代にあっても、なんのことはない、そうした態度は医学の伝統でもあったのだ。

本書では前著の問題意識を引き継ぎつつ、著者の専門領域であるがん治療薬に集中することで、医薬品開発の根本的な問題を浮かび上がらせている。訳者の知る限り、オバマ大統領(当時)がほめそやした「プレシジョン・メディシン」の概念そのものに含まれる欺瞞性を一般向け書籍で指摘した例は、2022年現在まできわめて少ない(手前味噌だが、その中に訳者の『「健康」から生活をまもる』が含まれることも主張しておきたい)。

ある種の読者にとっては、本書の議論のかなりの部分が、すでに慣れ親しんだものに思えるだろう。曰く、医薬品行政はグローバル製薬企業に牛耳られている。曰く、製薬企業は自社製品の試験成績をねじ曲げている。曰く、より厳格なエビデンスによる監視が必要である。こうした議論は、2010年代に製薬企業の不正に対して巨額の罰金が課せられるなどの衝撃的なニュースを背景として普及し、陳腐化した。いまや、製薬企業陰謀論が医学そのものを否定し疑似科学を正当化するための常套句に成り下がっていることは周知の事実である。それはむしろ、本書で成功例として挙げられるイマチニブ、ボルテゾミブ、リツキシマブなどの価値を見えなくする。問題は重み付けにある。

　製薬企業の横暴はたしかに存在する。本書の副題にある「Bad Policy」「Bad Evidence」というフレーズは明らかに、ベン・ゴールドエイカーの名著*Bad Science*（邦題『デタラメ健康科学』）、*Bad Pharma*（邦題『悪の製薬』）を継承したものだ。ゴールドエイカーは当時目の前で進行しつつあった問題をあざやかに描写してみせた。しかし、ゴールドエイカーの読者はそうした指摘を現実的な提言に結びつけることに成功してこなかった。だからこそ本書が（十年一日のように）指摘する諸問題は温存されてきた。その原因について本書は主題化していないが、繰り返される想定読者への呼びかけ、その文体、そして前著との連続性からは、「エビデンスについて深く理解してもらう努力が足りなかった」という問題意識がはっきりと読み取れる。

　本書において著者は統計学などの専門的な議論の細部を極端に省略し、抽象化した形で提示する。非専門の読者に広く門戸を開きたい狙いが明確である。ときには不正確さをも恐れない要約のあまりの大胆さに訳者はいささか腰が引けてしまい、日本のうるさ方に目をつけられないよう、大方は蛇足に終わるであろう訳注を加えたが、これは本来、著者の意図に反することだったはずだ。そうせざるをえなかった理由はひたすら訳者のキャリアの浅さに尽きる。

　さらに深読みするなら、著者はがん治療薬とも大いに関係するはずの各種ガイドラインやコクラン・レビューの問題点については詳述せず、せいぜい企業との利益相反関係を指摘するにとどめている。そこにはエビデンスの番人としての役割を果たせなかった学術団体への失望と、営利企業を悪役に据えたほうが読者の世界観になじみやすいという表現上の打算が隠されているーーとまで言ってしまえば訳者の考えを投影しているにすぎないとの誹り(そし)は免れないだろうが、論点を極限まで絞り込む努力がなされていることは間違いなさそうだ。

さまざまな簡略化の努力によって、本書は非専門の読者には問題の大枠をとらえるために格好の入門書となるだろうし、医薬品に関わる立場の読者にはより高度な理解を得られる教材となるだろう。同時に、医薬品思想史とでも呼ぶべき文脈においては、絵に描いたエビデンスを無造作に要求するのではなく、それを可能にする条件を考えるという立場を提示した点で画期的である。本文にもあるとおり「悪い人たちのせいではない」のだ。

訳者にとっては、本書はシュクラバーネク『健康禍』に続く2冊目の訳書であり、前述の自著とあわせて3冊目の本にあたる。医学の叛逆者とも言うべきシュクラバーネクのラディカルさに比べれば、本書は至って穏健である。

訳者が前の2冊の本を出そうとしていたころには医師を職業とするかどうかでまだ迷っていた。いくつかのめぐり合わせで結局医師になり、本書の翻訳を通じてきわめて素朴な意味で有益な知識の普及に貢献したいとも思うようになった(しかし近い時期に他社から刊行されるであろう2冊の著書ではふたたび医学を相対化してみせるつもりでいる)。その意味で、本書は訳者が医師になった記念の仕事でもある。

本書の翻訳刊行を実現できたのは晶文社の安藤聡さんと小川一典さんの尽力による。安藤さんには訳者がまだ本も出さず、医師免許さえ取っていなかったころからことあるごとに目をかけていただいた。本書が年来の恩に報いるものになっていればと願っている。

大脇幸志郎

2021年11月

著者について

ヴィナイヤク・プラサード
カリフォルニア大学サンフランシスコ校の疫学・統計学科准教授を勤める。血液腫瘍内科医。専門分野はがん治療薬、医療政策など。著書に『医学の手戻りを終わらせる』(2015年、未邦訳)があり、本書が2冊目の著作となる。執筆のほかpodcast、YouTube、Twitterでも多数の支持者を集めている。

著者について

大脇幸志郎(おおわき・こうしろう)
1983年大阪府生まれ。東京大学医学部卒。出版社勤務、医療情報サイト運営の経験ののち医師。著書に『「健康」から生活をまもる　最新医学と12の迷信』、訳書に『健康禍　人間的医学の終焉と強制的健康主義の台頭』(共に生活の医療社)がある。

悪いがん治療
誤った政策とエビデンスがどのようにがん患者を痛めつけるか

2022年1月30日　初版

著　者　ヴィナイヤク・プラサード
訳　者　大脇幸志郎
発行者　株式会社晶文社
　　　　〒101-0051 東京都千代田区神田神保町1-11
電　話　03-3518-4940(代表)・4942(編集)
U R L　https://www.shobunsha.co.jp
印刷·製本　中央精版印刷株式会社

ISBN978-4-7949-7293-4　Printed in Japan

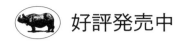